Reinhold Bergler ▮ **Psychologie der Hygiene**

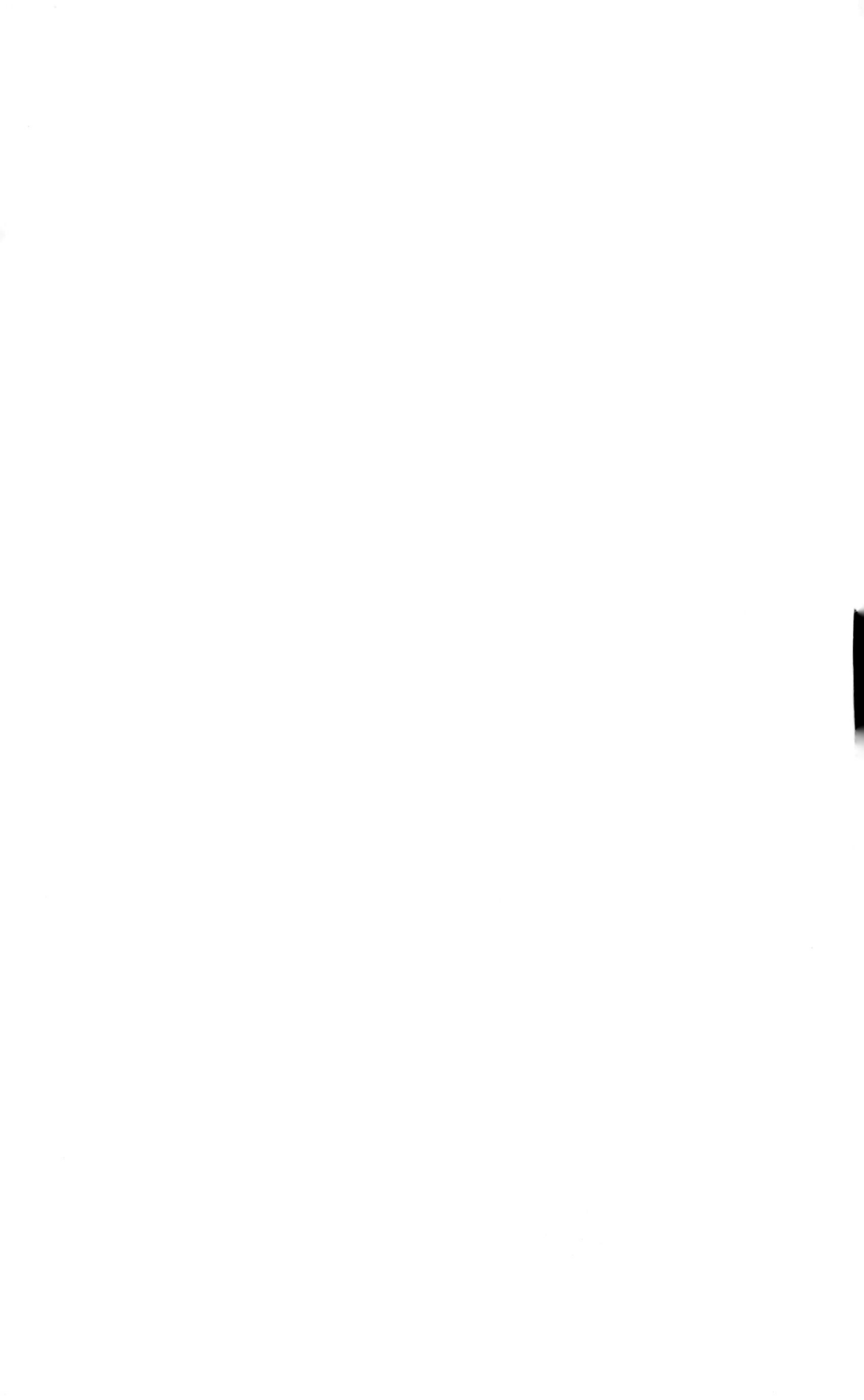

Reinhold Bergler

Psychologie
der Hygiene

Mit 11 Abbildungen und 21 Tabellen

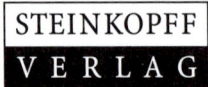

o. Prof. (em.) Dipl. -Psych. Dr. phil. Reinhold Bergler
Psychologisches Institut der Universität Bonn
Privat: Balthasar-Neumann-Straße 16
90480 Nürnberg

ISBN 978-3-7985-1860-5 Steinkopff Verlag

Bibliografische Information Der Deutschen Nationalbibliothek
Die Deutsche Nationalbibliothek verzeichnet diese Publikation in der
Deutschen Nationalbibliografie; detaillierte bibliografische Daten sind
im Internet über http://dnb.d-nb.de abrufbar.

Steinkopff Verlag
ein Unternehmen von Springer Science+Business Media

www.steinkopff.com

© Steinkopff Verlag 2009
  Printed in Germany

Planung und Redaktion: Dr. med. Gertrud Volkert, Petra Elster
Umschlaggestaltung: Erich Kirchner, Heidelberg, unter Verwendung des Kopfes
der Hygieia (Gipsabguss) aus der Sammlung G. Volkert
Satz: Crest Premedia Solutions (P) Ltd., Indien

SPIN 12555864   105/7231-5 4 3 2 1 0 – Gedruckt auf säurefreiem Papier

Geleitwort

So unbestritten die Bedeutung der Gesundheit für die Gesellschaft und für den Einzelnen ist, so unterschiedlich ist das, was sowohl die Gesellschaft als auch der Einzelne hierfür aufwenden. Seit Beginn der wissenschaftlichen Hygiene – Mitte des 19. Jahrhunderts – als der Wissenschaft von der Gesunderhaltung und der Verhütung, Erkennung und Prävention von Erkrankungen mit besonderem Fokus der Infektionskrankheiten konnten erhebliche Verbesserungen hinsichtlich Lebenserwartung und Lebensqualität erzielt werden. Der Rückblick auf das 20. Jahrhundert ergab, dass der Zuwachs an Lebenserwartung in den entwickelten Ländern zwischen 30 – 35 Lebensjahre betrug. Nur ca. 5 der hinzugewonnenen Lebensjahre werden auf Erfolge der kurativen Medizin zurückgeführt, 25 – 30 Lebensjahre jedoch auf Erfolge, die mit Hygiene, öffentlicher Gesundheit und allgemeiner Verbesserung der Lebensverhältnisse assoziiert sind. In einer im Januar 2007 durchgeführten Umfrage des British Medical Journal wurde unter 11.000 Lesern nach den wichtigsten medizinischen Erfolgen seit 1840, dem Gründungsjahr dieser Zeitschrift, gefragt. Mehr als 11.000 Leser wählten als den wichtigsten medizinischen Erfolg, noch vor Entdeckung der Narkose, Antibiotika und von Impfstoffen, die Erfolge durch die Verbesserung der sanitären Verhältnisse, insbesondere mit Einführung der Trinkwasserhygiene. Dies mag zeigen, welche Bedeutung der Hygiene zumindest in wissenschaftlichen Kreisen zuerkannt wird.

Gleichwohl bestehen bis heute erhebliche Unterschiede in den hygienischen Grundvoraussetzungen zwischen entwickelten und unterentwickelten Ländern, wobei die Differenz der Lebenserwartung zum Teil mehr als 30 Lebensjahre beträgt.

Lagen die Ursachen für die nur kurze Lebenserwartung in der Vergangenheit hauptsächlich in den z. T. katastrophalen sanitären Lebensverhältnissen begründet, so muss festgestellt werden, dass die Ursache für vorzeitigen Tod in den entwickelten Ländern heute in erster Linie eine Frage der persönlichen Lebenseinstellung und der persönlichen Lebensweise ist und damit dem von Johann Peter Frank (1745 – 1821) gesprochenen Satz: „Der größte Teil der Leiden, die uns bedrücken, kommt vom Menschen selbst", aktuelle Bedeutung verleiht. Dies gilt

auch für die heute noch zum Teil bedrohlichen Infektionskrankheiten, die wiederum in den entwickelten Ländern mit der dramatischen Zunahme von Antibiotika-resistenten Mikroorganismen und sogenannten nosokomialen Infektionen, aber auch durch die Bedrohung der Einschleppung von seuchenartigen Infektionskrankheiten wie z.B. Influenza oder SARS wieder eine zunehmende epidemiologische Bedeutung erhalten haben.

Infektionskrankheiten lassen sich nicht nur durch Impfungen und Antibiotika beherrschen, sondern hängen – wie die vielfältigen Erfahrungen in der Krankenhaushygiene zeigen –, maßgeblich von den persönlichen hygienischen Verhaltensmaßnahmen wie der Händehygiene, dem Tragen von Schutzkleidung etc. ab. Hygienemaßnahmen setzen neben der guten Schulung immer aber auch persönliche Disziplin voraus, d.h. tägliches neues Umsetzen dieser Grundregeln der Hygiene. Ein Nachlassen kann zu katastrophalen Folgen sowohl für Patienten, wie auch für medizinisches Personal führen.

Die wissenschaftliche Hygiene hat mit Erfolg nach den Ursachen für Erkrankungen gesucht und ist bestrebt, basierend auf exakter Risikocharakterisierung Risikostrategien, die effizient und abgesichert sind, in Richtlinien, z. B. der Richtlinie der Kommission für Krankenhaushygiene und Infektionsprävention und anderen umzusetzen. Diese Richtlinien sind eine entscheidende Voraussetzung, um die Grundlage dafür zu geben, welche Maßnahmen auch vom Einzelnen konsequent umgesetzt werden müssen. Wir müssen jedoch heute erkennen, dass das Vorhandensein von noch so guten Richtlinien alleine nicht ausreichend ist. Um ihre Wirkung nachhaltig zu entfalten müssen sie nicht nur verständlich erstellt und vermittelt, sondern auch akzeptiert und so verinnerlicht sein, dass die tägliche Umsetzung Teil der Lebensführung wird. Voraussetzung für Vermittlung und nachhaltige Umsetzung aber ist die Aufnahmebereitschaft des Einzelnen, was jedoch wiederum maßgeblich beeinflusst wird von Erziehung, den Lebenszielen, dem Psychogramm, von Motivation, Verhaltens- und Lebensstiltypen und den psychologischen Motivatoren zur Umsetzung von Hygienewissen in alltägliches Hygiene- und Präventionsverhalten.

Kein anderer Wissenschaftler – sowohl national wie international – hat sich so sehr mit den wissenschaftlichen Grundlagen und der Erforschung dieser Fragen befasst wie Professor Dr. Reinhold Bergler. Er ist Pionier auf diesem Gebiet und hat die Psychologie der Hygiene, der Risikowahrnehmung und -umsetzung nachhaltig beeinflusst.

Ich persönlich verdanke Herrn Professor Bergler eine grundlegende Aus-, Fort- und Weiterbildung auf diesen Gebieten und die Erkenntnis, dass ohne Berücksichtigung psychologischer Aspekte eine Risikoregulierung und die Verwirklichung von Hygiene, will sie nachhaltig sein, nicht auskommt.

Es ist mir ein großes Anliegen, Herrn Professor Bergler nicht nur meinen Respekt und meinen Dank auszusprechen, sondern auch zu wünschen, dass mit diesem Buch, in welchem er in seinem 80. sten Lebensjahr ein Resümee seines Schaffens gibt, als Standardwerk die Beachtung und Resonanz findet, die es von der Sache her verdient.

Es ist zu wünschen, dass es viele jüngere Forschergruppen dazu anregt, dieses wichtige, von Reinhold Bergler begründete Gebiet, weiterhin als Schwerpunkt von Forschung und Lehre fortzuführen. Die Hygiene braucht die Psychologie und dies verdeutlicht zu haben, wird das bleibende Verdienst von Professor Bergler sein.

Bonn, im Januar 2009   Prof. Dr. med. M. Exner

Institut für Hygiene
und öffentliche Gesundheit
der Universität Bonn

Vorwort

In der Rangliste menschlicher Wertvorstellungen kommt der Gesundheit fast immer der höchste Stellenwert zu. Wir alle wünschen uns bei jeder passenden Gelegenheit „Gesundheit". Wenn es dann aber darum geht, die Frage zu beantworten, was wir selbstverantwortlich dafür tun, die persönliche Gesundheit präventiv zu schützen, zu erhalten oder aber auch durch ein entsprechendes Verhalten wiederherzustellen, erscheint die Situation mehr als unbefriedigend. Das persönliche, berufliche und öffentliche Hygiene- und Präventionsverhalten steht vielfach in krassem Widerspruch zu dem beobachtbaren praktischen Verhalten. Dies wird noch verstärkt dadurch, dass die Diskrepanzen zwischen den Erkenntnissen der Wissenschaft von der Hygiene und dem entsprechenden Wissen in der Bevölkerung aber auch bei Ärzten und politischen Meinungsbildnern kontinuierlich zunehmen. Damit steigt aber auch die Wahrscheinlichkeit für persönliches Fehlverhalten und politische Fehlentscheidungen. Hinzu kommt ein weiteres Dilemma: Nachweisbares gelerntes Hygienewissen garantiert noch lange kein entsprechendes Verhalten. Auf dem Wege zu einem vernünftigen Präventionsverhalten gibt es allerdings eine psychologische Barriere, die zu überwinden vielen Menschen besonders schwer fällt, nämlich die Akzeptanz jenes Lehrsatzes der wissenschaftlichen Hygiene, der besagt: „Der größte Teil der Leiden, die uns bedrücken, kommt vom Menschen selbst". Die persönliche Annahme dieser Aussage setzt allerdings voraus, dass man dann auch bereit sein muss, persönliche Verantwortung für die beherrschbaren gesundheitlichen Risikofaktoren zu übernehmen. Gesundheit ist wesentlich in gesundheitlicher Selbstverantwortlichkeit begründet. Nur unter dieser Bedingung sind wir so gesund, wie wir wirklich sein können.

Vielfältige Anregungen für unsere hygienerelevanten psychologischen Forschungsarbeiten verdanke ich meinen medizinischen Fachkollegen im „Forschungskreis Hygiene" (Prof. Dr. Exner, Prof. Dr. Forth, Prof. Dr. Heinzel, Prof. Dr. Sonntag, Prof. Dr. Mayr). Auslöser der Fragen der Hygieniker an die Psychologie war letztlich der Tatbestand, dass trotz aller Erkenntnisse der Wissenschaft von der Hygiene diese nur in einem sehr unbefriedigenden Maße Eingang in

das alltägliche persönliche, berufliche und öffentliche Handeln und Verhalten gefunden haben. Daraus ergaben sich als zentrale Fragen an die Psychologie einmal die nach den psychologischen Barrieren, die einer Umsetzung von Hygienewissen in Hygieneverhalten im Wege stehen und zum anderen jene nach den psychologischen Strategien, die zu entwickeln sind, wenn letztlich Hygienewissen zu einem selbstverständlichen Bestandteil eines Lebensstils mit Lebensqualität werden soll. Für diese nicht selbstverständliche interdisziplinäre Zusammenarbeit in Lehre und Forschung möchte ich mich auch an dieser Stelle sehr herzlich bedanken. Ich habe dieser Zusammenarbeit sehr viel zu verdanken.

Wenn wir präventiv erfolgreich sein wollen, dann werden wir aber auch eine weitere Einsicht voll akzeptieren müssen, nämlich: Eine nur „rationale" Hygiene kann in einer Welt, die stark von Gefühlserlebnissen bestimmt ist, immer nur eine begrenzte Wirksamkeit ausüben. Solange Bedrohungsszenarien im Mittelpunkt auch ärztlichen Handelns stehen, werden die Attraktivitätswerte eines präventiven Lebensstils niemals sichtbar und schon gar nicht motivational wirksam. Hygiene hat sehr viel mit Gesundheit, Wohlbefinden, Lebensqualität, Glück, „wellness" und auch Genuss zu tun. Hier sind kreative „Verpackungen" für ein verstärkt handlungsrelevantes Hygienewissen gefordert. Hygiene ist motivierend nur wirksam, wenn sie in der motivierenden Spannung zwischen Pflicht und Neigung positioniert ist.

Ein ganz besonderes Wort des Dankes gebührt Herrn Prof. Dr. Martin Exner, der mich letztlich dazu motiviert hat, unsere Forschungsergebnisse zur Psychologie der Hygiene einmal in zusammengefasster und systematischer Form darzustellen; ihm verdanke ich darüber hinaus nicht nur viele Literaturhinweise sondern auch die Möglichkeit, Fragen einer Psychologie der Hygiene in Seminar- und Vortragsveranstaltungen Hygienefachkräften, Hygieneärzten aber auch Menschen in hygienerelevanten Ausbildungsberufen näher zu bringen; Herr Prof. Dr. Exner hat nicht zuletzt aber auch mit Nachdruck auf die notwendige Reaktivierung der häuslichen Hygiene in den verschiedenen Risikobereichen (Körper-, Wäsche-, Raum-, Küchenhygiene, Hygiene in der häuslichen Pflege u. a.) hingewiesen und damit die uns psychologisch nahe liegende Thematik von Hygiene, Sauberkeit, Gepflegtheit und Wohlbefinden als den entscheidenden Säulen eines persönlich präventiven Lebensstils mit hoher Lebensqualität an uns stimulierend weitergegeben.

Ein herzliches Wort des Dankes gilt allen Kollegen und Mitarbeitern, die mich auf meinem Weg durch die Psychologie der Hygiene und Prävention und ihrer empirischen Begründung nachdrücklich bis hin zu der Durchsicht des Manuskriptes und der Erstellung der grafischen Abbildungen tatkräftig unterstützt haben: Prof. Dr. M. Steffens (Universität Jena), Prof. Dr. T. Hoff (Ev. Fachhochschule Frei-

burg Brsg.), Prof. Dr. V. Aretz (Fachhochschule Köln), Dr. D. Haase, Dr. St. Poppelreuter, Dipl.-Sozw. B. Schneider, Dipl.-Psych. L. Czikajlo, Dr. J. Stavrianidou und J. Tschech.

Schließlich möchte ich allen danken, die mich bei der Drucklegung der vorliegenden Arbeit finanziell unterstützt haben. Genannt seien:

▮ Deutsche Gesellschaft für Krankenhaushygiene (Berlin),
▮ Antiseptica chem.- pharm. Prod. GmbH (Pulheim),
▮ Henkel AG & Co KGaA (Düsseldorf),
▮ Schülke & Mayr GmbH (Norderstedt),
▮ Ecolab Deutschland GmbH (Düsseldorf),
▮ Bundesverband der Deutschen Spirituosen- Industrie und -importeure e. V. (Bonn).

Nicht zuletzt danke ich dem Steinkopff Verlag. Frau Dr. med. G. Volkert hat sich mit motivierender Aufgeschlossenheit und Kompetenz dem Manuskript gewidmet und dann zusammen mit Frau P. Elster und Herrn K. Schwind dem Ganzen seine endgültige Gestaltung und sprachliche Abrundung gegeben.

Es bleibt mir noch zu wünschen, dass unsere Forschungsergebnisse einen Beitrag zur Überwindung der vielfältigen Hygienebarrieren und zur Entwicklung von Strategien zur Überwindung der Diskrepanzen zwischen Wissen und Verhalten zu liefern vermögen. Nur mit mehr präventiver Sensibilität können wir auch einen Lebensstil entwickeln, der zu einer Steigerung unseres gesundheitlichen Wohlbefindens und unserer Lebensqualität zu führen vermag.

Nürnberg/Bonn, im Januar 2009

o. Prof. (em.) Dipl.-Psych. Dr. phil.
REINHOLD BERGLER

Inhaltsverzeichnis

1 Hygiene und Sauberkeit

1.1 Bedeutungsumfeld, Symbolgehalt und Wertigkeiten in der Alltagssprache

Jeder Begriff der Alltagssprache ist immer mit den unterschiedlichsten Bedeutungen, Anmutungen, Emotionen, Ideen, Wertungen aufgeladen; er besitzt ein assoziatives Umfeld und impliziert, wenn auch in unterschiedlichen individuellen Ausprägungsgraden verhaltenswirksame Tendenzen. Dieser vielfältige „Bedeutungshof" hat dabei einen nicht unwesentlichen Einfluss auf unser Orientierungs- (Wahrnehmen, Fühlen, Meinen und Denken) wie auch Motivationsverhalten. Begriffe sind immer auch thematische „Schlüsselreize" für die Vorstellungswelt z.B. von Hygiene und Sauberkeit in der wir leben. Solche Schlüsselbegriffe sind immer die „Spitze des Eisberges" und es ist die zentrale Aufgabe jeder explorativ anzulegenden Bedeutungsanalyse, jeweils das gesamte Bedeutungs- und Bewertungssystem, was sich hinter dem „Schlüsselreiz" verbirgt, ausfindig zu machen. In jedem sprachlichen „Ereignis" werden also immer auch eine oder mehrere latent vorhandene, aber zunächst nicht ausgesprochene Bedeutungseinheiten manifest. Exemplarisch veranschaulicht heißt das: Begriffe wie Sauberkeit und Hygiene lösen – mindestens im Raume der Alltagssprache – sofort, wenn sie aktualisiert, also ausgesprochen oder auch schriftlich oder medial fixiert werden, ganz bestimmte, für den Einzelnen jeweils hochgradig verfestigte Vorstellungen, Meinungen und auch Gefühlswertungen aus. Immer repräsentiert ein Wort – ein Begriff – ein vielschichtiges System von Bedeutungen und Verhaltenssequenzen. Kommunikationspsychologisch bedeutet dies, dass die „Sendung" eines Begriffes gleichbedeutend ist mit der Vermittlung eines gruppenspezifischen, kognitiven, emotionalen, bewerteten und auch unter angebbaren Bedingungen verhaltenswirksamen Bedeutungssystems. Wir empfangen nicht selten – man braucht nur an die täglichen schlagwortartigen Überschriften in den Massenmedien zu denken - Aufmerksamkeit erheischende Einzelreize, decodieren und interpretieren dann aber vielschichtige Bedeutungszusammenhänge.

Eine Psychologie der Hygiene ist immer auch eine Psychologie der Sauberkeit; beide Begriffe sind in dem, was sie bedeuten, eingebettet in ein Bedeutungsgeflecht wechselseitiger Abhängigkeit. Eine empirische Analyse der Zusammenhänge hat die Findung und damit Kenntnis dessen zur Voraussetzung, was Menschen an Bedeutungen, Assoziationen und Wertigkeiten mit den Schlüsselreizen Hygiene und Sauberkeit in einen subjektiv glaubwürdigen und auch bedeutsamen Zusammenhang bringen. Diese Problemsituation hat die Forschung zunächst gezwungen,

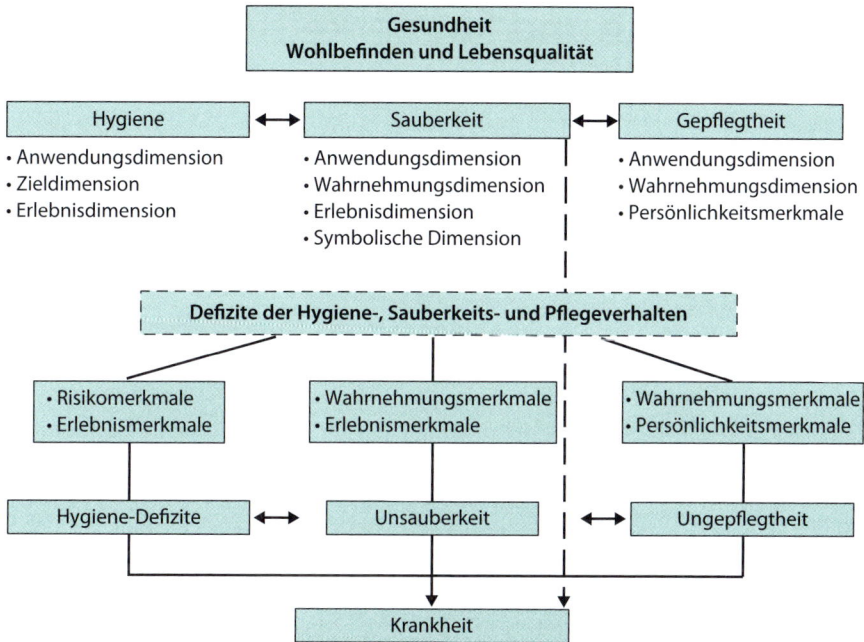

Abb. 1. Bedeutungsanalyse: Hygiene, Sauberkeit, Gepflegtheit

von einer bedeutungsanalytischen Klärung der zentralen Begriffe auszugehen, also die Frage zu beantworten: Welche Merkmale und Dimensionen bestimmen in unserer Bevölkerung die „Welt" von Hygiene, Sauberkeit und Gepflegtheit? Dabei galt es auch in Erfahrung zu bringen, wie die „psychologischen" Gegensätze erlebt, beschrieben und auch begründet werden (Abb. 1).

Die Auswertung und Systematisierung der explorativ gewonnenen Spontanäußerungen mehrerer repräsentativer Bevölkerungsstichproben ergibt eine Reihe zentraler Befunde:

1. Hygiene, Sauberkeit und Gepflegtheit werden als die Grundlagen von Gesundheit, persönlichem Wohlbefinden und menschlicher Lebensqualität erlebt. Es handelt sich dabei schon im persönlichen Selbstverständnis um wechselseitig sich bedingende und von einander abhängige Verhaltensbereiche
2. Hygiene, Sauberkeit und Gepflegtheit als Basis menschlicher Gesundheit, menschlichen Wohlbefindens und menschlicher Lebensqualität beinhalten immer auch bestimmte Wirkungstendenzen, d.h. durch ein entsprechendes Verhalten sollen und können immer ganz spezifische Effekte erzielt werden. Man geht dabei von folgenden Wirkungstendenzen und Wirkungsqualitäten aus:

▪ Hygiene führt zu Gesundheit, Hygienedefizite zu Krankheit.

„… Hygiene ist umfassender als nur das „Muss" der Sauberkeit … Hygiene ist die nächst höhere Stufe von Sauberkeit … Sauberkeit ist mehr äußerlich als Hygiene … Hygiene geht mehr ins einzelne … hygienisch heißt keimfrei, bazillenfreier Zustand … Hygiene der Frau … Bakterien tötende Mittel … Desinfektionsmittel …"

▪ Sauberkeit – Reinlichkeit – führt zu persönlichem Wohlbefinden, Unreinheit und Schmutz zu Ekelerlebnissen, Infektionen und damit Krankheiten.

„… Reinlichkeit ist dasselbe wie Sauberkeit; das bekommt man mit Wasser und Seife … Reinlichkeit würde sich auf den Körper beziehen, körperliche Reinlichkeit, sauber sein und sich sauber halten … bezieht sich auf den Menschen, bezieht sich auf das, wie der Mensch sich sauber hält … rein ist ursprünglich, ohne Zutaten, reines Wasser … Reinlichkeit ist eigentlich auf die Wohnung, das Haus, Küche, Lebensmittelgeschäfte festgelegt … Klarheit ist „nordische" Sauberkeit, da denke ich an nordische Städte, wo alles frei, weit und frisch ist, man sieht den blauen Himmel darüber, und es gehört Wasser dazu, nicht so ein schmuddeliger Industriefluss, sondern ein spiegelndes Wasser … Reinheit ist Supersauberkeit …."

▪ Gepflegtheit führt zu Sympathiewertigkeit und Wohlbefinden, Ungepflegtheit (Hässlichkeit) zu Antipathie, sozialer Isolierung und damit zu psychosomatischen Krankheitsrisiken,

„… Gepflegtheit bezieht sich auf den ganzen Körper; wenn man den Körper pflegt, z. B. gibt es für das Gesicht bestimmte Arten von Cremes, bisschen Kosmetik, Maniküre, Pediküre … Pflege für eine Frau heißt vor allem eine gepflegte Frisur, die Haare gut kämmen … eine gepflegte Frau unterstützt die Sauberkeit etwas, hebt die Persönlichkeit durch etwas Kosmetik, dezent aufgemacht … eine Frau ist adrett, wenn sie saubere Wäsche trägt, der Körper gewaschen ist und sie ansprechend angezogen ist … etwas chic, auch modern … ist auf das Äußere bezogen, auf die Kleidung, wie man sich frisiert usw. … zur Sauberkeit kommen also noch bestimmte Mittel zur Schönheitspflege …"

3. Hygiene, Sauberkeit und Gepflegtheit beinhalten in sich wiederum eine Vielzahl von Bedeutungs- und Erlebnismerkmalen, d. h. Menschen verbinden damit jeweils qualitativ unterschiedliche Systeme von Bedeutungen und Charakteristika. Aus den wörtlichen Aussagen lassen sich abstrahierend jeweils allgemeine Dimensionen ausfindig machen und dann auch konkret – so wie im allgemeinen Sprachgebrauch üblich – assoziativ näher beschreiben und umschreiben.

Kommt es zu persönlichen Verhaltensdefiziten in den drei Basisbereichen, dann nimmt auch im menschlichen Alltagsverständnis das Krankheitsrisiko in Verbindung mit einer Reduzierung der Lebensqualität zu; zum Ausdruck kommt dies dann in den vielfach affektiv negativ bewerteten Merkmalen auf den verschiedenen Bedeutungs- und Erlebnisdimensionen; dabei handelt es sich immer um Vorstellungen, die Menschen spontan einfallen, wenn sie sich zu den verschiedenen Verhaltensbereichen äußern sollen. In schematischer Form sollen die Befunde differenziert veranschaulicht werden.

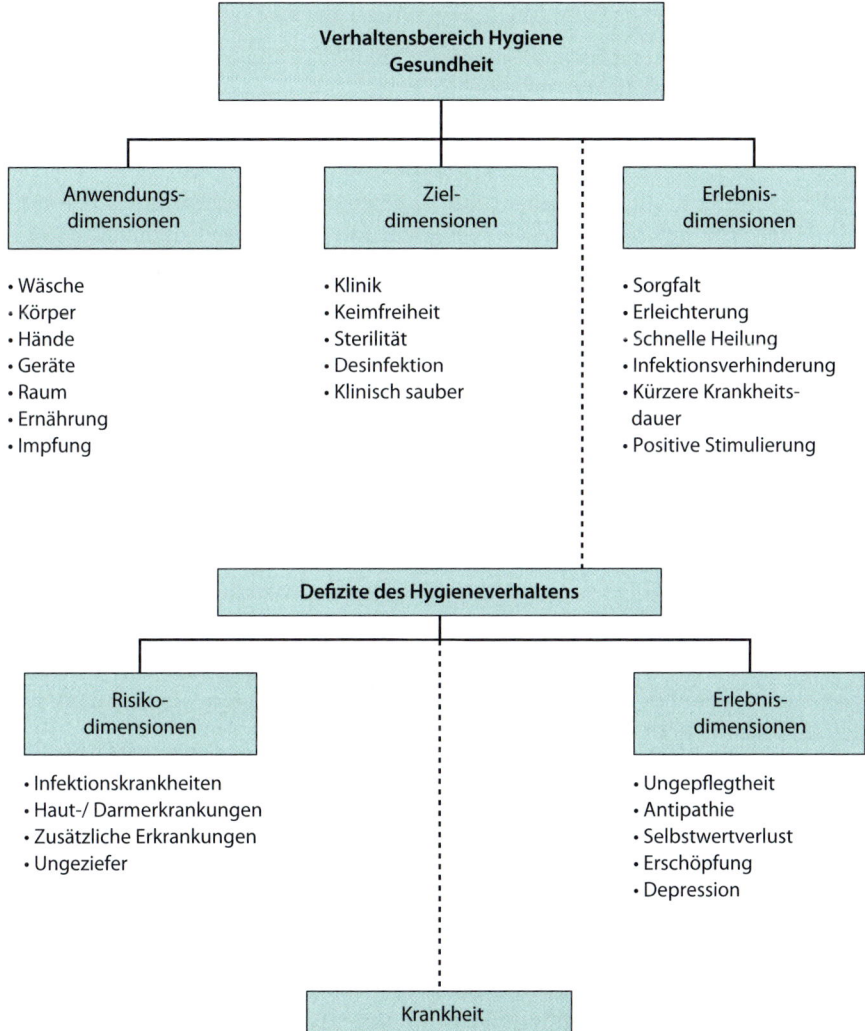

Abb. 2. Bedeutungsdimensionen Hygiene

■ Bedeutungsanalyse „Hygiene"

Das Bedeutungsumfeld des Begriffes „Hygiene" (Abb. 2) ist für die allgemeine Bevölkerung von zwei Vorstellungskomplexen bestimmt; einmal denkt jedermann erst einmal an Klinik, Krankenhaus, Desinfektion, Keimfreiheit u. a. und in diesem Kontext unmittelbar an die kritischen Anwendungsbereiche (Körperhygiene, Händewaschen, Mitarbeitersauberkeit u. a.), dann aber auch an die therapeutisch positiven Wirkungen hygienischen Verhaltens für den Patienten (Verhinderung von Infektionen, schnelle Heilung, Stimulierung des Patienten).

Bei zunehmenden Hygienedefiziten denkt man wesentlich an die zunehmenden Risiken (Infektionen, Hauterkrankungen u. a.) sowie die vielfältigen psychologischen und damit psychosomatischen Belastungen.

▮ Bedeutungsanalyse „Sauberkeit"

Sauberkeitsverhalten ist für den Großteil der Bevölkerung ein sozial erwünschtes Verhalten: Es gibt Vorstellungen darüber, was man in den verschiedenen Sauberkeitsbereichen (Körper, Wäsche, Lebensmittel, Wohnung usw.) tun sollte, d. h. man weiß um Sauberkeitsregeln und Sauberkeitsnormen: Darauf wird an späterer Stelle noch konkreter einzugehen sein. Sauberkeit ist nun für Menschen eigentlich kein direkt wahrnehmbares Phänomen, es ist zunächst nur die Abwesenheit von Schmutz; wird allerdings Schmutz, in welcher Form auch immer, „sozial" auffällig, dann kommt es zu Aversionen und Antipathien. Vorstellungen von Wohlbefinden und Gesundheit können damit nicht mehr in einen glaubwürdigen Zusammenhang gebracht werden. Wo der „Ekel" beginnt, hört für den Großteil der Menschen Lebensqualität, Wohlbefinden und Gesundheit auf (Abb. 3).

Sozial erwünschtes Sauberkeitsverhalten wird immer mit Erlebnissen der Frische, der Zufriedenheit, der Ordnung, der Verhaltenssicherheit, der Sympathie u. a. in Verbindung gebracht. Sauberkeit ist also mit positiven Gefühlen aufgeladen und wird deshalb auch motivierend wirksam. Was allerdings konkret wünschenswertes Sauberkeitsverhalten ausmacht und vor allem, wie das persönliche Sauberkeitsverhalten beschaffen ist, kann nur empirisch beantwortet werden, und da gibt es z. B. schon im Bereich des Händewaschens nicht unwesentliche individuelle Unterschiede: Man kann sich nämlich auch sauber fühlen, wenn man sich täglich nur ab und zu nach dem Toilettenbesuch die Hände wäscht.

Sauberkeit – das Sauberkeitsverhalten – kennt eine Mehrzahl von Anwendungsbereichen; das subjektive Kriterium Sauberkeit findet im einzelnen Anwendung in den Bereichen:

▮ Körper

„... da denke ich in erster Linie an die körperliche Sauberkeit ... Sauberkeit als Mensch ... Waschen, persönliche Hygiene; Körperpflege ist sehr wichtig, mit allem, was dazu gehört ... da denke ich an den eigenen Körper, meine eigene Sauberkeit ... Baden, Duschen ... Pflegemittel ... oder ich denke an frisch gewaschene Haare, wenn man um den Kopf herum den Duft von Haarwaschmitteln spürt und nicht wie jetzt, wo ich den Zigarettendunst merke ... "

▮ Wäsche

„... frische Wäsche, Wäschepflege, Wäschewechsel ... Reinhaltung der Wäsche ... Wäsche oft wechseln, viel frische Wäsche ..." „

„... ich denke an das schöne Gefühl, wenn man das Bett frisch bezogen hat, man geht vorher unter die Dusche, zieht sich ein frisches Nachthemd an und geht in das schöne kühle Bett, wo man noch die Kniffe vom Bügeln spürt ... frisch gewaschene Betten ..."

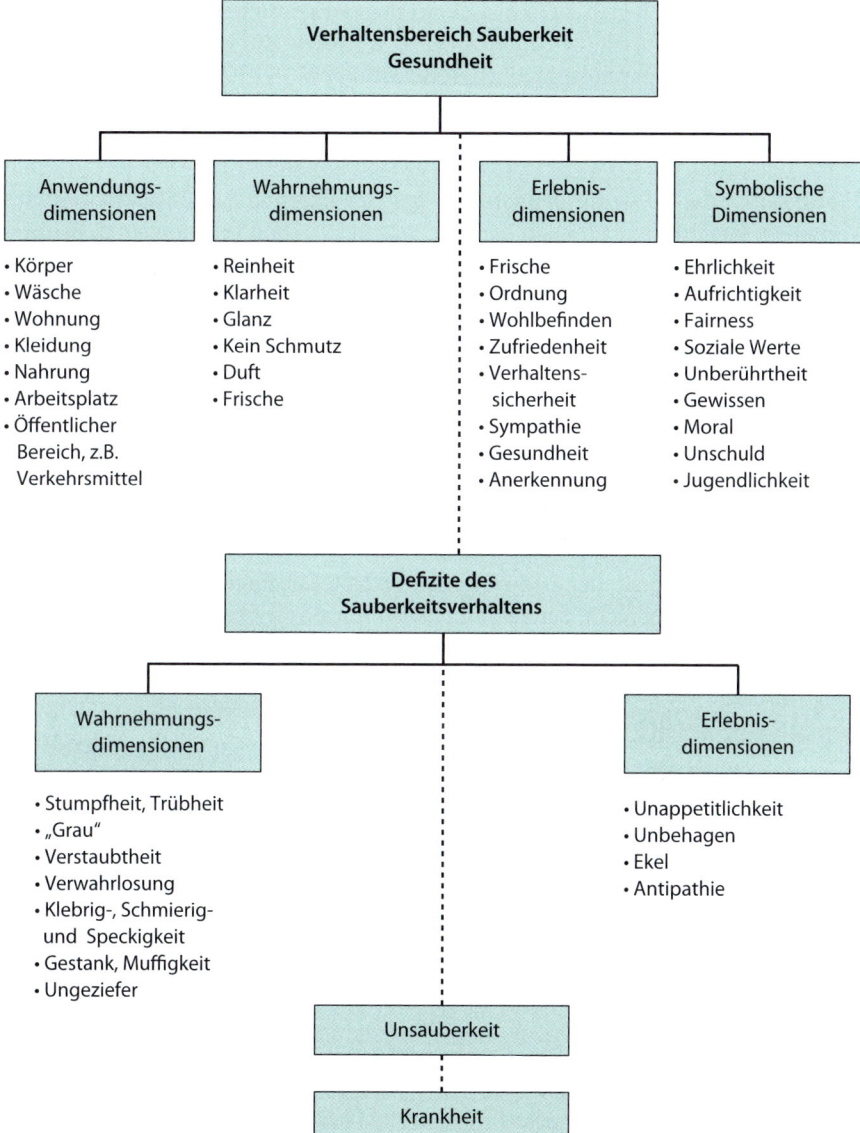

Abb. 3. Bedeutungsdimensionen Sauberkeit

▮ Wohnung

Die spezifische Berücksichtigung der speziellen Sauberkeitsproblematik verschiedener Räume innerhalb der Wohnung (Küche, Bad, Toilette, Flur, Balkon u. a.) erfährt zunächst eine Einordnung in die assoziativen Zusammenhänge der „Gesamtwohnung":

„… bei Sauberkeit denke ich an die Räume zu Hause, in denen ich täglich bin … Sauberkeit der Wohnung … denke ich an eine Wohnung, die immer in Schuss sein muss, im Haushalt, wo alles ständig gebraucht wird und in Bewegung ist, muss alles sauber sein, Silber, Wäsche usw. … die häusliche Sauberkeit, d. h. keine Fingerabdrücke auf polierten Möbeln, keine verschmierten Sessellehnen … Teppichsaugen, Polstermöbel abbürsten, gründlich Staubwischen und die Küchensauberkeit …

Innerhalb der allgemeinen Wohnungspflege werden der Küchenbereich sowie die sanitären Anlagen aufgrund des Hygieneaspektes, unter dem sie speziell gesehen werden, besonders betont.

▌ Arbeitsplatz

„…Sauberkeit spielt auch im Beruf eine Rolle … man muss ja an seinem Arbeitsplatz sauber und ordentlich arbeiten können … denke vor allem an das Büro, die anzufertigende Arbeit darf da nicht mit Butter oder Tortenflecken versehen werden …"

Dieser Sauberkeitsbereich wird verständlicherweise von Männern und berufstätigen Frauen häufiger genannt, allerdings – und dies ist unter motivationalem Aspekt für das Realverhalten von Bedeutung – kommt dem Arbeitsbereich hinsichtlich der Sauberkeit nicht jenes erlebnismäßige Gewicht zu, wie dies innerhalb des persönlichen Lebensraumes der Fall ist.

▌ Öffentliche Bereiche

In diesem Zusammenhang finden Erwähnung: Straßen, das allgemeine Stadtbild, Ämter, Schulgebäude, Kino, öffentliche Verkehrsmittel, öffentliche sanitäre Anlagen. Was nun den Grad der hier „zugeordneten" Sauberkeit anlangt, so muss überwiegend eine starke Belastung diagnostiziert werden; diese Unsauberkeit wird allerdings immer außerhalb des persönlichen Verantwortungsbereiches gesehen, d. h. die öffentliche Umwelt besitzt erlebnismäßig überwiegend den Charakter eines anonymen „Niemandslandes", das dem Einzelnen nicht „gehört" und für das er auch nicht zuständig zu sein glaubt. Die verschiedenen Sauberkeitsbereiche lassen sich demnach auch nach unterschiedlichen Graden subjektiver normativer Bedeutsamkeit kategorisieren, d. h. das Erlebnis eines Verstoßes gegen Sauberkeitsnormen ist mindestens zwischen „privater" und „öffentlicher" Sphäre qualitativ unterschiedlich.

Für den Großteil der Bevölkerung müsste „Sauberkeit" normative Selbstverständlichkeit sein; situative Sauberkeit widerspricht eigentlich psychologisch dem generellen Sauberkeitskonzept, denn ein Mensch ist eben entweder ein sauberer oder ein nicht sauberer Mensch.

„… man *sollte* sich immer gleichmäßig sauber und gepflegt halten … wenn ich eine Gelegenheit finden *sollte*, zu der man sich besonders sauber hält, so finde ich das einfach Unsinn, entweder ist jemand sauber, und zwar immer, oder er ist es nie … Sauberkeit *sollte* nicht an Gelegenheiten, Tageszeiten, Jahreszeiten gebunden sein … man *sollte* immer an die Sauberkeit denken; es kann immer was passieren, und man muss ins Krankenhaus, da ist das sonst eine Blamage, da ist man außen elegant angezogen und drunter … na, ich sag' Ihnen … man *sollte* am Sonntag nicht sauberer sein als sonst …"

Dass diese Sollwerte einer situationsunabhängigen universellen Sauberkeit Einschränkungen unterliegen – was immer noch nichts über das dann tatsächlich praktizierte Sauberkeitsverhalten aussagt – ergibt sich aus den ohne Schwierigkeiten und von allen Befragten formulierbaren spezifischen Normen von „größerer" und „differenzierterer" Sauberkeit, die an bestimmte Situationen gebunden sind: „Besonders sauberes Verhalten" ist also an „besondere" Situationen gebunden. An solchen werden spontan erörtert: Arztbesuch, Bewerbung um einen Arbeitsplatz, Einladungen, Besuche, „Ausgehen", Kontakt mit Berufskollegen, Vorgesetzten, Intimbeziehungen zwischen den Geschlechtern sowie Situationen, in denen der „erste Eindruck" subjektiv bedeutsam ist. Die differentielle assoziative Einbettung von Sauberkeit in situative Umfelder vermag erneut die soziale Determiniertheit des Phänomens deutlich zu machen, d. h. Sauberkeitsverhalten ist wesentlich durch Rücksichtnahme auf die soziale Umwelt, soziale Anerkennung, Gewinnung und Erhaltung von Sympathie, aber auch durch Furcht vor sozialer Isolierung und Bloßstellung motiviert.

Der Begriff der Sauberkeit wird nun aber auch noch mit Vorstellungen von symbolischer Bedeutsamkeit in Verbindung gebracht; d. h. er wird auch in übertragenem, charakterologischem Sinn gebraucht. Eigenschaften, Begriffe, die diesen Sachverhalt meinen, lassen sich zwei verschiedenen Perspektiven unterordnen:

▌ *Ehrlichkeit mit dem psychologischen Umfeld von*: Anstand, Fairness, Zuverlässigkeit, Aufrichtigkeit, Geradlinigkeit. Mit diesem assoziativen Umfeld sind zentrale, positive, soziale Werte verbunden, die als Basis für das Leben in einer Gemeinschaft betrachtet werden, also Erwartungen an die „einfache Sittlichkeit" (Bollnow) repräsentieren:

> „… unter Sauberkeit kann man auch so eine Art vernünftigen Anstand verstehen … das ist dann so etwas wie Gesinnung, so im Sinne, dass man „keinen Dreck am Stecken hat" …ich würde z. B. auch an ein „sauberes" Mädchen denken, d. h. ein Mädchen, das eine gewisse Zurückhaltung in Bezug auf Männer übt … wenn ein Mädchen fest mit einem Jungen geht und sie ist mit einem anderen irgendwo zusammen, soll sie sich nicht gehen lassen, also sauber gegen ihren Freund bleiben … die äußere Sauberkeit als Ausdruck der inneren … ein sauberer Mensch hat auch eine saubere Kassenführung …"

▌ *Unschuld, Moral, Gewissen, Unberührtheit, Unbeflecktheit, Ehre*: Diese stark ideologisch-weltanschaulich überformte symbolische Perspektive erscheint, wenn auch nicht unabhängig von der an erster Stelle genannten, als zweite, inhaltlich transformierte Dimension. Auch dazu einige wörtliche Äußerungen, die eine definitorische Umschreibung des Sachverhaltes versuchen:

> „… Sauberkeit auf die eigene Haltung bezogen; da denke ich an die seelische und moralische Sauberkeit … ein sauberes Gewissen … Sauberkeit hinsichtlich Moral ist von sexualethischen Dingen abgeleitet, ist auch irgendwie religiös … ich denke da an die Maria, an weiße Lilien, dann natürlich an den weißen Schleier der Braut … unbefleckte Empfängnis, ich kann das zwar nicht nachvollziehen, aber das spielt wohl in Süddeutschland eine große Rolle … Reinheit ist irgendwie etwas Mystisch-Mythisches …"

Die angeführten indirekten inhaltlichen Dimensionen der Sauberkeit kommen auch in den verschiedenen projektiven Fragestellungen zur Beschreibung eines „sauberen Mannes", einer „sauberen Frau" und eines „sauberen Mädchens", wenn auch mit unterschiedlicher Akzentuierung, zum Ausdruck. Nur als kurzer Exkurs seien dazu einige zusammengefasste Befunde wiedergegeben: Im Hinblick auf die erörterten transformierten Dimensionen ist insbesondere der projektive Typ des „sauberen Mädchens" von Interesse; nur bei diesem Typ gibt es nämlich einen besonderen Schwerpunkt in der Dimension „Moral":

> „… beim ‚sauberen' Mädchen denkt man sofort an die Moral, sie treibt sich nicht herum, anständig; sie muss auf sich was halten, bisschen vornehm, muss ihren Stolz haben; keine Herumtreiberin, darauf bedacht oder sich bewusst sein, eine Ehre zu haben und zu bewahren … solche mit einer normalen Lebensführung …"

Diese Perspektive wird in Verbindung mit dem persönlichen Vorstellungsbild einer „sauberen Frau" nicht aktualisiert. Andererseits tritt nun aber in der projektiven Schilderung eines „sauberen Mannes" zwar nicht die moralische Dimension wie beim „sauberen Mädchen", wohl aber die charakterologische in Erscheinung, d. h. es werden Eigenschaften wie Anstand, Aufrichtigkeit und integres Verhalten, insbesondere im Berufleben, diskutiert:

> „… gute Umgangsformen, er weiß, wie er sich anderen Menschen gegenüber zu verhalten hat, lässt sich nicht gehen … dass er sich Freunden gegenüber sauber verhält, nicht betrügt, dass er Vertrauen rechtfertigt, Menschen nicht hereinlegt … im geschäftlichen Gebaren sauber, macht keine Schmugeschäfte, verwaltet sein Amt korrekt … charakterlich in Ordnung … ‚eine saubere Weste' haben als Politiker, Staatsbeamter, korrekt sein … gediegene, sorgfältige, zuverlässige Arbeitsausführung … handwerkliche Sauberkeit in der Arbeitsausführung …"

Interessant in Verbindung mit dem „Reizwort" Sauberkeit ist nun aber jenes zusätzliche Ergebnis der assoziativen Analyse von Sauberkeit und Sauberkeitsverhalten, dass vielfach spontan das Thema „Sauberkeitserziehung" angesprochen wird.

Sauberkeitsverhalten ist – im Gegensatz zu dem Sauberkeitstechniken im Tierreich (Heydemann u. Müller-Karch 1976) – nicht durch Instinkte gesteuert, sondern das Ergebnis teilweise sehr mühsamer Lernprozesse. Nicht die „Natur" bestimmt Sauberkeit, sondern menschliche Gesellschaften und Gruppierungen definieren die für sie gültigen Sauberkeitsnormen in den verschiedenen Verhaltensbereichen. Alle untersuchten Personen sind sich in unseren Untersuchungen dieser Ausgangsposition bewusst; in den verschiedensten Variationen heißt es dann immer wieder:

> „… Sauberkeit ist sicher nichts Angeborenes, sondern etwas, was man lernt und was einem anerzogen wird; zur Sauberkeit kommt man durch die Eltern …"

Sauberkeit wird also nach übereinstimmender Überzeugung primär durch die Eltern als Repräsentanten gruppenspezifischer Normvorstellungen der nachfolgenden Generation vermittelt. Lernpsychologisch gesehen sind dabei qualitativ verschiedenartige Prozesse des Erwerbes von Gewohnheiten im Bereich des Sauberkeitsverhaltens möglich. Genannt werden:

▎ Sauberkeitsverhalten als das Resultat der allgemeinen elterlichen Erziehung

„… von sich aus wird ein Kind das nicht wissen und tun, das Kind lernt es von der Mutter als Selbstverständlichkeit …"

▎ Sauberkeitsverhalten als das Resultat von Imitationsprozessen

„… das Beste ist das Vorbild als Methode; man muss immer Sauberkeit vorleben, wenn sich der Vater immer die Hände wäscht vor dem Essen, wird das Kind es bestimmt nachmachen …"

▎ Sauberkeitsverhalten als das Resultat von Gewöhnungsprozessen

„… ein Baby, das ständig gebadet wird, gewöhnt sich langsam daran … es geht dann dem Kind in Fleisch und Blut über …"

▎ Sauberkeitsverhalten als das Resultat von Sauberkeitsdressur

„… ich glaube, da darf man ruhig etwas brutal vorgehen … regelmäßig die Zeiten des Stuhlganges abpassen und durch diese Regelmäßigkeit das Kind an die Zeit gewöhnen …"

▎ Sauberkeitsverhalten als das Resultat eines Prozesses des Lernens durch Einsicht

„… man erklärt, warum man Zähne putzen muss; das sollte man ihnen erklären, dass es für die Zähne nicht gut ist, wenn man sie nicht putzt …"

Wie nun dieser Lernprozess im Laufe des biographischen Entwicklungsprozesses ablaufen sollte, darüber bestehen ebenfalls verfestigte Vorstellungen; nach diesen normativen sozialen Realitäten haben sich Änderungen nach relativ festgelegten Zeiträumen und in bestimmten immer wieder unterschiedlichen Abständen zu vollziehen.

Eine Zusammenfassung dieses normativen Modells der biographischen Sauberkeitsgenese dient der weiteren Veranschaulichung (Tabelle 1). In den Prozess der Sauberkeitserziehung gehen nun gleichsam von Anfang an geschlechtsspezifische Determinanten ein, d. h. die Rollenerwartungen, die an Jungen und Mädchen im Hinblick auf das Sauberkeitsverhalten herangetragen werden, sind qualitativ unterschiedlicher Natur. So werden z. B. gesellschaftliche Normen nicht verletzt, wenn Jungen immer etwas schmutziger als Mädchen sind:

„… die Mädchen halten sich sauberer als die Jungen; im allgemeinen sind Jungen nicht so vorsichtig wie Mädchen, ist wohl durch die verschiedenen Spiele bedingt, die Mädchen sind leichter zur Sauberkeit anzuhalten, die ahmen im Puppenspiel die Mutter nach, das Mädchen sagt dasselbe zur Puppe wie die Mutter zu ihr, betrachtet die Puppe als Baby und legt sie trocken …"

„… ein Junge geht durch die Wasserpfütze durch, ein Mädchen dran vorbei; der Junge wird mehr im Dreck spielen, wird schmutziger beim Fußballspiel; bei einem Jungen würde ich nicht an Unsauberkeit denken, wenn er hier und da mal eine Prozedur spart; der Junge hat da mehr Freiheit; er darf sich schmutziger machen als das Mädchen, das ist eine unbewusste männliche Vorrangstellung; Dreck gehört zum Jungen …"

Tabelle 1. Sauberkeitsentwicklung im Lebenslauf

Alter	Art der Sauberkeit	Motive für Sauberkeit
▮ Baby	Passive, extreme Sauberkeit	–
▮ 1$^{1/2}$ Jahre	Sauberkeit im Sinne des Nicht-mehr-in-die-Windeln-Machens (erste aktive Sauberkeit des Kindes)	Gesundheit
▮ Kleinkind und Schulkind	Abnehmende Sauberkeit mit Zunahme des aktiven Handelns, Widerstand gegen Sauberkeit	Zwang von außen
▮ Pubertät	Einsicht in die soziale Bedeutung der Sauberkeit	Schönheit, Prestige
▮ Jugendalter	Übung der Sauberkeitspraktiken und Pflegetechniken: relativ hoher Grad an Sauberkeit	–
▮ 20 Jahre	Abschluss des Trainings und Kompromisslösungen	Schönheit, Prestige
▮ Erwachsenenalter	Sauberkeitsverhalten als Kompromiss zwischen Norm und „Bequemlichkeit"	Wohlbefinden, Selbstverständlichkeit
▮ Alter	Nachlassen der Sauberkeit aus körperlicher Unbeweglichkeit und sozialem Desinteresse	Gesundheit

Die Sauberkeitsnormen für die Frau liegen also in unserer Gesellschaft höher als für den Mann.

Mit der Vorstellung, dass Sauberkeitsverhalten das Ergebnis von Lernprozessen ist, haben sich auch noch Annahmen über altersspezifische, gleichsam biographische Sauberkeitsarten und Sauberkeitsmotive entwickelt. Dass es sich hierbei weitgehend um vereinfachte, verfestigte Vorurteile handelt, ergibt sich wohl unmittelbar aus einer Zusammenstellung der qualitativen Untersuchungsergebnisse (Tabelle 1).

Es gibt also ein verfestigtes Vorstellungsmodell über die Platzierung von spezifischen Arten der Sauberkeit und den sie jeweils begründenden Motivationslagen im Rahmen des zeitlichen Kontinuums, das menschliche Entwicklung ausmacht. Die Entwicklungsstufen mit jeweils eigenständiger Sauberkeitsthematik und -motivation sind: Säuglingsalter, das eineinhalbjährige Kind, Kleinkind und Schulkind, Pubertät, Jugendalter, Erwachsenenalter und Alter. Intensität und Qualität des passiven und aktiven Sauberkeitsverhaltens unterliegen einem Prozess der fortwährenden Umstrukturierung im Lebensablauf: Der Frühphase einer passiven, aber extremen Sauberkeit folgt, bei vorhandenen geschlechtsspezifischen Unterschieden, in der Kindheit eine zunehmende Auseinandersetzung mit den elterlichen Sauberkeitsvorschriften; erst mit Pubertät und Jugendalter wird der soziale Wert der Sauberkeit (Prestige, Schönheit) aktualisiert. Für das Erwachsenenalter ist dann die Verfestigung und Automatisierung des entwickelten Verhaltens prototypisch. Mit dem höheren Lebensalter verbindet sich die Vorstellung einer Regression des Sauberkeitsverhaltens.

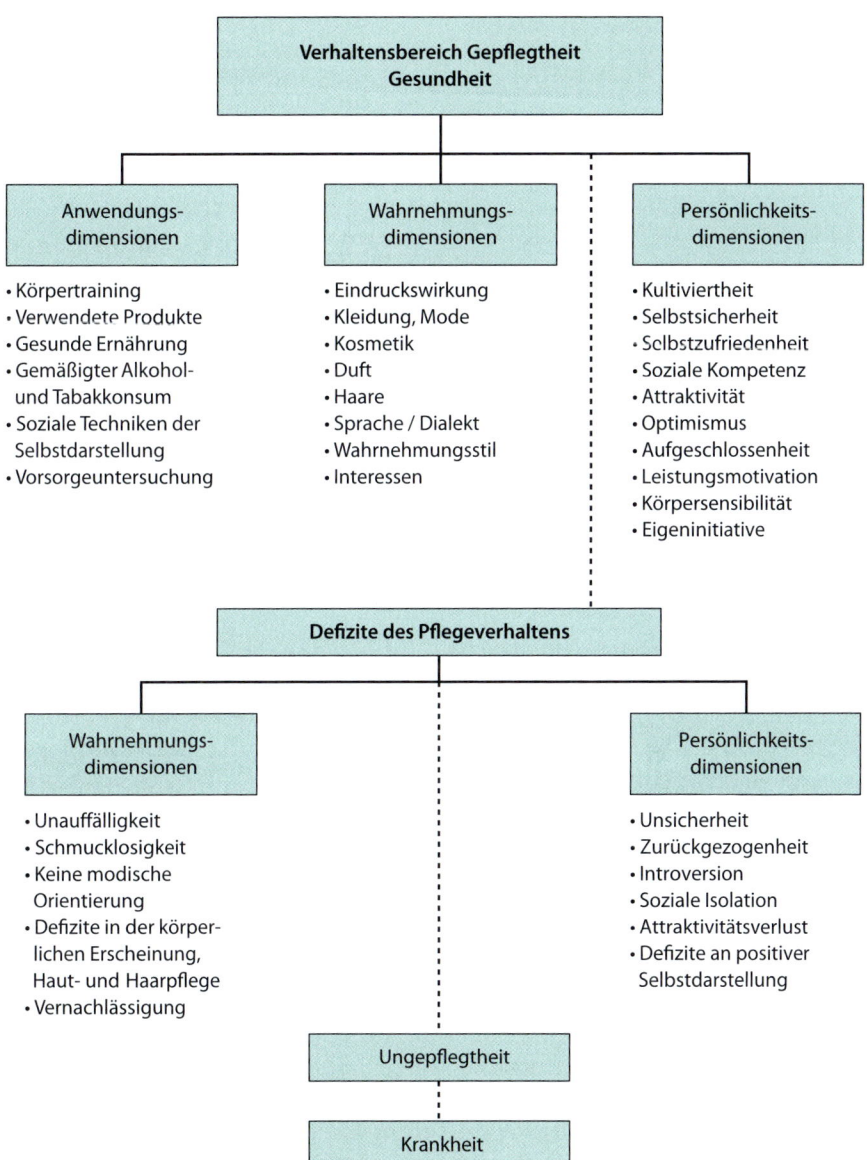

Abb. 4. Bedeutungsdimensionen Gepflegtheit

▌ **Bedeutungsanalyse „Gepflegtheit"**

„Gepflegtheit" wird zunächst einmal zentral erlebt als „kultivierte Sauberkeit". Mit diesem Begriff verbinden sich einerseits vielfältige Vorstellungen über wahrnehmbare Symptome der Gepflegtheit (Schlüsselreize des ersten Eindrucks: Kleidung, Haare, Kosmetik, Sprache/Dialekt, Duft, Wohnungsstil u. a.), über Persönlichkeitsmerkmale, die man mit einem gepflegt wirkenden Menschen in Verbindung bringt (Attraktivität, Selbstsicherheit, Optimismus, Aufgeschlossenheit, Leistungsmotivation, Körpersensibilität u. a.), aber auch über Verhaltenselemente eines Lebensstils, der vorstellungsmäßig Grundlage für die Entwicklung einer gepflegt wirkenden Persönlichkeit ist (Körpertraining, gesunde Ernährung, gemäßigter Alkohol- und Tabakkonsum, regelmäßige Vorsorgeuntersuchungen, Anwendung sozialer Techniken und einschlägiger Produkte u. a.). So wie Gepflegtheit immer unmittelbar durch subjektiv auffällige Schlüsselreize wahrgenommen werden kann, also dem naiven Alltagserleben unmittelbar zugänglich ist, gilt dies natürlich auch für den psychologischen Gegenpol, die Ungepflegtheit; letztere ist immer mit Attraktivitätsverlusten, Antipathieerlebnissen, Symptomen psychosomatischer Erkrankungen und Tendenzen der persönlichen Vernachlässigung u. a. verbunden (Abb. 4).

1.2 Hygiene als Wissenschaft: Definition und Entwicklung

Hygiene, schon sehr früh als Gesundheitspflege verstanden, ist mythologisch eng verbunden mit der Tochter des Asklepios (Gott der Heilkunst) Hygieia, der griechischen Göttin der Gesundheit. Als Gegenstände der Hygiene im Sinne der privaten Gesundheitspflege wurden 1895 in Meyers Konversationslexikon angeführt „die Wohnung … Reinhaltung, Pflege der Haut, Abwechslung zwischen Körperbewegung und Körperruhe … Zahn- und Mundpflege … Regelung des Geschlechtsverkehrs, Abwechslung zwischen geistiger Arbeit, geistiger Anstrengung, Erholung des Geistes, Sammlung und Zerstreuung schon vom zarten Alter an … Berücksichtigung der Berufsschädlichkeiten, Vorsicht gegen Überanstrengung des Herzens, zornmütige Erregungen, brutale klimatische Einflüsse, Erhitzung in überfüllten Räumen und Vermeidung des Verkehrs mit ansteckenden Kranken und der Lokalitäten, wo derartige Kranke geweilt haben, Zurückhaltung von der Berührung mit kranken oder verdächtigen Tieren, Beachtung der warnenden Schmerzen an irgend einem Körperteil, Schonung hereditär widerstandsloser oder durch Krankheiten geschwächter Organe."

In zusammenfassender und gleich bleibend aktueller Form findet sich dann bei Sonntag (1995, S. 29) eine Definition, die auch den Festlegungen der WHO entspricht: „Hygiene ist der Teil der medizinischen Wissenschaft, der sich mit den Grundvoraussetzungen der Gesundheitsvorsorge und Gesundheitserhaltung befasst: sie beschränkt sich damit nicht nur auf die reine Krankheitsverhinderung, sondern beschäftigt sich auch mit Bedingungen der natürlichen und sozialen Umwelt, die den Rahmen für individuelles und kollektives Wohlbefinden

bilden." Zur historischen Entwicklung des Hygienebegriffs hat Thofern (1996) eine zusammenfassende Arbeit vorgelegt. Die aktuelle Definition der Hygiene als Wissenschaft unter dem Aspekt ihrer Ziele und Gegenstandsbereiche macht aber auch deutlich, dass hier explizit Berücksichtigung finden müsste, dass Hygiene nicht unwesentlich auch eine Verhaltenswissenschaft ist und letztlich eine interdisziplinäre Ausrichtung unter besonderer Berücksichtigung der Psychologie erfahren sollte. Und in diesem Kontext findet sich dann auch der Begriff der Psychohygiene.

Die zentrale Frage von zunehmender Aktualität ist heute: Unter welchen Bedingungen lassen sich die experimentellen und epidemiologischen Erkenntnisse der medizinischen Hygiene in praktisches, alltägliches Hygiene- und damit Präventionsverhalten umsetzen? Auch muss die Psychologie darüber hinaus all jene Motivationsbarrieren ausfindig und damit individuell diagnostizierbar machen, die verhindern, dass sich der „Erfolg" des wünschenswerten Gesundheitsverhaltens einstellt, Gesundheit und Wohlbefinden also gewährleistet sind.

Es ist interessant feststellen zu können, dass sich letztlich die zentralen Bestandteile der wissenschaftlichen Definition der Hygiene auch schon im alltäglichen naiven Bedeutungsumfeld finden, d. h. (vgl. S. 4); Gesundheit (Wohlbefinden) und Krankheit sind dort die Pole, zwischen denen das Ausmaß und die Qualität des persönlichen Hygiene-, Sauberkeits- und Pflegeverhaltens die Positionierung zwischen den beiden Polen und damit den „Erfolg" bzw. „Misserfolg" des praktizierten Gesundheitsverhaltens bestimmt. Man kann aufgrund der vorliegenden Befunde zur Bedeutungsanalyse der Begrifflichkeit, also der in der Alltagspsychologie auffindbaren Zusammenhänge zwischen dem Gesundheitsstatus eines Menschen und den diesen nicht unwesentlich mitbestimmenden Verhaltensstrategien des Hygiene-, Sauberkeits- und Pflegeverhaltens davon ausgehen, dass es sich dabei um das Ergebnis medialer aber auch personaler Informationsvermittlung handelt. Das Vorhandensein solcher stereotyper, dabei immer aber gruppenspezifischer Merkmale, Wissenselemente und Verhaltensmuster lässt aber noch keinerlei Rückschlüsse auf die Konkretheit des Wissens, das Ausmaß der persönlichen Überzeugtheit von den angeführten Zusammenhängen oder gar den persönlichen gesundheitsbezogenen Verhaltensstil zu. Es kommt nicht selten vor, dass das persönliche Gesundheitsverhalten dem persönlichen Gesundheitswissen diametral entgegengesetzt ist.

Es ist ein weiterer interessanter Tatbestand, dass Hygiene im Erleben, in seinem Bedeutungsgehalt, in seinen tatsächlichen bzw. wünschenswerten Verhaltensmustern wie auch in der Forschung immer ihren Ausgang nimmt von Krankheiten und gesundheitlichen Risikofeldern im weitesten Sinne. Es ist kein Zufall, dass es leichter fällt, Hygiene, Sauberkeit, Gepflegtheit und damit Gesundheit durch ihr jeweiliges Gegenteil, also durch Defizite und ihre Folgen zu beschreiben. Auch die Geschichte der Hygiene ist primär eine Geschichte der Krankheiten, ihrer Ursachen und dann auch der Entwicklung von Strategien ihrer Prävention. Hygiene beginnt mit dem Schmutz, mit Krankheiten und mit Epidemien. Die Schilderungen über den Zustand der öffentlichen Sauberkeit in mittelalterlichen Städten machen – bei dem heutigen Erkenntnisstand – das hohe Infektionspotential deutlich;

dies war dann auch die Grundlage für den Erlass so genannter „Medizinalordnungen" schon im 14. Jahrhundert. Eine Situationsbeschreibung (Mummenhoff 1898, S. 1) vermag dies besonders deutlich zu machen:

> „Das ganze Mittelalter und die sich anschließenden Jahrhunderte kamen hier in Folge des völlig unentwickelten Standes der medizinischen Wissenschaften, der Energielosigkeit und Unbeholfenheit der städtischen Verwaltungen und des Widerwillens, der Nachlässigkeit und des Stumpfsinns der Bevölkerung über die ersten Ansätze nicht hinaus. Es fehlt gleich die erste Grundbedingung aller Hygiene, die öffentliche Reinlichkeit. Man macht sich häufig eine sehr übertriebene, mit der Wirklichkeit in keiner Weise sich deckende Vorstellung von dem äußeren Zustande mittelalterlicher Städte, ihrer Ordnung und Schönheit. Es kann dagegen nicht scharf genug ausgesprochen werden, dass Großes und Gewaltiges oft mit Gewöhnlichem und Hässlichem unmittelbar zusammengrenzt, hier große, herrliche Münster, prächtige Rathäuser, geschmückte bürgerliche Bauten, kunstvolle Brunnen, hart daneben unansehnliche Häuser und Hütten, Holzbauten von höchst zweifelhaftem Charakter, manchmal sogar mit Lehmwänden, enge und finstere Höfe, starrend vor Schmutz und Unrat und erfüllt von Gestank. Das mochte ein malerisches Bild sein zuweilen, aber auf Ordnung und wirkliche Schönheit, vor allem aber auf Gesundheit konnten derartige Zustände keinen Anspruch erheben. Was sonst die Unreinlichkeit in den Gassen am meisten beförderte, war das ganz unsinnige Halten der Schweine, wie es im alten Nürnberg im Schwange war. In der Altstadt wie in den Vorstädten innerhalb der älteren und letzten Ringmauer ließ man die Schweine massenhaft auf Straßen und Plätzen umherlaufen. Eine Verordnung aus der ersten Hälfte des 15.Jahrhunderts gewährt uns einen interessanten Einblick in diese kaum glaublichen Zustände. Sie verfügt nämlich, dass man keine „Schweinsmutter", kein Mutterschwein mit seinen Jungen, in der innern Stadt ziehen solle, ohne Zweifel deshalb nicht, weil man aus Erfahrung wusste, dass sie auf die Straßen und Plätze ausgelassen wurden. Büttel, Löwe und Pfänderknecht sollen solche Schweine, wo sie sie auch finden würden, einthun. Wer sie auf der Straße wahrnahm, durfte sich ihrer ungestraft bemächtigen" (Mummenhoff 1898, S. 8f.).
>
> „Bezüglich der Schweinställe in der Stadt bestand seit etwa den 60er Jahren des 16. Jahrhunderts die Bestimmung, dass sie drei Schuh von den Nachbargebäuden entfernt, zwei Stockwerk hoch und in die Thür des Stalles nach des Besitzers und nicht nach des Nachbars Haus hin angebracht sein solle, „damit würde der Schmack verzehrt und brächte den Nachbarn keinen Unlust vom Geschmack". „Welches aber zu solchem Schweinstall nit Weitdurft hätte, der mocht die in seinem Gemach halten und den Schmack selbst haben und gedulden" (Mummenhoff 1898, S. 9).

Mit dem Auftreten der Pest Anfang des 16. Jahrhunderts waren es sehr restriktive Verordnungen der Obrigkeit in Bezug auf die Gewährleistung der öffentlichen Sauberkeit, mit denen man versuchte, notwendige Hygienemaßnahmen in persönliches Hygieneverhalten umzusetzen. Die Psychologie des Hygieneverhaltens stößt allerdings schon zu dieser Zeit auf erhebliche psychologische Barrieren, deren Überwindung man glaubte, auf dem Verordnungswege durchsetzen zu können.

> „Beim Auftreten der Pest im Jahre 1520 ergriff der Rat die energischsten Maßregeln, auf die wir hier, soweit sie in Betracht kommen, einzugehen haben, da sie auch für spätere Fälle mehr oder weniger typisch geworden sind. Ganz besonders wird allgemeine Reinlichkeit zur Pflicht gemacht. Harn und andere Unsauberkeiten sollen nicht auf die Gassen und Straßen, sondern in die Pegnitz, den Fischbach oder die heimlichen Gemache ge-

gossen werden, da der Harn eines Kranken oder Angesteckten zur weiteren Verbreitung der Seuche am allermeisten förderlich sei. Der Mist darf nur 3 Tage statt früher 8 Tage auf der Gasse liegen bleiben. Die Kranken sind sofort nach St. Sebastian hinauszuschaffen; Kleidung, Bettgewänder und die Tücher, worauf die Kranken gelegen, die sie gebraucht oder berührt haben, sofort aus der Stadt zu entfernen, da erfahrungsgemäß feststehe, dass die Gesunden dadurch angesteckt worden seien. All diese Kleider dürfen nicht mehr auf dem Säumarkt und anderen Märkten und öffentlichen Plätzen verkauft und für Gesunde verwendet werden. Das leinene Bettzeug der Kranken an irgendeinem Ort in der Stadt zu waschen und zu säubern ist untersagt, es muss vor den Thoren geschehen. Seinen Angehörigen hat ein jeder Hausvater den Besuch der Kranken und die Teilnahme an den Leichenbegängnissen zu untersagen. Ferner darf während der Sterbeläufe nur zwei- oder dreimal in der Woche Bad gehalten werden" (Mummenhoff 1898, S. 26).

Mit dem zunehmenden Seuchengeschehen stellen sich auch immer dringlicher die Fragen nach den Ursachen des Infektionsgeschehens, und dies führte letztlich zu einem Innovationssprung der wissenschaftlichen Hygiene und hat deren weitere Entwicklung maßgeblich beeinflusst. Mit der Diagnose der Ursachen haben sich dann auch zunehmend die Fragen nach den Möglichkeiten der Prophylaxe und deren Umsetzung in das alltägliche oder auch krankheitsspezifische Gesundheitsverhalten wie auch die Schaffung von Rahmenbedingungen eines öffentlichen effizienten Gesundheitssystems gestellt. Die Innovatoren der modernen naturwissenschaftlich fundierten Hygiene sollen im Folgenden – vor allem für die Nichthygieniker – nur erwähnt und in ihren entscheidenden Leistungen telegrammstilartig in Anlehnung an Exner und Pfingsten (2004) charakterisiert werden:

- ▮ Johann Peter Frank (1745-1821)
  Risikofaktoren und präventionsmedizinische Regeln der öffentlichen und individuellen Gesundheit. Begründer der Sozialhygiene.
- ▮ Edward Jenner (10749-1823)
  Erste Pockenimpfung und Nachweis der Möglichkeit präventiver Impfungen.
- ▮ Edwin Chadwick (1800-1890)
  Die Verbesserung der Wasserver- und entsorgung und der Wohnungshygiene als Grundlage der Erhöhung der Lebenserwartungen der Arbeiterklasse.
- ▮ John Snow (1813-1858)
  Die Bedeutung der Trinkwasserherkunft und damit des Wassers für die Entstehung der Cholera.
- ▮ Ignaz Semmelweis (1818-1865)
  Reduktion der Säuglingssterblichkeit (Kindsbettfieber) durch Einführung der Händehygiene und Händedesinfektion in Krankenhäusern.
- ▮ Max von Pettenkofer (1818-1901)
  Etablierung der Hygiene als experimentelle Wissenschaft. Chemisch-physikalische Untersuchungen der Luft-, Boden-, Lebensmittel- und Wasserproben. (Grenzwerte für Gesundheitsschädlichkeit).
- ▮ Florence Nightingale (1820-1910)
  Begründung der Krankenhaushygiene. Nachweis der Reduktion von Krankenhausinfektionen durch konsequente Verbesserung der sanitären Verhältnisse.
- ▮ Louis Pasteur (1822-1865)
  Pionier der Bakteriologie. Keimabtötung durch Erhitzen (Pasteurisation). Entwicklung von Schutzimpfungen gegen Milzbrand, Tollwut, Schweinerotlauf, Hühnercholera.

▮ Joseph Lister (1827-1912)
Verhütung von Wundinfektionen in der Chirurgie durch Verwendung von chemischen Mitteln gegen von außen kommende Krankheitserreger. Reduktion der Sterblichkeitsrate,

▮ Robert Koch (1843-1910)
Die Entdeckung spezifischer bakterieller Krankheitskeime (Milzbrand, Tuberkulose, Cholera) als Ursachen von Infektionskrankheiten. Einführung hygienisch mikrobiologischer Untersuchungsverfahren. Entwicklung von effektiven Präventionsstrategien auch in Form von Grundregeln und Richtlinien der Wasserhygiene.

Es muss wohl immer wieder darauf hingewiesen werden, dass die Entwicklung der Hygiene eine einzigartige Erfolgsgeschichte ist. Dieser Erfolg dokumentiert sich erstmals in der „sanitären Revolution" (Public Health Act 1848), die noch vor der Einführung von Antibiotika einen „durchschlagenden Erfolg bei der Reduktion von Infektionskrankheiten und bei der Hebung des allgemeinen Gesundheitszustandes und der Lebenserwartungen" (Exner et al. 2008, S. 3) aufzuweisen hatte (vgl. dazu auch Thofern (1989). Es ist für Nichthygieniker kaum vorstellbar, dass mehr als 11.000 Leser des British Medical Journals im Jahre 2007 diese sanitäre Revolution als den größten medizinischen Erfolg in der Zeit von 1840 bis heute deklariert haben; in der gewählten Rangreihe folgen dann erst die Entdeckung von Antibiotika, die Entwicklung der Anästhesie, sowie die Einführung von Impfstoffen und die Entdeckung der DNA (vgl. Ferriman (2007).

Auch die Innovatoren einer naturwissenschaftlich begründeten Wissenschaft von der Hygiene haben sich allerdings niemals nur mit der Diagnose von Infektionskrankheiten und deren ökologischen und bakteriologischen Ursachen befasst oder gar begnügt, sondern es war immer auch ihr Anliegen, die Diagnose als Grundlage von therapeutischen und präventiven Maßnahmen zu begreifen sowie Rahmenbedingungen für deren effektive Umsetzung auch zu definieren und zu realisieren. Die Durchsetzung von Erkenntnissen in praktisches Handeln ist nun aber nicht nur eine gesundheitspolitische organisatorische Aufgabe, sondern wesentlich auch ein psychologisches Problem. Dazu vermögen bereits die frühen kulturell-religiösen Grundlagen der Hygiene erste motivationspsychologische Ansätze zu liefern.

1.3   Kulturell-religiöse Grundlagen der Hygiene

Die Geschichte der Hygiene beginnt eigentlich mit den Reinigungsritualen in ihren jeweiligen kultur- und religionsspezifischen Ausprägungen. Mit der lebensstiftenden und lebenserhaltenden Funktion von Wasser haben sich schon früh in gleicher Weise mythologische wie symbolische Bedeutungen verknüpft: Die Reinigungsriten, das Weihwasser, die Taufriten, die Gesundheits- und Wunderwirkung der Quellen. Für eine Psychologie der Hygiene sind insbesondere die Reinigungsrituale (Lustrationen) von Bedeutung. Die Funktion dieser Riten liegt nach Heiler (1961, S. 185) in der „Beseitigung des Tabus mittels machthaltiger Substanzen";

im Mittelpunkt steht dabei das Wasser als „Reinigungsmittel" im Kontext eines Regelwerkes verschiedener und verbindlicher Verhaltensvorschriften.

„Die Sünde wird als materieller Schmutz gedacht: in vielen Sprachen bedeutet ein und dasselbe Wort Sünde und Schmutz. Dieser Schmutz wird getilgt durch Wasser. Dieses ist an sich ein heiliges, seelenhaltiges Mittel, sein Mana ist stärker als das Tabu der Sünde, es wirkt als Gegenzauber. So wie die desinfizierende Lösung alle Krankheitskeime abtötet, so auch das Wasser alle Sündenkeime. Die moderne hygienische Theorie von der Desinfektion ist nur eine Weiterführung der primitiven zauberhaften Vorstellung von der Reinigung" (Heiler 1961, S. 186). Mit dieser Aussage ist die generelle Verbindung zwischen religiösen Reinigungsriten und Sauberkeitsverhalten hergestellt; entscheidend ist nun aber die kultur- und religionsspezifische Ausformulierung und Praktizierung der Reinigungsrituale.

Für eine aktuelle Psychologie der Hygiene sind die religiös begründeten Reinigungsrituale deshalb von Bedeutung, weil in deren Mittelpunkt Verhaltensregeln stehen, die Elemente eines Lebensstils sind bzw. sein sollen und bei deren Missachtung Sanktionen einsetzen. Damit stellt sich schon in diesen Regelwerken die Frage danach, unter welchen Bedingungen religiöse Verhaltensvorschriften – und im weiteren problemgeschichtlichen Ablauf – wissenschaftliche Erkenntnisse in praktisches alltägliches Verhalten umgesetzt werden.

Kulturell-religiöse Grundlagen des Hygieneverhaltens sollen deshalb im Folgenden exemplarisch Berücksichtigung finden.

▌ Die Reinigungsrituale im Islam

Für Mohammed sind die Waschungen „die Hälfte des Glaubens und der Schlüssel zum Gebet" (vgl. Hughes 2000, S. 747 ff.); sie sind in aller situationsspezifischen Konkretheit im Koran vorgeschrieben:

> Sure 5, Vers 7: „O ihr Gläubigen, bevor ihr euch zum Gebet anschickt, wascht euer Gesicht, eure Hände bis zum Ellenbogen, reibt eure Köpfe feucht ab, und reinigt eure Füße bis zu den Knöcheln hinauf; habt ihr euch durch Beischlaf verunreinigt, so wascht euch ganz. Seid ihr jedoch krank oder auf Reisen oder wart ausgetreten oder habt Frauen berührt und ihr findet kein Wasser, so nehmt reinen feinen Sand und säubert euer Gesicht und eure Hände damit. Gott will euch damit keine Last aufbürden, sondern euch reinigen und seine Gnade an euch vollbringen, damit ihr dankbar werdet".

Der rituale Ablauf der Reinigungsriten vor dem Betreten der Moschee ist in seinem Verhalten bis in die Gegenwart konkret – der Psychologe würde sagen behavioral – festgelegt:

> „Nachdem der Gläubige die Ärmel seines Gewandes bis über die Ellbogen hochgekrempelt hat, wäscht er zunächst dreimal die Hände, dann spült er dreimal den Mund aus, nachdem er mit seiner Rechten Wasser geschöpft hat. Danach schöpft er (wiederum dreimal) mit der rechten Hand Wasser und zieht es in die Nase hinauf, um es anschließend hinauszublasen, wobei er die Nasenflügel durch Daumen und Zeigefinger der Linken zusammendrückt.
> Vor den Waschungen spricht der Gläubige ein Gebet: „Ich werde mich jetzt von aller Unreinheit des Körpers befreien, um das Gebet vorzubereiten, diese heilige Pflicht, die

meine Seele dem Thron des Allerhöchsten näher bringen wird. Im Namen des großen und mächtigen Gottes. Lob sei Gott, der uns die Gnade gewährt hat, Muslime zu sein. Islam ist die Wahrheit, und Ungläubigkeit ist Falschheit".

Beim Waschen der rechten Hand: „O mein Gott, lege mir am Tag des Jüngsten Gerichts das Buch meiner Taten in die Rechte und prüfe es mit Wohlwollen".

Beim Reinigen der Nasenlöcher: O mein Gott, wenn ich Dir ein wohlgefälliger Anblick bin, dann erfülle mich mit den Wohlgerüchen des Paradieses".

Beim Waschen der linken Hand: „O mein Gott, lege mir am Tag der Auferstehung nicht das Buch meiner Taten in meine Linke".

Für Mohammed ist die gründliche Durchführung der Waschungen gleichbedeutend mit der Befreiung des Körpers von aller Sünde. „Am Tage der Auferstehung sollen die Menschen mit blitzblanken Gesichtern, Händen und Füßen erscheinen und Juwelen werden überall dort hängen, wo das Wasser vor den Gebeten hingekommen ist". Nach dem muslimischen Gesetz sind verschiedene Arten der rituellen Reinigung zu unterscheiden (vgl. Hughes 2000, S. 612 ff.):

- Die Reinigung des ganzen Körpers zur Vorbereitung auf das Gebet nach Koitus, nächtlichem Samenerguss, Menstruation.
- Die Reinigung des ganzen Körpers vor dem Freitagsgebet, an Festtagen, nach der Waschung von Toten und nach Blutungen.
- Die Reinigung von Händen, Armen, Ohren, Gesicht, Mund vor dem täglichen Gebet.
- Die Reinigung der Geschlechtsteile.
- Die Reinigung von Kleidungsstücken, Gefäßen.
- Die Benutzung von Sand oder Staub in Ermangelung von Wasser zur Reinigung.

Die religiösen Reinigungsrituale umfassen letztlich alle wesentlichen Aspekte der Körper- und auch Wäschehygiene. Sie sind dabei verbindlich, d. h. aber verpflichtend an definierte Situationen und Erlebnistatbestände gebunden. Sozialpsychologisch handelt es sich hier um Normen, d. h. Verhaltensregeln, deren Missachtung letztlich religiös sanktioniert wird. Die Befolgung dieser Normen kann z. B. vor dem täglichen Moscheenbesuch beobachtet werden, unterliegt also auch der sozialen Kontrolle. Die verbale Prägnanz der sehr konkret ausformulierten Verhaltensregeln besitzt für den gläubigen Muslim gleichsam göttliche Gesetzeskraft und duldet keine Übertretungen: Körperhygiene ist gleichsam göttliches Gebot mit einem hohen Ausmaß an Verhaltensrelevanz. Darauf wird an späterer Stelle in Verbindung mit der aktuellen Frage nach der Verhaltensrelevanz von Erkenntnissen der wissenschaftlichen Hygiene nochmals zurückzukommen sein (vgl. S. 33 ff.).

▪ Die Reinigungsrituale im (Alten Testament) Judentum

Im Dritten Buch Mose finden sich differenzierte Verhaltensvorschriften für spezifische Situationen der „Unreinheit" im menschlichen Leben. Sie erinnern an das Normengefüge des Islam und sind sogar in mancher Hinsicht noch differenzier-

ter. Einen breiten Raum – und dies soll hier exemplarisch dokumentiert werden – nimmt dabei die „Befreiung" der menstruierenden Frau von der Unreinheit der Tage ihrer Menstruation (vgl. Bergler, 1984) ein. In diesem Zusammenhang ist nicht unwesentlich, dass die menstruierende Frau, wenn auch mit gewissen Abstufungen, bei allen Völkern und in praktisch allen Kulturen und Religionen unrein ist. Die monatliche Blutung wird dabei als ein Prozess der Reinigung des Körpers verstanden. Daraus folgt, dass das Menstruationsblut Giftstoffe des Körpers beinhaltet, also „giftig" ist und deshalb Vorkehrungen getroffen werden müssen, die Umwelt vor diesem Blut und seinen schädlichen Folgen zu schützen. So ergeben sich dann daraus eine Vielzahl von verbindlichen Verhaltensregeln, um Unreinheit zu überwinden bzw. davor zu schützen (3. Buch Mose, 13, 22).

> „Und wer ihr Lager anrührt, der soll seine Kleider waschen und sich mit Wasser baden und unrein sein bis auf den Abend.
>
> Und wer anrührt irgendwas, darauf sie gesessen hat, soll seine Kleider waschen und sich mit Wasser baden und unrein sein bis auf den Abend.
>
> Und wer anrührt, das auf ihrem Lager gewesen ist oder da, wo sie gesessen hat, soll unrein sein bis auf den Abend.
>
> Und wenn ein Mann bei ihr liegt und es kommt sie ihre Zeit an bei ihm, der wird sieben Tage unrein sein und das Lager, darauf er gelegen hat, wird unrein sein.
>
> Wird sie aber rein von ihrem Fluss, so soll sie sieben Tage zählen; danach soll sie rein sein. Und am achten Tag soll sie zwei Turteltauben oder zwei junge Tauben nehmen und zum Priester bringen vor die Türe der Hütte des Stifts.
>
> Und der Priester soll aus einer machen ein Sündenopfer, aus der anderen ein Brandopfer und sie versöhnen vor dem Herrn über den Fluss ihrer Unreinigkeit.
>
> So sollt ihr die Kinder Israels warnen vor ihrer Unreinheit, dass sie nicht sterben in ihrer Unreinigkeit, wenn sie meine Wohnung verunreinigen, die unter ihnen ist".

Es ist keine Frage, dass Menstruation zentral mit sozialer Isolierung in Verbindung gebracht wird, deren Auflösung dann an bestimmte Reinigungsriten gebunden ist. Soziale Isolierung ist im alttestamentarischen Selbstverständnis das Ergebnis der durch Verhaltensregeln geforderten Trennung von Reinem und Unreinem. Formen der Verhaltensreglementierung sind in dieser Situation:
– Kein Kontakt zu Männern; kein Geschlechtsverkehr
– Kein Kontakt zu Freunden
– Kein Kontakt zur Natur
– Speisenverbote: Fasten, Diät
– Verbot der Zubereitung bestimmter Speisen
– Einschränkung der häuslichen Beschäftigung
– Berührungsverbote
– Verbot religiöser Betätigung
– Einschränkung der Körperpflege (Schminkverbote, keine Haarwäsche)
– Vermeidung anstrengender körperlicher Betätigung

Dass solche Verhaltensregeln, wie sie biblisch dokumentiert sind, auch noch aktuell nachweisbar sind (vgl. Bergler 1984), zeigen empirische Untersuchungen. Das Problem der „Unreinheit" ist zwar bewusst entmythologisiert, letztlich aber gerade wegen seiner religiös-mythologischen Verankerung immer noch gegenwärtig und

auch verhaltenswirksam. Dies ist nur möglich, weil ursprünglich religiöse Gesetze durch selbstverständliche Internalisation Erlebnis und Verhalten in einem langen Trainingsprozess, wenn auch mit Modifikationen, auch immer noch zu beeinflussen vermögen. Mit dem fortschreitenden wissenschaftlichen Erkenntnisstand der Hygiene sind hygienische Risikofaktoren sichtbar geworden, die zwar zwischen den Polen Krankheit und Gesundheit, nicht aber zwischen den tief religiös verankerten Polen von Unreinheit (Sünde) und Reinheit (Vergebung) positioniert sind. Mit dem Verlust der Wertverankerung reduziert sich allerdings die Selbstverständlichkeit des aktiven Lebens religiöser Überzeugungen und Gebote: Die Diskrepanzen zwischen dem, was man soll und dem, was man tut, werden größer.

Es ist immer wieder erstaunlich zu lesen, wie konkret existentielle Grundsituationen der „Unreinheit" (Unordnung) normativ geregelt werden. In dem zitierten dritten Buch Mose finden sich z. B. auch „Gesetze für Wöchnerinnen", „Gesetze über die Reinigung von Aussätzigen", „Gesetze über den Aussatz von Häusern" (Raumhygiene), „Gesetze über das Verhalten bei unreinen Ausflüssen", „Verbot geschlechtlicher Verirrungen" u. a.

Erwähnenswert sind noch die ganz speziellen Reinigungsrituale der Talmudisten im Mittelalter (vgl. Ploss & Bartels 1913, S. 494 ff.). Die notwendige Reinigung nach der Menstruation führte bei den Judengemeinden zur Errichtung von Badeanlagen in der Nähe von Synagogen:

> „Während der Reinigungszeit trug das jüdische Weib eine besondere Kleidung, und nach Ablauf derselben musste es in Gegenwart zweier Weiber, die gewöhnlich von der Gemeinde eigens für dieses Amt besoldet wurden, ein Quellwasserbad nehmen, gleichgültig ob es eben Sommer oder Winter war. Die Gereinigte musste drei Mal untertauchen, so dass kein Haar trocken blieb. Auch die kleinste Judengemeinde hatte einen Mikwa, das heißt ein Quellbad, welches so eingerichtet war, dass das Wasser zur Winterszeit erwärmt werden konnte. Die Kosten dieses Bades trugen für unbemittelte Frauen die wohlhabenderen Gemeindemitglieder. Nachdem das Weib dieses Bad genommen und danach ihre gewöhnliche Kleidung wieder angelegt hatte, erkannte es der Gatte als gereinigt an".

▮ **Die Reinigungsrituale im Hinduismus**

Auch im indischen Kulturkreis finden sich ganz spezifische Verhaltensreglementierungen zur Überwindung der „Unreinheit" nach der Menstruation (vgl. Ploss & Bartels 1913, S. 501):

> „Drei Tage lang unterlasse die menstruierende Frau das Salben mit Oel. Die Frau kaue oder genieße daher auch keinen Betel, bringe mit den Nägeln keine Wunde bei (im Liebesspiel) und salbe ihr Augenpaar nicht. Sie verfertige in der Zeit kein Seil, ruhe nicht auf Streu usw., sie ziehe kein anderes Kleid an und trinke keine Buttermilch. Sie soll dabei nicht laut lachen oder sprechen; sie soll auch nicht mittels einer durchlöcherten Blättertüte trinken, falls sie eine treffliche Frau sein will. Sie trinke das Wasser aus der hohlen Hand; sie säubere ihr Haar nicht; auf frischen Harn oder Kot, auch auf mit Wasser benetzte Erde, Schädel, Knochen, Spelzen und Asche trete eine Menstruierende nicht. Sie berühre in der Zeit keinen Gott, kein Feuer, keinen Lehrer, keinen Brahmanen, keinen Feigenbaum, keine Kuh, keinen Kreuzweg, keinen Mörser noch eine Schwinge. So streng das Gelübde haltend in der Zeit, mache sie dann am vierten Tage zur Melkzeit (am Vor-

mittag) zum Zwecke des Badens das vorgeschriebene Bad mit den fünf Dingen von der Kuh usw. nach Vorschrift lauter und mit diesen und jenen Dingen ausgerüstet, reinige sie die Vulva … danach ist die Reinigung der Hände und Füße … vorgeschrieben. Später putze sie die Zähne, nehme zwölf Schlucke Wasser und nehme sorgfältig ein Bad in herausgeschöpftem Wasser; dann ein Bad mit Gelbwurz: darauf erhält sie ihre Reinheit wieder".

Die Reinheitsnormen im Hinduismus haben zentral eine sozioreligiöse Funktion. Der religions- und kulturgeschichtliche Hintergrund alltäglicher Verhaltensgewohnheiten wird weiter verdeutlicht, wenn man die Bedeutung der Religion im täglichen Leben des Hindus weiterverfolgt und dabei auf eine Vielfalt von Zeremonien und Gebräuchen trifft, die täglich und in allen Lebensaltern mit Sorgfalt zu erfüllen sind. „Von großer Bedeutung im Leben des Hindu sind die Gesetze über die rituelle Unreinheit. Die Berührung mit Personen aus niederer Kaste, mit Wöchnerinnen, mit menstruierenden Frauen, mit Leuten, in deren Familie ein Todesfall eingetreten ist, solange die Trauerzeit dauert, sowie mit unreinen Tieren, namentlich mit Hunden, verunreinigt und muss mit einem Bade gesühnt werden. Als unrein betrachtet werden ferner die Ausscheidungen des menschlichen Körpers, fettige Substanzen und Speisereste: Dinge, die damit in Berührung gekommen sind, sind entweder fortzuwerfen oder zum wenigsten mit Wasser, Milch, Asche, Kuhmist oder Kuhurin zu reinigen" (Glasenapp 1922, S. 331). Zur alltäglichen rituellen Verhaltenspraxis sei noch Gonda (1960, S. 333) angeführt, der von einem „aus Waschungen, Mundspülungen, unhörbarer Rezitation der Gáyatri (Sàvitri), Anbetung der Sonne usw. bestehenden Ritus" spricht, „der die Sünden des Tages oder der Nacht tilgt".

Begründet in dem ausgeprägten Kastensystem existiert eine ausgeprägte „Ritualisierung des Alltagslebens durch die Reinheitsnormen. … Reinheit ist dadurch definiert, dass etwas nicht vermischt ist. Das gilt für die Varnas, die Subkasten, die Familienverbünde, aber auch für die ganze physische und psychische Welt, den Kosmos, die Götter, selbst für Bäume und Steine. Vermischung geschieht durch Kontakte (Berührung, Speisung, Begrüßung und anderes) und durch zeitliche und räumliche Veränderung … Unreinheit ist also Vermischung, Reinheit die Bewahrung und Wiederherstellung des Zustandes der Nichtvermischung. Reinigung geschieht mit Wasser … und Feuer, aber auch mit Asche (dem Endprodukt des ewigen Opfer- oder Askesefeuers?) und den Produkten der heiligen Kuh …" (Michaels 1998, S. 358 ff.). Reinheit ist letztlich soziokulturell, kollektiv bestimmt: Man erwirbt den geforderten Reinigungsstatus, den gleichsam kastenspezifischen Kodex von verpflichtenden Reinigungsnormen durch die Geburt, also die Kasten, in die man hineingeboren wird. Kontakt z. B. zwischen den Kasten „bringt Verunreinigung, Vermeidung von Kontakt bringt Reinheit" (Michaels 1998, S. 359). Auf Basis dieser soziokulturellen, religiösen Identität beginnen deshalb z. B. „viele Hochkastige ihren Tag mit Ritualbad, Körperpflege, Gebet, um sich für den potentiell verunreinigenden Tag mit seinen Kontakten zu schützen. Manche baden, wenn sie nach Hause kommen, nicht nur, um den Schmutz der Straße loszuwerden, sondern auch, um wieder rein zu sein für die Mahlzeiten. Erhalten bleibt der Reinheitssta-

tus am besten, wenn man den Kontakt, der ihn gefährdet, meidet" (Michaels 1998, S. 359). Bei den Brahmanen erfahren diese Reinheitsnormen ihre prägnantesten Ausformulierungen: Reinheitsvorstellungen, verstanden als Idealvorstellungen, dienen letztlich der „Aufrechterhaltung von kulturellen Kategorien und Idealen. Alles Fremde muss festgehalten und ausgesondert werden: Schmutz ist Materie am falschen Ort" (Michaels 1998, S. 205). Auch wenn heute in Indien eine mindestens teilweise Entmythologisierung des Reinheitsverhaltens stattgefunden hat, sind doch – in unserer europäischen Terminologie – Normen der Sauberkeit und der persönlichen Hygiene wie Psychohygiene soziokulturell verankert wie auch in ihrer Einhaltung sozial kontrolliert und wohl auch sanktioniert. Bonn (1958, S. 147) hat „Beobachtbares" ganzheitlich im Kontext einer Kultur ästhetischer Gepflegtheit zur Darstellung gebracht: „Die indische Schönheitskultur hat ihren Ursprung im alten religiösen Ritual. Mehrmals am Tag wird gebadet, weil es den Göttern wohlgefällig ist. Die strenge Kastensitte fordert völliges Eintauchen ins Wasser, bevor man, nach einem Spaziergang, in das eigene Haus heimkehrt. Man muss sich vom Staube und den bösen Einflüssen säubern. Selbst wo das Bad nicht mehr den alten, traditionellen Sinn hat, ist es eine fest eingewurzelte Lebensäußerung geblieben. Die Inder sind eines der reinlichsten Völker der Welt. Es ist angenehm, mit ihnen zu leben".

▌ Die religiöse Begründung des Reinigungs- und Sauberkeitsverhaltens in anderen Kulturen

Eigentlich finden sich bei allen Religionen Formen der Ritualisierung des „Hygieneverhaltens", also der Reinigung im weitesten Sinne. Allerdings muss dabei eine grundlegende Differenzierung unter drei Aspekten vorgenommen werden:

▌ Die Materialisierung der Waschriten wird in unterschiedlichem Ausmaß akzeptiert bzw. abgelehnt; Beispiel: Jeremia (Kap. 2,22): „Und wenn du dich gleich mit Lauge wüschest und nähmst viel Seife dazu, so gleißt doch deine Untugend desto mehr, spricht der Herr". Auch bei Buddha finden sich Aussagen mit analogem Bedeutungsgehalt: „Warum baden sich immer diese Brahmanen und zittern im Bad? Glauben sie, so Reinigung von ihren Sünden zu erlangen? Dann müssten ja Frösche und Schildkröten in den Himmel eingehen, und alle Wasserschlangen wären zur Seligkeit bestimmt" (Heiler 1961, 188). Trotz dieser Kritik an der Materialisierung der Waschriten hat sich nun aber, zweifellos aufgrund der konkreten alltäglichen rituellen Sauberkeitsverhaltensvorschriften, im Buddhismus und seinen Weiterentwicklungen ein qualitativ wie intensitätsmäßig andersartiges Sauberkeitsverhalten ausgeprägt, als dies im Christentum der Fall war.

▌ Die Bedeutung der kultischen Reinigung variiert zwischen den verschiedenen Religionen.

▌ Der religionsspezifische Reinigungsritus ist durch unterschiedliche Grade der symbolischen Reduktion gekennzeichnet; er erreicht z. B. im Christentum einen hohen Grad der Vereinfachung, Konzentration und Vergeistigung: „Die Taufe ist zum grundlegenden Sakrament der Christenheit geworden, jedoch nicht primär aufgrund der heiligenden Kraft des Wassers und der Waschung,

sondern aufgrund der ‚symbolischen' Verbindung mit der Erlösungstat Christi"
(Heiler 1961, S. 189). Die ursprüngliche „Waschung", das mehrmalige Unter-
tauchen, wird dabei zunehmend reduziert auf die „rituelle Besprengung", die
dann außerdem in unterschiedlichem Kontext in Verbindung mit dem Gebrauch und der Anwendung des Weihwassers in der römischen Kirche und
auch anderen Religionsgemeinschaften in Erscheinung tritt. Diese Symbol-
funktion des Wassers im Christentum, also die fehlende Alltagsbedeutung,
führte in Verbindung mit dem negativen Selbstverständnis der Körperlichkeit
zweifellos dazu, dass zunächst einmal intensive, voluminöse und alltägliche
Sauberkeitsriten nicht als Normvorgaben zur Ausbildung gelangten, also entsprechende Anregungen nicht gegeben wurden und eine im Zeitablauf dann
einsetzende Automatisierung im Sinne von selbstverständlichen Verhaltensweisen unterblieb. Eine funktionelle Autonomie der Motive (Allport 1949) in
Bezug auf das Sauberkeitsverhalten war also in diesem Zusammenhang immer
ideologisch-religiösen Barrieren unterworfen.

Demgegenüber nahm die Entwicklung im Bereich anderer Religionen und Kulturen einen andersartigen Verlauf. Geht man beispielhaft von „Beobachtungen am
Wege" (Hellpach 1942) aus, und versucht dies auch noch in Form eines „Ratings"
von Beurteilern, die darüber hinaus Psychologen und Besucher eines wissenschaftlichen Kongresses sind, dann fällt – mindestens bei dieser eingeschränkten Zahl von
Versuchspersonen – das Urteil über den „Sauberkeitsgrad" des Hauptbahnhofes in
Tokio im Vergleich zu entsprechenden bundesdeutschen Einrichtungen eindeutig
zugunsten des Fernen Ostens aus. Geht man dann aufgrund dieser „äußeren" Erfahrungen auch im alltäglichen Umgang mit Japanern dem praktizierten individuellen Sauberkeitsverhalten in den Diskussionen und literarisch weiter nach, dann
gelingt es ohne Schwierigkeiten, immer wieder auf die „große Leidenschaft" dieser
Menschen für den „Kult" des täglichen heißen Bades zu stoßen, der von beiden
Geschlechtern in den öffentlichen Badehäusern „praktiziert" wird und eine teilweise differenzierte Beschreibung erfährt (vgl. Benedict 1970; Seward 1971; Mente
1970); erstaunlich ist bei diesen Beschreibungen allerdings, dass die Autoren bei
aller Ausführlichkeit der Charakterisierung der täglichen Badegewohnheiten und
trotz der Verwendung des Terminus „Badekult" dieses Verhalten stärker auf dem
Hintergrund der eigenen kulturellen Bezugsgruppe und deren hygienischen Leit-
bildvorstellungen diskutieren, also zunächst sich bemühen, behavioristisch vorzu-
gehen, um dann Bewertungsmaßstäbe des eigenen Lebensraumes heranzuziehen.
Die zentrale Wertverankerung des Sauberkeitsverhaltens im Schintoismus und damit in der Weiterentwicklung buddhistisch-hinduistischer religiöser Traditionen
wird bei den angeführten Autoren ausschließlich von De Mente (1994) dargestellt;
er charakterisiert Sauberkeit im weitesten Sinne als eines der entscheidenden Themen des Schintoismus; die primär religiöse Motivation des Badens erklärt letztlich
dessen sowohl therapeutische wie auch ästhetische Funktion, die außerdem stets
im Rahmen eines sozialen Feldes, also sozialer Kommunikationsprozesse, ablief.
So wird berichtet, dass während der Tokugawa-Ära (1603-1868) die großen Bade-
häuser die entscheidenden sozialen Treffpunkte des Landes waren.

Bei der herausgestellten Bedeutsamkeit des Sauberkeitskonzeptes in Japan und in Verbindung mit den noch darzustellenden Forschungsansätzen der wissenschaftlichen Psychologie wird es nicht überraschen, dass die Sauberkeitserziehung des japanischen Kindes in einem Lebensalter von drei oder vier Monaten beginnt und als sehr hartes Training charakterisiert wird (vgl. Benedict 1970, S. 25ff.; Mente 1970, S. 27 ff.).

Während sich nun die bewusste Verbindung von Sauberkeitsverhalten und religiöser Ritualisierung in Japan nicht mehr durchgängig findet, also beispielsweise auch das späte Bad in der Silvesternacht eine vielfach funktionell autonome Angelegenheit geworden ist, trifft man im Umfeld anderer Religionen, wie das in Verbindung mit dem Islam schon dargestellt wurde (vgl. S. 18f.) noch auf diesen engen Zusammenhang, der möglicherweise sogar dazu führt, dass ein über das Rituelle hinausgehende Sauberkeitsverhalten nur in beschränktem Umfange praktiziert wird. Wiesinger-Maggi (1973, S. 34) hat in ihren Reiseeindrücken über Kleinasien davon gesprochen, dass die Religion des Islam auch heute noch in starkem Maße den „Tagesablauf der großen Masse" bestimmt und z. B. „die Waschungen und Gebete zur vorgeschriebenen Zeit ... erstaunlich genau eingehalten" werden.

Es wäre sicher reizvoll, die wechselseitigen Verbindungen zwischen unterschiedlichen Formen des Sauberkeitsverhaltens und religiösem Kultus (vgl. S. 17 ff.) auch in der Antike oder unterschiedlichen Ausdifferenzierungen christlichen Gedankengutes im geschichtlichen Ablauf weiterzuverfolgen. Das gleiche gilt in der neueren Geschichte für politische Ideologien im engeren Sinne und deren praktizierte „Leitbilder" des alltäglichen Sauberkeitsverhaltens. Für unser Anliegen, nämlich die exemplarische Veranschaulichung kultur- und religionsgeschichtlicher Implikationen quasi-selbstverständlicher Verhaltensgewohnheiten, müssen die vorgetragenen Sachverhalte genügen; es war letztlich versucht worden, darzustellen, dass Sauberkeitsverhalten, auch schon die reine Waschung mit Wasser, ein ursprünglich transzendenter Handlungsablauf ist, der sich in magischer Form mit der „Beseitigung" der primär gegebenen materiellen Unreinheiten befasst hat und schon durch frühkindliche Prägungsprozesse vermittelt und damit tradiert wird. Die konkrete Ausformulierung des normativen Systems unterliegt dabei der Differenzierung nach Kulturen, Religionen und Ideologien in ihrem je konkreten historischen Entwicklungsstand.

Auch für die Gegenwart gilt, dass die jeweilige Kultur sichtbar wird in Stilen des Wahrnehmens, des Bewertens, des Gestaltens, des Verhaltens, Erlebens und Begründens (vgl. Bergler 2004). Kultur und damit auch Religion ist alltäglich mitbewusste Gegenwart von Leitbildern und Vorbildern. Kultur ist das Ergebnis menschlicher Wertverankerung und Kreativität, sie vermittelt Ziele, Wünsche und etabliert in ihrer Verwobenheit mit Religionen und Weltanschauungen Verhaltensnormen, Verhaltensregeln, Normen und Strukturen des Zusammenlebens, Sitten und Gebräuche und auch Tabus. Für unsere Thematik ist von besonderer Wichtigkeit, dass Religion und Kultur immer auch Rituale des Reinigungs- und damit des Hygieneverhaltens beinhalten, die – internalisiert – zu selbstverständlichen, alltäglichen Verhaltensmustern werden: Rituale als quasi automatisierte Selbstverständlichkeiten des Lebensstils.

Die notwendige Diskussion der Reinheitsideale ergibt sich nicht zuletzt vor dem noch darzustellenden Hintergrund des vielfach defizitären Hygiene- und Präventionsverhaltens in unserer Gesellschaft. Dabei stellt sich dann aktuell die Frage nach der Begründung dieser Defizite und den psychologischen Möglichkeiten ihrer Überwindung. Im Gegensatz zu den religiös begründeten Reinigungsritualen, wie sie im Vorausgegangenen Berücksichtigung fanden, sind wir nicht selten von einem selbstverständlichen „Funktionieren" eines optimalen Hygiene- und Sauberkeitsverhaltens weit entfernt. Wir besitzen nur sehr begrenzt „Hygienerituale", also ganz konkrete Verhaltensregeln, deren regelmäßige Umsetzung in praktisches Verhalten für jeden Einzelnen verpflichtenden und damit verbindlichen Charakter haben. Reinigungsrituale sind in der Sprache der wissenschaftlichen Psychologie ein ganz konkretes Normengefüge, dessen Nichtbeachtung Sanktionen unterschiedlicher Qualität nach sich zieht. Die Reinigungsrituale sind Verhaltensverpflichtungen, die dann ihr nachdrücklich gefordertes Ziel erreichen, wenn sie den Charakter von Selbstverständlichkeiten im Tages- und Lebensablauf besitzen. Die religiösen, praktisch selbstverständlich praktizierten und immer wiederkehrenden Praktiken des Verhaltens besitzen eine umfassende, persönlichkeitsprägende Wirkung; sie prägen – was insbesondere im Islam deutlich wird – den Tagesablauf, aber auch das jahreszeitliche Geschehen (z.B. Fastenmonat, Ramadan), sie bestimmen die Ernährungs- und Trinkkultur (z. B. im Islam das Alkoholverbot und im Judentum das, was „koscher" ist), darüber hinaus „regeln" sie fast in Form eines kategorischen Imperativs die Formen des zwischenmenschlichen und zwischengeschlechtlichen Zusammenlebens. Die Erfüllung der Verhaltensregeln – Normen – ist Pflicht und unterliegt auch einem genauen zeitlichen Raster; es wird nämlich ganz genau geregelt, was wann und wo regelmäßig und kompromisslos das eigene Verhalten bestimmen soll und muss. Rituale sind lebensstilprägend, auch unser Hygiene- und Präventionsverhalten sollte das unterschwellige Ergebnis von als verbindlich anerkannten Normen sein, und dies gelingt nur, wenn Menschen einen insgesamt ganzheitlichen gesundheitsorientierten Lebensstil entwickeln und dann aber auch praktizieren. Eine Psychologie der Hygiene steht vor der Notwendigkeit der Beantwortung von Fragen wie: Wie wird Hygieneverhalten ritualisiert, d. h. zu einem selbstverständlichen Verhaltensmuster? Wie wird Hygiene zu einem generell verbindlichen, normativen Regelverhalten? Wie wird Hygiene zu einem integrierten Bestandteil unseres Lebensstils? Darauf wird im Folgenden näher einzugehen sein.

1.4 Hygienenormen und Hygieneverhalten

Normen – das war im Vorausgegangenen dokumentiert worden – sind besondere Formen von sozialen Werten. Definitorisch lässt sich festhalten:

(1) Normen - Verhaltensregeln – werden durch Werte legitimiert.
(2) Normen betreffen nur das Handeln, sie stellen Regeln für das Verhalten in konkreten Situationen auf.
(3) Normen müssen von einer religiösen Identität, von einer Gruppe oder einer Gesellschaft gesetzt sein. Sichtbar wird dies in den religiösen Reinigungsritua-

len aber auch in den verschiedenen Gruppen einer Gesellschaft, die aus qualitativ unterschiedlichen Einstellungen zu Maßnahmen der Hygiene ein unterschiedliches Ausmaß an Hygienesensibilität entwickeln; so ist es möglich, eine Typologie der Hygienesensibilität zu erstellen: Jeder Typus besitzt dann gleichsam sein eigenes „Normensystem" in Bezug auf das, was hygienisch notwendig oder auch unnötig ist. Daraus ergibt sich schließlich in der Bevölkerung eine Typologie des Sauberkeits- bzw. Hygieneverhaltens auf Basis typenspezifischer Normvorstellungen.

(4) Normen unterscheiden sich nach dem Ausmaß der Konkretheit ihrer Handlungsanweisungen und Situationsspezifität. Wie an anderer Stelle dargestellt (vgl. S. 18 f.) sind die Reinigungsrituale im Islam in den einzelnen Einheiten des Verhaltensablaufes der Waschungen vor dem Betreten der Moschee konkret und eindeutig festgelegt. Man kann gleichsam nichts falsch machen, wenn man einmal die vorgegebenen normativen Verhaltensmuster gelernt und automatisiert hat. Für den gläubigen Menschen sind diese Rituale zu Selbstverständlichkeiten geworden. Die spezifische Eigenheit aller so genannter Selbstverständlichkeiten besteht nun aber darin, dass sie „erst dann auffällig werden, wenn sie nicht mehr in uneingeschränkter Weise Anerkennung finden" (Hofstätter 1966, S. 60); dies lässt sich vor allem auf Seiten der Fremdgruppen sehr deutlich nachweisen. Im Gegensatz zu den sehr konkreten, direkt religiös begründeten Handlungsanweisungen für den Ablauf der Waschungen im Islam gibt es aber auch z. B. im Bereich der „öffentlichen" Sauberkeit und Hygiene in Japan wünschenswertes Sauberkeitsverhalten, das im Detail nicht geregelt ist, sondern ausschließlich in einer letztlich auch religiös fundierten (vgl. S. 24) Wertverankerung, also einer allgemeinen gesellschaftlichen Norm begründet ist; es wird eben eine Verpflichtung erlebt, seinen Beitrag zur öffentlichen Sauberkeit zu leisten; in Deutschland scheint es eine solche persönliche Identifikation mit einer solchen, als verpflichtend erlebten Norm, wenn überhaupt, dann nur in eingeschränktem Maße, zu geben. In einem anschaulichen Bericht zum Thema „Japans Reichtum beruht auf Selbstbeschränkung" (NZZ 2008, 21, 6) werden die angeführten Zusammenhänge noch deutlicher: „Am eindrücklichsten dürfte … für den auswärtigen Berichter sein, dass selbst in den Großstädten die Verschmutzung und Vernachlässigung von öffentlichen Einrichtungen und Plätzen … unbekannt ist". Es ist für Japaner zwingend, dass man auch dem Gemeingut Sorge trägt. Die kollektive Abstrafung von Leuten, die sich nicht daran halten, ist Abschreckung … Tatsache ist, dass Tokios belebter Eisen- und Vorortsbahn-Knotenpunkt Shinjuku, durch den pro Tag zwischen vier und fünf Millionen Menschen pendeln, auch spät am Abend noch so sauber ist wie am frühen Morgen. Es gehört sich nicht, in der Öffentlichkeit die gute Stube zu vergessen. Selbst jüngere Japaner, die gerne wohl auch einmal ihren Protest gegen die geordnete Elternwelt manifestieren möchten, scheinen sich an die gegebene Ordnung zu halten. Wie anders lässt sich erklären, dass Graffiti eine ausgesprochene Seltenheit sind?

Diese Selbstdisziplin erwächst aus einem sehr stark ausgeprägten Sinn für die Würde des Nächsten. Das Zusammenleben ist in Japan ein stets sehr bewusst

wahrgenommenes Spiel von Geben und Nehmen. Dies zeigt sich mit exemplarischer Deutlichkeit im Dienstleistungssektor. Nicht nur die Verkäuferin oder der Kellner, auch der Kunde oder der Gast pflegen ausgewählt höfliche Umgangsformen. Niemand will dem anderen auf die Nerven gehen oder ihn in seinem eigenen Leben behelligen. So erweist sich die Selbstbeschränkung als eine nationale Tugend, die tagtäglich von den Menschen erfahren und selbst gepflegt wird".

Die in unserer Gesellschaft noch vielfach auftretenden Hygienedefizite, gerade auch im persönlichen und beruflichen Umfeld, zwingen zu Überlegungen, wieweit die erforderlichen normativen Verhaltensanweisungen nicht wesentlich konkreter vermittelt und gelernt werden müssten, als dies bisher der Fall war. Beispielhaft soll dies in Verbindung mit den Sollwerten des Händewaschens als dem zentralen und hoch effektiven täglichen „Reinigungsritual" veranschaulicht werden, und dies nicht zuletzt deshalb, weil gerade in diesem Hygienebereich ausgeprägte Defizite in Bezug auf das, was wann und wo getan werden sollte, existieren. Diese im Folgenden angeführten Verhaltensnormen für das Händewaschen sind für jeden einzelnen eigentlich ein Diagnostikum seines eigenen Hygienewissens, seiner eigenen Hygienesensibilität und seines wesentlichen Hygieneverhaltens. Hände sollten nämlich immer gewaschen werden (Beumer et al. 1998, S. 16)

▮ „bevor Lebensmittel angefasst werden
▮ vor dem Essen
▮ nach Benutzung der Toilette
▮ nach Berührung von Haustieren, Haustierkäfigen, Utensilien zur Haustierfütterung oder anderen Objekten dieser Art
▮ nach Kontakt mit Körperflüssigkeiten wie Sekret aus der Nase, Speichel, Erbrochenem und nach dem Windelwechsel
▮ nach Kontakt mit potentiell kontaminierten Reservoirbereichen (beispielsweise Abflüsse) oder einem Reservoir/Weitverbreiter (beispielsweise einem Lappen für die Nassreinigung)
▮ wenn sie sichtbar schmutzig sind
▮ bevor einer anderen Person ein Medikament verabreicht wird
▮ vor dem Einsetzen der Kontaktlinsen".

Bei Defiziten des Hygiene- und Sauberkeitsverhaltens genügt eine allgemeine Aufforderung im Sinne von „Händewaschen nicht vergessen" für die Etablierung des notwendigen Verhaltens nicht. Wesentlich in diesem Kontext ist, dass solche konkreten Verhaltensnotwendigkeiten immer auch noch ihre situationsspezifische Ausformulierung benötigen; dies gilt z. B. noch verstärkt für das Thema Händereinigung und Händedesinfektion in Kliniken oder auch in der Versorgung und Pflege von Home-care-Patienten (vgl. u. a. Rotter 1996).

Im Bereich der wissenschaftlichen Hygiene trifft man nun zwar vielfach auf die Diskussion von Defiziten des Hygiene- und Sauberkeitsverhaltens, was fehlt ist aber die Etablierung objektiv begründeter Verhaltensnormen und Verhaltensvorschriften. Die Forschung darf keineswegs bei der Definition, implizieten Thesen oder gar davon abgeleiteten Formeln der öffentlichen Mei-

nung stehen bleiben. Die Sozialpsychologie ist – was zu zeigen sein wird – in der Lage, das real existierende System sozialer Normvorstellungen im Bereich menschlichen Sauberkeitsverhaltens zu diagnostizieren und außerdem in weitgehender Annäherung an die Realität Sauberkeitsverhalten in seiner wechselseitigen Abhängigkeit von Konstrukten der Persönlichkeitspsychologie (Persönlichkeitsfaktoren), die wiederum soziale Variablen in ausgeprägtem Maße beinhalten, darzustellen und motivational aufzuklären.

(5) Normen implizieren Sanktionen. Die spezifische Relation von Norm und Verhalten bezieht sich auf die Konfrontation von Normen und Verhalten. Dass normatives Verhalten vorliegt, ist nur an der Existenz von Sanktionsmechanismen, also so genannten „Verstärkern" festzustellen.

(6) Normen und normatives Verhalten werden erlernt durch Vorbildverhalten, Belohnung bzw. Bestrafung des beobachtbaren Verhaltens, durch Imitation oder auch ein Versuch-Irrtum-Lernen.

In Verbindung mit dem persönlichen Hygieneverhalten stellen sich nun eine Reihe von Fragen:

▌ Gibt es – und wenn ja – welche Verhaltensnormen für das Hygieneverhalten, die wissenschaftlich begründet und „verkündet" sind?

▌ Gibt es in der Gesellschaft gewachsene und modifizierend tradierte Verhaltensnormen des Hygieneverhaltens?

▌ Sind Normen des Hygieneverhaltens verbindlich bzw. gibt es Diskrepanzen zwischen den normativen Forderungen und dem beobachtbaren Verhalten? Und im weiteren Verlauf der Diskussion dann die Frage:

▌ Unter welchen Bedingungen werden Normen des Hygieneverhaltens bzw. Erkenntnisse der wissenschaftlichen Hygiene verhaltenswirksam?

Die empirische Untersuchung des Zusammenhanges von Hygienenormen und Hygieneverhalten hat die folgenden Sachverhalte zu Tage gefördert:

1. Es existieren in den verschiedenen Bereichen der Körper- und Wäschehygiene verfestigte Vorstellungen darüber, welche Hygienemaßnahmen man wann und wie oft durchführen sollte. Dabei sind aber zusätzlich Maximal- und Minimalnormen zu unterscheiden. Die Unterschiede zwischen Maximal- und Minimalnormen sind statistisch hoch bedeutsam; die Minimalnormen kommen im Regelfall dem tatsächlich praktizierten, dann aber insgesamt defizitären Hygieneverhalten relativ nahe. Unabhängig davon, dass nur eine begrenzte Anzahl der existierenden hygienischen Risikofaktoren der Bevölkerung überhaupt bekannt ist, kann man davon ausgehen, dass die meisten Menschen schon wissen, was sie eigentlich tun sollten, gleichzeitig wird aber auch erkennbar, dass es weiterhin deutliche Diskrepanzen zwischen Verhaltensnormen und Verhaltenspraxis gibt. Unter methodischen Aspekten ist erwähnenswert, dass die Erforschung des Hygiene- und vor allem des persönlichen Sauberkeitsverhaltens mit besonderen Schwierigkeiten behaftet ist. Da Menschen im allgemeinen wissen, was sie eigentlich tun sollten, welches also die jeweiligen Verhaltensnormen sind, selbst aber in ihrem eigenen Verhalten diesen Sollwerten vielfach nur in eingeschränktem Maße entsprechen, fällt es ihnen nicht selten

Tabelle 2. Sauberkeitsnormen und Sauberkeitsverhalten

Art des Sauberkeits- verhaltens	Maximalnorm	Minimalnorm	Verhalten
■ Zahnpflege	nach jeder Mahlzeit dreimal täglich	einmal täglich, eher abends	einmal täglich, nur Minorität zweimal täglich
■ Händewaschen	nach Besuch der Toilette vor den Mahlzeiten morgens u. abends	morgens u. abends	morgens u. abends teilweise nach Besuch der Toilette
■ Intimhygiene	Überwiegend keine Normen, da tabubesetzt. Notwendigkeit intensiverer Intimhygiene bei Frauen im Vergleich zu Männern	–	deutliche Defizite in Bezug auf tägliche Intimhygiene besonders bei Männern
■ Ganzkörper- waschung	zweimal täglich von Kopf bis Fuß	einmal täglich von Kopf bis Fuß	nur teilweise Einhaltung der Minimalnorm, vielfach nur Waschung einzelner Körperpartien
■ Wechsel der Unter- wäsche (Männer)	täglicher Wechsel	wöchentlicher Wechsel	dreitägiger Wechsel (43%) wöchentlicher Wechsel (18%)
■ Wechsel der Unter- wäsche (Frauen)	täglicher Wechsel	täglicher bis dreitägiger Wechsel	Mehrzahl täglicher Wechsel (57%) zweitägiger Wechsel (21%)

schwer, das tatsächliche eigene Verhalten „öffentlich" zu machen. Hier wird dann die Tendenz zu so genannten sozial erwünschtem Verhalten wirksam. Da die unmittelbar teilnehmende Beobachtung im Bereich des Körperwaschens und –pflegens sowie des Wäschewechselverhaltens, nicht nur aus ökonomischen Gründen, bei größeren Stichproben ausgeschlossen ist, sind wir auf den „self-report" angewiesen. Der Erhalt zuverlässiger Daten ist deshalb entscheidend von der Schaffung optimaler Voraussetzungen für die Interviewsituation abhängig, d. h. es war zu gewährleisten, dass dem Interviewten deutlich wurde, dass sich der Gesprächspartner in der „Wirklichkeit" des Sauberkeitsverhaltens, auch der „Normalität" der Norm-Verhaltens-Diskrepanz, auskennt und in der Lage ist, jede Form von Sauberkeitsverhalten zu akzeptieren.

Zur Veranschaulichung der in einer Reihe von Untersuchungen (vgl. u.a. Bergler 1974) gefundenen Daten zu Maximal- und Minimalnormen des Sauberkeitsverhaltens und dem dann tatsächlich praktizierten Verhalten fassen wir einige Ergebnisse in qualitativer Form zusammen (vgl. Tabelle 2).

Will man hygienisch sinnvolles und notwendiges Verhalten letztlich normativ etablieren, dann ist zunächst immer auch die Frage zu stellen, inwieweit in einem Sauberkeitsbereich überhaupt Normen, also Verhaltensregeln, vorhanden sind. Ist dies nicht der Fall, dann kann nach allen vorliegenden Befunden davon aus-

Tabelle 3. Akzeptanz von Regeln des Sauberkeitsverhaltens

Es wählten folgende Regeln	1964	1976
■ Wasche Dich jeden Abend von oben bis unten ganz ab	43%	55%
■ Wasche Dich jeden Morgen von oben bis unten ganz ab	22%	39%
■ Wasche Dir auch während der Arbeit immer wieder zwischendurch einmal die Hände	47%	54%

gegangen werden, dass in diesen Bereichen (z. B. bei Küchenhandtüchern, Nacht-
wäsche, aber auch im Intimbereich) die Verhaltensdefizite gravierender ausfallen,
als dies in normativ mitbestimmten Verhaltensbereichen der Fall ist.

2. Hygiene- und Sauberkeitsverhalten unterliegt im zeitlichen Ablauf bei gleich-
   bleibenden Maximalnormen allmählichen Veränderungsprozessen. Diese Ver-
   änderungspro zesse haben wir in verschiedenen repräsentativen Untersuchungen bei jüngeren Erwachsenen nachweisen können. Noelle-Neumann (1976,
   S. 260) hat auf Basis von Vorgaben 1964 und 1976 nach empfehlenswerten
   Regeln für das alltägliche Waschverhalten gefragt und ist dabei zu folgenden
   Ergebnissen gekommen (Tabelle 3).

   Unsere Untersuchungen zum Wäschewechselverhalten bei 18 bis 23 Jährigen zeigten in diesem Zeitraum folgende Veränderungen (Abb. 5).

In Bezug auf die Tragedauer von Unterhöschen bei Frauen haben sich in diesem
Zeitraum keine Veränderungen ergeben. Bei der relativ starken Annäherung des

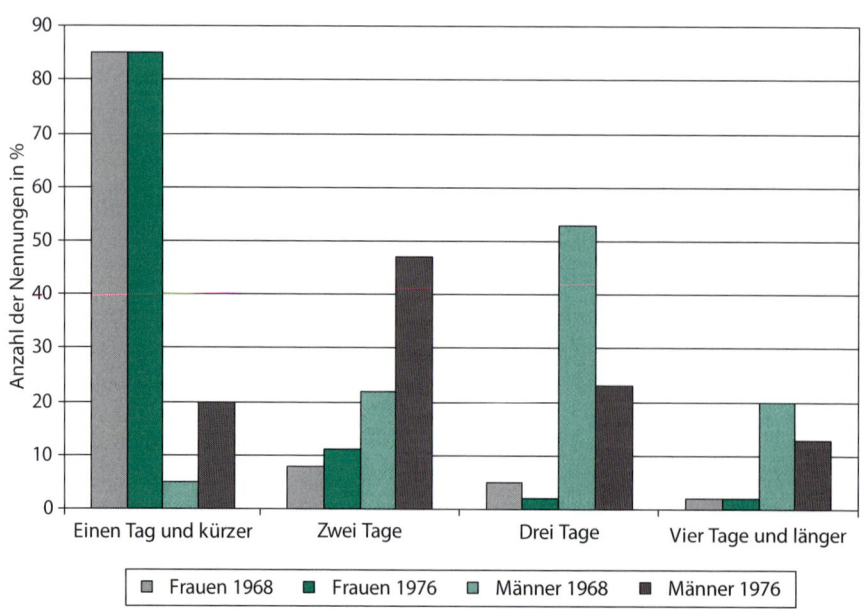

Abb. 5. Veränderungen des Wäschewechselverhaltens (Unterwäsche) 18- bis 23 Jähriger

Verhaltens der Frauen an die Normwerte war dies auch nicht zu erwarten. Die ursprünglich sehr kritischen Werte bei Männern erfuhren mit steigendem Lebensstandard zwischenzeitlich eine deutliche Verbesserung – haben 1968 nur 5% täglich die Unterhose gewechselt, so sind es 1976 immerhin schon 20% - allerdings liegen die erreichten Werte noch weit unter denen der jüngeren Frauen, die zu 85% einen täglichen Wechsel vornehmen.

Die vorliegenden Ergebnisse zu Konstanz und Variabilität des Sauberkeitsverhaltens im Zeitraum zwischen 1968 bis 1976 bei 18 bis 23 Jährigen lassen insgesamt deutlich werden:

- Veränderungen im realen Sauberkeitsverhalten vollziehen sich auch in hygienisch kritischen Bereichen und trotz entsprechender Informationen äußerst langsam. Die Angst vor übertriebener Sauberkeit ist weiter unbegründet.
- Keine bzw. nur geringfügige Veränderungen des Verhaltens traten unter zwei Bedingungen auf: Einmal immer dann, wenn das praktizierte Verhalten definierten Normen, also Sollwerten, mindestens relativ nahe kam (z. B. Baden, Unterwäschewechsel bei Frauen u. a.) und zum anderen überall dort, wo eindeutige und allgemein akzeptierte Normvorstellungen wenig bzw. überhaupt nicht ausgeprägt sind; dies gilt u. a. für den Bereich der Duschgewohnheiten, der Handtücher im Haushalt sowie der Raum- und Küchenhygiene.

Anzumerken ist noch, dass es auch Verhaltensbereiche wie z. B. Wechsel der Nacht- und Bettwäsche gibt, in denen zwar ansatzweise Normen vorhanden sind, diese aber in ihrem Anforderungsprofil relativ niedrig liegen, so dass hier keine Normverstöße vorliegen und deshalb eine Verhaltensänderung auch unwahrscheinlich ist. Dies würde erst bei einem Anstieg der normativen Anforderungen, also einer Aktualisierung der Diskrepanzproblematik, möglich werden. Solche Veränderungen in den normativen Anforderungen sind allerdings, wie Noelle-Neumann (1976) zeigen konnte, grundsätzlich möglich.

In diesem Zusammenhang ist wesentlich darauf hinzuweisen, dass immer dann, wenn von Normen die Rede ist, hier soziale Normen, also das sich allmählich fortentwickelnde sozio-kulturelle Normensystem, gemeint sind; solche Normen können allerdings gegenüber normativen hygienischen Anforderungen durchaus wesentlich niedrigere Werte aufweisen.

- Sind Normen in den zur Diskussion stehenden Verhaltensbereichen bekannt und liegt eine große Diskrepanz zwischen Norm und Verhalten vor, dann wird bei konstanter Aktualisierung dieser Diskrepanzen im Erziehungsprozess wie in der öffentlichen Diskussion durch die Massenmedien das Erlebnis von Normverstößen vermittelt, die unter Sanktionsdruck geraten und dadurch Ausgangspunkt allmählicher Verhaltensänderung werden können.
- Veränderungen von Verhaltensgewohnheiten können aber auch bei fehlenden Sollwerten eintreten, dann nämlich, wenn unter allgemeinen epochal-psychologischen, sozio-kulturellen Einflüssen, z. B. Veränderungen des körperlichen Selbstverständnisses und eine Bewusstmachung der Manipulationsfähigkeit der eigenen sozialen Attraktivität stattfinden. Besonders deutlich wird dies

gegenwärtig bei Männern, die hier bisher gegenüber Frauen einen verminderten Sensitivitätsgrad aufwiesen. Damit werden spezifische Auslöser möglicher zukünftiger sozialer Normierung deutlich.

Grundsätzlich gilt es festzuhalten, dass die Etablierung eines wünschenswerten Hygiene- und Sauberkeitsverhaltens an die Existenz bereichsspezifischer, konkreter, normativer Verhaltensregeln gebunden ist. Das Erlernen von Normen, gerade auch an Hand gelebter Vorbildlichkeit, ist die Basis für die Programmierung eines entsprechenden Hygieneverhaltens.

1.5   Hygienewissen und Hygieneverhalten

Es galt lange Zeit – auch in der wissenschaftlichen Psychologie – als eine nicht anzuzweifelnde Erkenntnis, dass erlerntes Wissen gleichbedeutend sei mit alltäglich praktiziertem Handeln und Verhalten, d. h. Wissen galt als hinreichende Bedingung dafür, dass dieses Wissen jederzeit in jeder Situation auch das alltägliche Verhalten bestimmt: „Aufklärung" als Basis vernünftigen Handelns. Wenn die Gleichung Wissen = Verhalten wirklich zutreffen würde, dann müsste dies letztlich zu einem vielfach mustergültigen persönlichen, beruflichen und zwischenmenschlichen Verhalten führen.

Dazu einige nachdenkenswerte Beispiele menschlichen Verhaltens:
1. **Gesundheitsverhalten:** Was wissen wir hier nicht alles?
█   Der Großteil der Bevölkerung weiß um Notwendigkeit und Wert von Vorsorgeuntersuchungen (Krebsvorsorgeuntersuchungen; urologische Vorsorgeuntersuchungen; Zahnprophylaxe; Impfungen u. a.), trotzdem ist der Anteil derjenigen mit einem konsequenten, ganzheitlichen Vorsorgeverhalten völlig unbefriedigend, und dies gilt in noch verstärktem Maße für Männer. So dokumentiert der Gesundheitsreport der DAK 2007, dass 19% ihrer männlichen Mitglieder über 35 Jahre das Vorsorgeangebot und die allgemeine Gesundheitsuntersuchung der Krankenkasse nicht kennen; von den restlichen 81% haben allerdings 49% an solchen Untersuchungen noch nie teilgenommen. Berücksichtigt man die Gesamtbevölkerung, dann liegt der Anteil derjenigen, die keine Vorsorgeuntersuchungen in Anspruch nehmen, noch wesentlich über den Ergebnissen der DAK-Studie. Bei nur geringfügigen Wissensdefiziten finden sich – auch noch bei Frauen – ausgeprägte Verhaltensdefizite. Ob das vorhandene Wissen allein als Optimierungsgrundlage des Verhaltens ausreichend ist, kann mindestens bezweifelt werden. Nur ein Reaktionsmuster ist prototypisch: Sobald nämlich eine Diskussion darüber aufkommt, ob bei unterlassenen Vorsorgeuntersuchungen beim Eintreten eines Krankheitsfalles nicht die Selbstverantwortlichkeit des Patienten angemahnt und eine Kostenbeteiligung angefordert werden sollte, empört sich ein nicht unwesentlicher Teil der Gesellschaft.

- Wir alle wissen um die lebensrettende Funktion von Organspenden. Die erklärte und dokumentierte Bereitschaft zur persönlichen Organspende ist allerdings immer noch in erschreckendem Ausmaß eingeschränkt. Wer von uns hat schon einen Spenderausweis in seiner Handtasche?

- Wir alle wissen um den Risikofaktor „Übergewicht"; praktisch nimmt aber der Anteil übergewichtiger Personen in unserer Gesellschaft permanent zu: Der Anteil der „Attraktiven" reduziert sich.

- Wir alle wissen – und dies, wie unsere Untersuchungen (Bergler et al. 1995) gezeigt haben, schon in einem Alter von 14 Jahren – um den Risikofaktor Zigarettenrauchen und trotzdem raucht immer noch ein erheblicher Teil unserer Bevölkerung, und dies nicht zuletzt auch im Bereich medizinischer Berufe. Da steht man dann auf dem Balkon und vor der Haustüre, um unerwünschtes, gesundheitsschädliches Verhalten genussvoll in einer wenig genussvollen Umgebung zu praktizieren. Und wie kommt es eigentlich zu einem solchen irrationalen Verhalten?

2. **Verkehrsverhalten:** Was wissen wir hier seit unseren Fahrschulzeiten nicht alles, wie man sich eigentlich im Straßenverkehr normengerecht verhalten sollte. Man muss sich ja nur selbst fragen:

- Wie halte ich es mit Geschwindigkeitsbegrenzungen?
- Wie ist das mit dem Abstand von meinem Vordermann?
- Wie ist letztlich der persönliche Umgang mit dem „Wald" von Verkehrsschildern, die uns alltäglich umgeben?
- Wie ist das mit dem Null-Alkoholkonsum? Usw.

3. **Zwischenmenschliches Verhalten**

Nicht nur Kulturen und Religionen definieren Regeln des wünschenswerten Zusammenlebens von Menschen; auch die kindliche Erziehung und Entwicklung wird ja unter dem Oberbegriff der „Sozialisierung" zusammengefasst, d. h. Kinder sollen befähigt werden, sich in einem sozialen Umfeld ohne „Aggressionsstau" zu bewegen; schließlich stellt uns auch unser Beruf nicht nur vor fachliche Herausforderungen, sondern wesentlich und nicht zuletzt vor menschliche, zwischenmenschliche. Gerade Berufe des Dienstleistungssektors bekommen in ihrer beruflichen Aus- und Weiterbildung immer auch Wissen über Teamfähigkeit, über den Umgang mit Patienten, über die Bedingungen eines Mobbing freien Zusammenarbeitens mit Arbeitskollegen, über die psychologischen Voraussetzungen von Compliance-Verhalten u. a. vermittelt. Wir wissen also auch als Führungskräfte viel über das, wie man im Interesse von Motivation und Effektivität mit anderen – auch in kritischen Situationen – umgehen sollte; und wie sieht dann aber nicht selten der berufliche Alltag aus?

- Wo bestimmt nicht vielfach der erste Eindruck über Sympathie und Antipathie gegenüber neuen Mitarbeitern, neuen Vorgesetzten, neuen Ärzten und auch neuen Patienten? Die Dominanz von Vorurteilen ersetzt dann sogar gelerntes Wissen.

■ Wie schnell entwickeln wir nicht auf Basis eines Minimums an Informationen ein Urteil über einen anderen Menschen, das sich dann sehr schnell zu einem äußerst stabilen Vorurteil entwickelt und schliesslich unser weiteres Handeln und Verhalten bestimmt. Auch in diesem Zusammenhang wird also psychologisches Wissen nicht verhaltensrelevant, d. h. die Herrschaft der Vorurteile verdrängt gesicherte Erkenntnisse; auch das ist eine bedauernswerte psychologische Erkenntnis. Erst in der Krise werden „Hassvorurteile" abgebaut und wird Solidarität und „Nüchternheit" wieder möglich.

4. Hygieneverhalten

Auch in diesem Zusammenhang stellt sich immer wieder die Frage, was wissen nicht Menschen alles über hygienische Notwendigkeiten, vor allem auch im Hinblick auf den Zusammenhang von Hygiene, Sauberkeit und Gesundheit (vgl. S. 2 ff.). In der Bevölkerung verbindet man mit Hygiene- und Sauberkeitsdefiziten sowohl pathologische (erhöhtes allgemeines Infektionsrisiko, Hauterkrankungen, Darmkrankheiten, Pilzerkrankungen, Harnwegsinfektionen u. a.) wie psychologische Folgen (Beeinträchtigung der physischen und sozialen Attraktivität, soziale Distanzierung und Diskriminierung), Das Wissen des Klinikpersonals einschließlich der Ärzte ist zwar etwas differenzierter. Eine kritische Analyse führt aber doch zu zwei grundsätzlichen Befunden:

■ Das Meinungsbild ist nicht homogen, d. h. es gibt kein einheitliches, bei allen Menschen identisches Hygienewissen; dies gilt auch für das Personal von Kliniken.

■ Das vorhandene Hygienewissen, insbesondere in der Bevölkerung, ist begrenzt, nicht selten in hohem Maße defizitär und weitgehend allgemeiner, stereotyper Natur, d. h. konkretere Zusammenhänge und Verhaltensanleitungen zur notwendigen Überwindung der Hygienerisiken sind praktisch nicht vorhanden. Die Umsetzung von Wissen, soweit es denn überhaupt vorhanden ist, in alltägliches Hygieneverhalten ist damit nicht gewährleistet; es gilt vielfach der Satz: „Denn sie tun nicht, was sie wissen".

Gerade im Kontext mit dem Hygienewissen des Klinikpersonals – irgendwann war doch wohl Hygiene auch Ausbildungsfach, Gegenstand von Lehre und Lernen – stellt sich die Frage, in welchem Umfange und in welchen Situationen gelerntes Wissen zu einem Bestandteil des beruflichen Alltags wird. Das Problem beginnt dabei schon mit den noch vielfach defizitären Durchimpfungsraten des Klinik- und auch Praxispersonals in Bezug auf Hepatitis. Dem vorhandenen Wissensprofil steht vielfach also ein Verhaltensprofil – auch wenn wir jetzt nur einmal im Bereich des Klinikpersonals bleiben – gegenüber, das in keiner Weise deckungsgleich mit dem erlernten Wissen ist. Wenn man zum Beleg nur einmal die Untersuchungsbefunde von Pittet (2003; 2004; 2007) über die Qualität der praktizierten Händehygiene in den verschiedenen Abteilungen der Genfer Universitätskliniken herausgreift – und diese Befunde sind das Ergebnis einer anscheinend systematischen Verhaltensbeobachtung –, dann ergibt sich insgesamt ein letztlich bedenkliches Verhaltensprofil. Die durch eindeutig definierte und beobachtbare

Indikatoren festgelegten Sollwerte des Hygieneverhaltens wurden nämlich nur in sehr eingeschränktem Umfange erreicht; in den Internistischen Intensivstationen nur in 31% der Fälle und in den Chirurgischen Intensivstationen nur in 28% der Fälle.

Als spezifischer zusätzlicher Befund ist noch anzuführen – und dies sollte nachdenklich stimmen –, dass zwischen den verschiedenen Stationen der Klinik eine große Varianz der Befunde nachweisbar ist; bei Intensivstationen liegen die Extremwerte zwischen 5% und 81%. Eine solche Varianz zwingt zu einer weiterführenden Analyse der psychologischen wie organisatorischen Rahmenbedingungen.

Es ist eine schmerzliche und späte Erkenntnis der wissenschaftlichen Psychologie, dass erlerntes Wissen – die Aufklärung eines Menschen – keine hinreichende Bedingung für ein dem Wissen entsprechendes Verhalten ist. Praktische und theoretische Vernunft sind viel weiter auseinander, als sich dies die Aufklärungsgläubigen vorstellen können. Trotzdem ist natürlich Wissen eine notwendige Voraussetzung dafür, dass man sich unter bestimmten Bedingungen auch entsprechend diesem Wissen, also z.B. entsprechend den Erkenntnissen der Wissenschaft von der Hygiene, im Berufsalltag verhalten kann. Hygieneforschung ist deshalb schon die Basis für die Entwicklung von Hygienestandards und Hygieneverhalten. Die zentrale Frage ist nur: Was helfen uns die besten Erkenntnisse, wenn sie nur in Lehrbüchern, wissenschaftlichen Zeitschriften, oder auch unzugänglichen Denkschriften veröffentlicht sind, wenn uns dieses Wissen in Prüfungen abverlangt und vielleicht sogar mit sehr gut bewertet worden ist, wenn es dann nicht verständlich, immer aktualisiert an „Nichthygieniker" vermittelt und motivierend umgesetzt wird?

Die Umsetzung von Hygienewissen in Hygieneverhalten wird nun aber psychologisch zusätzlich behindert durch den Dissens der Wissenschaftler, dem „Lehrstuhlstreit" in der Hygiene. Die Wahrnehmung widersprüchlicher Informationen auf Seiten der Fachleute führt letztlich immer zu einem Autoritäts- und Glaubwürdigkeitsverlust der Hygiene. Die Durchsetzung von Erkenntnissen auch der Hygiene ist wesentlich von der Geschlossenheit der Argumentation der wissenschaftlichen Elite jenseits der verschiedenen Formen persönlicher Selbstinszenierung abhängig. Widersprüchliches demotiviert; es wird von den Medien genüsslich aufgegriffen und lässt in der Praxis „Hygieneparteien" entstehen, die dann ganz entsprechend den Erkenntnissen der Sozialpsychologie zuviel Energie in die eigene Positionserhaltung und zu wenig in die ganzheitliche Integration der Hygiene,in die Forschung und die Kommunikation ihrer Erkenntnisse an die Zielgruppen der „Hygienepraxis" investieren.

Lässt man einmal die kontroversen Diskussionen der Hygieniker außen vor, dann bleibt doch weiterhin die Beantwortung der Frage nach den Bedingungen der Umsetzung von Hygienewissen in Hygieneverhaltung offen. Es ist das zentrale Anliegen aller psychologischen Forschung, menschliches Verhalten zu beobachten, zu beschreiben, zu erklären, vorherzusagen und dann aufbauend auf den so gewonnenen Erkenntnissen auch Strategien der Verhaltensänderung (Interventionsstrategien) zu entwickeln.

2 Aktualität der hygienischen Risikofaktoren und Risikofelder

Es sollte keinen Zweifel darüber geben, dass es eine Vielzahl von Hygienerisiken gibt, die nicht nur in ihrer Entwicklung der intensiven Forschung und systematischen Beobachtung bedürfen, sondern auch der permanenten Kommunikation, Aktualisierung und auch Dramatisierung; dies nicht zuletzt auch deshalb, damit durch Sensibilisierung erste Voraussetzungen für ein problemspezifisches Hygieneverhalten erfüllt werden. Nur Dinge, denen ein immer neuer Aktualitätsgrad der Diskussion zukommt, denen man immer von neuem mit einem hohen Aufforderungs- und Gefühlswert begegnet und deren Vermittlung zentral unter dem Aspekt der persönlichen Bedeutsamkeit und Betroffenheit erfolgt, können überhaupt die notwendige Sensibilität für Fragen der Hygiene entstehen lassen.

Hinzu kommt, dass die aktuelle Hygienesituation wesentlich von der Zunahme einer Vielzahl hygienischer Risikofaktoren und Risikofelder und auch dem Wiederaufleben von Risiken bestimmt ist, die man schon zu beherrschen glaubte. Diese Tatsachen sind wissenschaftlich nicht mehr zu bestreiten, auch wenn sie im öffentlichen Bewusstsein kaum ihren Niederschlag finden oder gar Eingang in die alltägliche zwischenmenschliche Diskussion und das Arzt-Patienten-Gespräch gefunden haben. Erwähnenswert sind in diesem Zusammenhang (vgl. Rudolf-Schülke-Stiftung 1996; 2007):

2.1 Anstieg der Infektionskrankheiten

▌ Eine weltweit ansteigende, bedrohliche Entwicklung der Infektionskrankheiten (Tuberkulose, Atemwegsinfekte, Diarrhöe, Malaria, Hepatitis B, Aids, Masern, Diphtherie u. a.) aber auch das Auftreten immer neuer Erreger mit immer neuer Krankheitssymptomatik und qualitativ verändertem Krankheitsverlauf. Die Mortalitätsrate zeigt dabei einen deutlichen Anstieg.

2.2 Anstieg von Antibiotikaresistenzen

▌ Mit dem gravierenden Anstieg von Antibiotikaresistenzen verliert die herkömmliche Antibiotika-Therapie bei Infektionskrankheiten zunehmend – und dies auch bei Krankenhausinfektionen – an Wirksamkeit: Es gibt eine ansteigende therapeutische Hilflosigkeit gegenüber infektiösen Erkrankungen. Die

Anzahl multiresistenter Erreger (MRE) nimmt zu und – was noch schlimmer ist – die Therapiemöglichkeiten von Infektionskrankheiten werden durch Laien – nicht selten auch von Ärzten – massiv überschätzt.

2.3　Defizite in der Durchimpfungsrate

█　Generell ist ein Rückgang der Durchimpfungsrate sowohl bei Erwachsenen wie bei Kindern zu konstatieren. Dabei glauben aber gleichzeitig 80% der Bevölkerung, ausreichend gegen Infektionskrankheiten geschützt zu sein. In einer Untersuchung zum Durchimpfungsgrad und Impfverhalten bei Kindern (vgl. Steffens & Bergler 1996) haben weniger als ein Drittel der Mütter Schutz-impfungen sowie Sauberkeit und Hygiene zu den drei wesentlichen Maß-nahmen der Gesundheitsförderung und Prävention gezählt. Kritisch ist der Befund, dass weder in West- noch in Ostdeutschland die erforderliche Durch-impfungsrate erreicht wird (vgl. Rudolf-Schülke-Stiftung 1996, S. 54f.). „Der Anteil der vollständig und regelrecht Geimpften beträgt z. B. in Geburtsjahr 1992 im Westen maximal 80% (Polio) und minimal 47% (Pertussis) bzw. im Osten 69% (Masern) und 47% (Pertussis)". Der höchste Anteil der Impfskep-tiker findet sich mit 26% im Westen (Osten 10%). Nach einer aktuellen Er-hebung des Instituts für Demoskopie in Allensbach (2008) achten 53 Prozent der Erwachsenen in der Bundesrepublik nicht darauf, bestimmte Impfungen regelmäßig aufzufrischen; nur 22 Prozent lassen sich regelmäßig gegen Grippe impfen. Fast jeder zweite Deutsche weiß nicht genau, wie es eigentlich um sei-nen Impfschutz bestellt ist; nur Frauen sind hier etwas besser, wenn auch noch in keiner Weise hinreichend, informiert. Auf die Psychologie der Impfbarrie-ren wird an späterer Stelle näher einzugehen sein (vgl. S. 72 ff.).

2.4　Neu auftretende Infektionskrankheiten und Risikofelder

█　Das Auftreten neuer Infektionen und die Rahmenbedingungen ihrer Entste-hung und Entwicklung (Schülke-Stiftung 1996, S. 21) sind im Folgenden zu-sammen gefasst (Tabelle 4).

2.5　Demographischer Wandel und Hygienerisiken

█　Eine radikale Veränderung der Altersstruktur der Bevölkerung (Demographi-scher Wandel) und in deren Gefolge – bei zunehmend höheren Lebenserwar-tungen – ein erheblicher Anstieg der vielschichtig miteinander vernetzten und auch verschiedenartigen Hygienerisiken, die von den Betroffenen selbst, aber auch von Familienangehörigen in dieser Form weder wahrgenommen und diagnostiziert, noch unter dem Aspekt der vorsorgenden Verhinderung (Pro-phylaxe) aktiv bewältigt werden können. Das bei einem zunehmend größer

Tabelle 4. Bedingungen neu auftretender Infektionskrankheiten

Erkrankung	Faktoren, die Auftreten beeinflussen
▌ Argentinisches/Bolivianisches Hämorrhagisches Fieber	Veränderung im Ackerbau mit Begünstigung von Nagetieren
▌ Bovine spongiforme Enzephalopathie (BSE)	Verwertung von Scrapie-infizierten Schafen als Tiermehl für Rinderfütterung
▌ Dengue-Fieber	Transport, Reiseverkehr, Migration, Urbanisierung
▌ Viral bedingte, hämorrhagische Fieber	Import von Affen
▌ Hantavirus-bedingte Erkrankungen	Ökologische oder Umweltveränderungen mit zunehmendem Nagetierkontakt
▌ Hepatitis B	Transfusion, Organplantation, Drogenabusus,
▌ Hepatitis C	Nadelstichverletzung, Geschlechtsverkehr, vertikale Mutter-Kind-Übertragung
▌ AIDS	Migration in Städten, Reiseverkehr, Drogenabusus, nach Einführung Weiterverbreitung über Geschlechtsverkehr, vertikale Übertragung (siehe Hepatitis B und C)
▌ HTLV-bedingte Erkrankungen	Kontaminiertes Tätowierbesteck
▌ Influenza (pandemisch)	Möglicherweise Schweine- und Entenhaltung, Begünstigung des Austausches von Vogel- und Säugetier-Influenza-Viren
▌ Lassa-Fieber	Urbanisierung mit Begünstigung von Nagetieren Erhöhung der Exposition (in der Regel in Behausungen)
▌ Rift-Valley-Fieber	Dammbau, Landwirtschaft, Bewässerung, möglicherweise Änderung in der Virulenz oder Pathogenität der Viren
▌ Gelbfieber (in neuen Regionen)	Vektor-begünstigende Faktoren (Moskitos)
▌ Brasilianisches Purpura-Fieber (Hämophilus influenzae Biotyp aegyptius)	Möglicher neuer Stamm
▌ Cholera	Bei kürzlicher Epidemie in Südamerika vermutlich Einschleppung aus Asien über Schiffe - Begünstigung der Ausbreitung durch reduzierte/fehlende Trinkwasserchlorung; ein neuer Stamm (Typ 0139) aus Asien über Reisende weiter verbreitet (ähnlich der früheren Einführung der klassischen Cholera)
▌ Heliobacter-pylori-Erkrankung	Möglicherweise seit langem weit verbreitet, erst kürzlich entdeckt im Zusammenhang mit Magenulcera und möglicherweise anderen Gastrointestinalerkrankungen wie Magenkarzinom
▌ Hämolytisch-urämisches Syndrom (E.coli O157:H7 verotoxinbildend)	Lebensmittelherstellung, Massenlebensmittel, Fleischkontamination
▌ Legionella-bedingte Erkrankung/ Legionellose	Rückkühlwerke, Verdunstungskondensatoren, Hausinstallationssysteme, Bakterienwachstum in Biofilmen an Wandungen wasserführender Systeme und stagnierendem Wasser

Tabelle 4. (Fortgesetzt)

■ Lyme-Borreliose (Borrelia burgdorferi), Zeckenenzephalitis FSME	Wiederaufforstung von Gebüsch und Sträuchern unmittelbar um Häuser und andere Bedingungen, die Zecken-Vektoren und Rotwild begünstigen
■ Streptococcus, Gruppe A (inrasiv, nekrotisierend)	Unbekannt
■ Toxic Shock Syndrom (Staphylococcus aureus)	Ultra-absorbierende Tampons
■ Campylobacter-Enteritis in Großbritannien	Kontamination von Milch durch Vögel
■ Cryptosporidien und andere wasserübertragende Krankheitserreger	Verunreinigtes Oberflächenwasser, unzureichende Wasseraufbereitung
■ Resistente Malaria (in „neuen" Gebieten)	Reisen oder Migration
■ Schistosomiasis	Dammbau
■ Antibiotikaresistente Staphylokokken, Pneumokokken, Entereokokken, Pseudomonaden, Myobakterien etc.	Falscher, ungezielter, zu häufiger Einsatz von Antibiotika bei Mensch und Tier = Selektionsdruck = Resistenzbildung = Übertragung der Resistenzen innerhalb der Bakterienwelt
■ Salmonellen	Massentierhaltung, Futtermehl Änderung der Verzehrgewohnheiten

werdenden Anteil der Bevölkerung steigende Infektionsrisiko ergibt sich u. a. aus (vgl. Exner 1996a; 1996b; Bergler & Steffens 1996)

– altersbedingter Schwäche des Immunsystems
– zunehmender Häufigkeit von medizinischen Eingriffen ambulant und klinisch
– zunehmender Pflegebedürftigkeit und der damit vielfältigen Infektionsrisiken in Verbindung mit
  – der reduzierten Individualhygiene
  – dem Umgang mit Lebensmitteln: Vernachlässigung der Nahrungshygiene
  – der Nichtbeachtung von Hygieneregeln zur Kleidung und Wäsche
  – dem Umgang mit medizinisch-technischen Geräten
  – der Reinigung und Lüftung von Haus und Wohnung
  – der Immun- (Impfen) und Expositionsprophylaxe.

Vor allem die zunehmende Zahl von Menschen, die der häuslichen Pflege bedürfen, zwingt dazu, sich mit den objektiven Hygienerisiken dieses Personenkreises zu befassen; auch hier stellt sich die Frage, wie Menschen – Angehörige und Pflegepersonen – mit diesen Risiken umgehen und in welchem Umfange sie sich überhaupt dieser bewusst sind. Konkret ergeben sich in diesem Kontext die folgenden spezifischen Hygienerisiken (vgl. Bergler & Steffens 1996, S. 115 f.; Sonntag 1996):

▌ Höheres Gesundheitsrisiko bei reduzierter Individualhygiene:
- Verminderte Häufigkeit und Gründlichkeit der Ganzkörperreinigung
- Defizite der Zahn- und Mundpflege
- Vernachlässigung der Pflege von Haaren und Hautanhangsgebilden
- Reduzierung der Wäschewechselfrequenz
- Defizite der Wäschedesinfektion
- Fehlende Handtücher zum einmaligen Gebrauch

▌ Höheres Gesundheitsrisiko durch Vernachlässigung der Wohnungshygiene:
- Vernachlässigung der Raumhygiene, Raumbelüftung und Raumdesinfektion (Entwicklung von Milben, Schimmelpilzen)
- Nichtbeachtung der Voraussetzungen von Legionellenbildung in Duschköpfen (Aerosolbedingte Infektionen durch Legionellen)
- Hygienische Vernachlässigung der Risikobereiche Küche und Sanitäranlagen

▌ Höheres Gesundheitsrisiko bei Missachtung von allgemeinen Hygienerichtlinien in Verbindung mit:
- Bettlägerigkeitsbedingten Hautveränderungen
- Wundbehandlung
- Dekubitus-Prophylaxe und -Versorgung
- Katheteranwendung
- Wundbehandlung und Verbandswechsel
- krankheitsspezifischen Symptomen

▌ Höheres Gesundheitsrisiko durch Vernachlässigung der Nahrungshygiene:
- Lagerung von Nahrungsmitteln (Kühlschranktemperatur, Kühlschrankdesinfektion, Nährstoffverluste)
- Zubereitung von Nahrungsmitteln (Küchenhygiene, unzureichende Keimabtötung bei Wiedererwärmung)
- Zusammensetzung der Nahrung (Defizite an Ballast- und essentiellen Nährstoffen durch Konservenverwendung, langes Weichkochen, wiederholtes Aufwärmen)
- Defizite an Flüssigkeitszufuhr
- Fehlende Vielseitigkeit und Abwechslung

▌ Höheres Gesundheitsrisiko durch unzureichende Hygienekompetenz und unzureichendes Hygieneverhalten der pflegenden Personen
- Defizite des krankheitsspezifischen Hygienewissens
- Probleme der Schutzkleidung (Wechsel zwischen Patienten)
- Hände- und Gerätedesinfektion
- Übertragung von Krankheiten von Pflegenden auf Pflegebedürftige
- Probleme im Umgang mit Geräten, Arzneimitteln, Hilfsstoffen der Medizin und Desinfektionsmitteln

Auch in diesem Kontext ergeben sich deutliche Defizite des einschlägigen Hygienewissens und Hygieneverhaltens; man steht nicht selten hilflos vor den Folgen defizitären Hygieneverhaltens auf Basis eines nicht vorhandenen anwendungsorientierten praktikablen Hygienewissens. Gut gemeintes Versuch- und Irrtumverhalten vermag systematisches und nachweislich effektives Hygiene- und Präventionsverhalten nicht zu ersetzen.

2.6   Exkurs: Ernährungsrisiken und Ernährungsverhalten bei Home-care-Patienten

Art und Qualität des Ernährungsverhaltens ist einerseits das Ergebnis der eigenen Lernbiographie und zum anderen in den eigenen Möglichkeiten und Praktiken des Einkaufens, der Lagerung und der Zubereitung von Lebensmitteln mitbegründet. Für die verstärkte Bedeutung aller Fragen der Ernährungshygiene spricht zunächst der eindeutige Befund (vgl. Bergler & Steffens 1996), dass bei einem Vergleich mit dem Durchschnitt der westdeutschen Bevölkerung die pflegebedürftigen Menschen signifikant häufiger an Durchfallerkrankungen leiden (vgl. Tabelle 5).

Es sind im Vorausgegangenen schon die objektiven Ernährungsrisiken aus dem Blickwinkel der Hygiene dargestellt worden. Im Folgenden geht es zunächst um eine Beschreibung des Verhaltens und Erlebens von Home-care-Patienten in Verbindung mit ihrer Ernährung; dabei wird deutlich, dass alle angeführten Daten in Zusammenhang mit möglichen Risiken der Zubereitung, Lagerung, dem Wiederaufwärmen und der sozialen Situation des Essens stehen. An Befunden kann festgehalten werden:

(1) **Anlieferung von Essen**
Etwa ein Drittel der Home-care-Patienten bekommt entweder täglich, aber mindestens an einigen Tagen der Woche vom Roten Kreuz, der Arbeiterwohlfahrt, der Caritas oder anderen „Lieferanten" vorwiegend warmes, vereinzelt aber auch tiefgekühltes Essen ins Haus gebracht.

Tabelle 5. Häufigkeit von Durchfallerkrankungen (Angaben in Prozent)

	Home-care-Patienten n=200	Repräsentativer Bevölkerungsquerschnitt n=4000
▌ Innerhalb der letzten 4 Wochen	20,0	2,0
▌ Innerhalb des letzten Jahres	31,0	4,0
▌ Vor mehr als einem Jahr	18,0	1,0
▌ Keine Erinnerung an Durchfallerkrankung	31,0	93,0

Tabelle 6. Häufigkeit des Aufwärmens von Speiseresten (Angaben in Prozent)

	Gesamt n=200	Jüngere n=100	Ältere n=100
Kein Aufwärmen	32,5	29,0	36,0
Aufwärmen von Speiseresten	67,5	71,0	64,0
Davon: Aufwärmen am gleichen Tag	17,0	20,0	14,0
Aufwärmen vom Tag vorher	70,0	65,0	75,0
Aufwärmen von zwei und mehr Tagen vorher	13,5	16,0	11,0

(2) Zubereitung des Essens und Lebensmittel

Home-care-Patienten, die ihre Mahlzeiten daheim noch selbst zubereiten (33,3 Prozent), verwenden in circa 50 Prozent der Fälle tiefgekühlte Fertiggerichte und auch meistens mehrmals wöchentlich Dosengerichte. Bei Home-care-Patienten, die noch mit einem Partner zusammenwohnen bzw. die noch häufigen regelmäßigen Kontakt zu Familienmitgliedern haben (49,7 Prozent), werden Mahlzeiten öfter frisch zubereitet; auch gibt es in diesem Fall weniger Probleme mit verdorbenen Lebensmitteln.

Je mehr Home-care-Patienten auf „hauptamtliches" Pflegepersonal angewiesen sind und je weniger sie regelmäßigen Kontakt zu Familienangehörigen haben, desto seltener gelangen sie an frisch gekochte bzw. frisch zubereitete Speisen, das heißt, die Fragen der Lebensmittelhygiene bedürfen insgesamt einer verstärkten Beachtung. Dem Hygienestatus der angelieferten Speisen kommt damit eine wesentliche Bedeutung zu. Wesentlich ist, dass für den Großteil aller Patienten selbst zubereitete Speisen mit wesentlich mehr Appetit verzehrt werden und deshalb einen höheren physischen wie psychischen Stimulationswert besitzen. Die Freude am Essen möchte eigentlich der Großteil pflegebedürftiger älterer Menschen nicht verlieren; genau dies ist aber nicht selten der Fall.

Anzufügen ist noch, dass 20 Prozent der jüngeren, aber 43 Prozent der älteren Patienten meistens alleine essen; dies ist in keiner Weise stimulierend und lässt auch Appetit und Freude am Essen nur selten aufkommen.

(3) Das Aufwärmen von Speiseresten

Das Wiederaufwärmen von Speiseresten ist relativ weit verbreitet (vgl. Tabelle 6).

Speisereste werden nicht nur am selben Tag bzw. vom Vortag wieder aufgewärmt, sondern es gibt auch Speisereste, die man 2 bis 3 Tage im Kühlschrank aufbewahrt und dann erneut aufwärmt. Die für den Konservierungseffekt wesentlichen Kühlschranktemperaturen wurden von uns im Rahmen der Pilotstudie bei den meisten Befragten gemessen. Beim Großteil aller Patienten liegt die Temperatur des Kühlschranks bei über plus 5 Grad, d. h. man spart am „falschen Ende" (vgl. Tabelle 7). Bei Home-care-Patienten mit häufigeren Kontakten zur eigenen Familie ist die Kühlschranktemperatur durchschnittlich niedriger.

Tabelle 7. Kühlschranktemperatur (Angaben in Prozent)

	Gesamt n=60
▮ 5 bis 6 Grad	33,0
▮ 6 bi 8 Grad	20,0
▮ 8 bis 10 Grad	10,0
▮ 10 bis 13 Grad	14,0
▮ Über 14 Grad	3,0
▮ Keine Messung möglich	20,0

(4) Qualität der Lebensmittel

37 Prozent aller Home-Care-Patienten berichten von Problemen mit verdorbenen Lebensmitteln, insbesondere bei Milchprodukten, Brot und Obst. Handelt es sich bei diesen Problemen um Schimmelbildungen, dann veranlasst dies zwei Drittel der Patienten, das entsprechende Produkt wegzuwerfen; jeder Dritte bemüht sich aber, die verschimmelte Stelle abzunehmen. Unter dem Aspekt, dass Durchfall-erkrankungen bei älteren pflegebedürftigen Personen häufiger auftreten als beim Durchschnitt der Bevölkerung und infolge der aufgezeigten Risikofaktoren des Ernährungsverhaltens, bedürfen die Fragen der Lebensmittelhygiene eines ver-stärkt interdisziplinären Forschungsansatzes.

Jüngere Patienten – dies ist hier noch anzufügen – zeigen in Bezug auf die Qualität der Lebensmittel eine höhere Hygienesensibilität als ältere.

(5) Essensvorschriften

Unabhängig von der allgemein geringen Beachtung einer patienten- und altersge-mäßen Ernährung – hier gibt es nicht nur bei Patienten, sondern auch denjenigen, die den Patienten pflegen, erhebliche Wissensdefizite – gibt es 36,5 Prozent der Home-care-Patienten, denen bestimmte Einschränkungen bei der Wahl ihres Es-sens auferlegt sind (fettarm, salzarm, zuckerfrei, keinen Alkohol usw.). Von diesen Patienten geben dabei in der Untersuchung immerhin 55,0 Prozent zu, dass sie sich nicht hinreichend an die entsprechenden Vorschriften halten.

(6) Appetit

Nur Nahrung, die mit Appetit verzehrt wird, mit Geselligkeit verbunden ist und dabei den alters- und krankheitsspezifischen Anforderungen des Organismus ent-

Tabelle 8. Appetiterleben (Angaben in Prozent)

	Gesamt n=200	Jüngere n=100	Ältere n=100
▮ Ich habe oft keinen richtigen Appetit	49,0	52,0	46,0
▮ Ich habe guten Appetit	51,0	48,0	54,0

spricht, leistet einen wirklichen Beitrag zum körperlichen und seelischen Wohlbefinden.

Die Frage danach, ob man weitgehend mit Appetit sein Essen zu sich nehme, wird nur von der Hälfte der Home-care-Patienten bejaht. Unterschiede zwischen den verschiedenen Altersgruppen treten dabei nicht auf (vgl. Tabelle 8).

Wenn wir von der gesicherten Erkenntnis ausgehen (vgl. Bergler & Zipperling 1991), dass unser Ernährungsverhalten nicht nur der mehr oder weniger angemessenen Befriedigung physiologischer Grundbedürfnisse dient, sondern eigentlich als ein stimulierendes Element in unseren Lebensstil eingebaut sein müsste, dann ergeben sich für einen erheblichen Teil der Home-care-Patienten nicht nur ernährungshygienische, sondern auch sozialpsychologische Risikofaktoren. Eines steht fest: Für die gerade auch bei Patienten so dringend notwendige positive Stimulierung unseres Immunsystems ist das Erleben von gemeinsamem Genuss, Freude, Entspannung, Kommunikation, Zufriedenheit und Belohnung in einer in gleicher Weise ausgeglichenen wie frohen Stimmungslage unerlässlich.

2.7   „Wiederentdeckung" der häuslichen hygienischen Risiken

Der Begriff Hygiene – aber auch ein Großteil der Hygieneforschung – konzentrieren sich vielfach immer noch auf den Bereich des Krankenhauses; Hygiene im privaten häuslichen Bereich findet nur in sehr begrenztem Umfange Beachtung; dies übrigens im Gegensatz zu den Vereinigten Staaten (vgl. Exner et al. 2008). Eigentlich wird der Bereich der Haushalts-, der Wohnungs-, der Küchen- aber auch der persönlichen und der Wäschehygiene nur in sehr begrenztem Umfange zur Kenntnis oder gar ernst genommen; die Problemsensibilisierung steht in umgekehrtem Verhältnis zur Notwendigkeit ihrer Aktualisierung und Konkretisierung.

Wie dringlich die Beachtung des Risikofeldes Haushalt in seinen verschiedenen Facetten ist, ergibt sich aus dem aktuellen Erkenntnisstand, der an dieser Stelle nur stichwortartig Erwähnung finden kann.

∎ Das **MRSA-Problem** ist zwar in Deutschland aktuell noch weitgehend ein Problem der Krankenhäuser; im Gegensatz dazu gewinnen in den USA nun aber MRSA-Infektionen, die außerhalb von Kliniken erworben wurden, eine zunehmend kritischer werdende Größe (vgl. Klein 2007). Ein besonderes Infektionsrisiko besteht im häuslichen familiären Umfeld dann, wenn sich dort Menschen finden, die in ihrer beruflichen Rolle als Pflegepersonal in Kliniken MRSA positiv kontaminiert waren; in ihrem häuslichen Umfeld zeigten sich dabei auf den unterschiedlichsten Oberflächen (Bett, Bad, Lichtschalter, TV-Fernbedienung, Bettdecken usw.) ausgedehnte Kontaminationen (vgl. Exner et al. 2008).

∎ Krause et al. (2007) kommen in ihrer Analyse von 30.578 **Infektionsausbrüchen** zu dem Ergebnis, dass mehr als 50 Prozent davon im Haushalt entstanden sind; bei Salmonellen-Infektionen betrug dieser Anteil sogar 73 Prozent. „Diese Untersuchung zeigt, dass dem Übertragungsort Haushalt insbesondere

für fäkal-orale bzw. lebensmittelbedingte Infektionen ein bisher unterschätzter Stellenwert zuerkannt werden muss" (Exner et al. 2008, S. 13).

▮ Die **Wäschehygiene:** Hier war zunächst eigentlich psychologisch nur das Wäschewechselverhalten von Interesse. Die Risikogewichtung von Seiten der wissenschaftlichen Hygiene steht eigentlich, trotz der Kenntnis der Kontaminationsrisiken, immer noch weitgehend aus. Die wiederholte Untersuchung der Wäschewechselfrequenz hat sich seit 1976 nur wenig verändert. U. a. ergaben sich die folgenden Befunde

– Bettwäsche: 23 Prozent der Befragten wechseln nur alle vier Wochen bzw. auch noch seltener ihre Bettwäsche; 34 Prozent tun dies alle drei Wochen: Die sozialen Normen eines zweiwöchigen Wechsels werden damit von 57 Prozent der Frauen noch nicht erreicht. Ein Wechsel der Bettwäsche alle zwei Wochen liegt nur in 36 Prozent der Fälle vor und nur 7 Prozent wechseln wöchentlich.

– Frottierhandtücher: Hier wechseln 38 Prozent der Befragten ihre Frottierhandtücher einmal in der Woche, 34 Prozent tun dies alle drei und 20 Prozent alle zwei Tage.

Für den hygienisch interessierten Laien scheinen diese Werte eigentlich noch sehr unbefriedigend zu sein. Eine Konkretisierung der damit verbundenen Hygienerisiken erfährt die Diskussion durch die Veränderung der Waschtemperaturen. Eindeutig werden heute Waschtemperaturen unter 35 °C präferiert; dies erscheint ökologisch sinnvoll, hygienisch aber wohl nicht unproblematisch (vgl. Exner et al. 2008) und weiterer gezielter Forschungen bedürftig. Psychologisch hemmend für eine öffentliche Diskussion wirkt sich in diesem Kontext allerdings der Tatbestand aus, dass nur etwa die Hälfte der Frauen ein gewisses Interesse an Fragen der Haushaltshygiene äußert. Gegenüber der Notwendigkeit von desinfizierenden Maßnahmen im Haushalt, vor allem aber auch in Küche und Kühlschrank, ist die vorhandene Sensibilität eher noch geringer. Hier müssen die Risikofaktoren noch wesentlich stärker subjektive Bedeutsamkeit erlangen, d. h. man muss selbst bzw. die eigene soziale Umgebung von Infektionsausbrüchen betroffen sein.

▮ Die **Küchenhygiene:** Borneff (1989, S. 405) hat wohl erstmals im Küchenbereich experimentelle Untersuchungen durchgeführt, und dies ausgehend von der Erkenntnis, dass Defizite in der Haushaltshygiene in „zunehmendem Maße zu Gesundheitsstörungen (bes. Enteritis infectiosa) führen. Eine wesentliche Ursache ist die Unkenntnis über das Verhalten von Mikroorganismen in der Außenwelt und ihre Verbreitungswege". Von wesentlicher Bedeutung ist in diesem Kontext, dass die Persistenz von Bakterien und Viren auf Oberflächen wesentlich unterschätzt wird und es so zu einer Fehleinschätzung des tatsächlich vorhandenen Risikos kommt (vgl. dazu auch Kramer et al. 2006). Borneff (1998, S. 405) kommt aufgrund seiner Untersuchungen zu dem Schluss, dass „der Einsatz von Haushaltsreinigern mit keimschädigenden Eigenschaften auch in der Hand der Hausfrau die Ausbreitung unerwünschter Mikroorganismen in den Küchen deutlich einzuschränken vermag. In modernen Küchen – auch in Kühlschränken – ist optisch wahrnehmbare Sauberkeit

kein hinreichendes Kriterium dafür, dass damit auch die zunehmenden hygienischen Risikofaktoren beseitigt wären.

▌ Die **Raumhygiene**: Die neuen wissenschaftlichen Erkenntnisse über „Allergische Erkrankungen im Innenraum" (Schata 1995) führen letztlich in ihrer präventiven Anwendung auf tradierte, wohl aber zunehmend vernachlässigte „einfache" Verhaltensweisen der Sauberkeit, Lüftung und Heizung zurück. Schata (1995) hat in seiner Arbeit auf das zunehmende Gesundheitsrisiko durch Allergien und mikrobielle Belastungen in Innenräumen hingewiesen. Infektionsgefährdet sind vor allem Kinder und Menschen, die in ihrer Immunabwehr geschwächt sind.

Mikrobielle und allergene Belastungen im Innenraum sind in erheblichem Maße abhängig von den raumklimatischen Bedingungen, der Lüftungssituation und der Gestaltung und Nutzung des Innenraumes. Im Zuge der energiesparenden Maßnahmen Anfang der 70 er Jahre sind in der Gebäudetechnik große Anstrengungen unternommen worden im Hinblick auf eine verbesserte Gebäudeisolierung. Neben der gewünschten Energieeinsparung hat dies aber auch zu einer verminderten Luftwechselrate im Innenraum geführt. Während aus gesundheitlichen und Befindlichkeitsgründen eine Luftwechselrate von 1-1,5 empfehlenswert wäre (d. h. die gesamte Raumluft wird innerhalb einer Stunde gegen die Außenluft ausgetauscht), weisen Häuser und Wohnungen mit Doppelverglasungen etc. meist eine Luftwechselrate von 0,3-0,5 auf.

Dies beeinflusst sowohl die Luftfeuchtigkeit im Innenraum und damit auch den in textilen Materialien gespeicherten Anteil, als auch die Schadstoffanreicherung in der Innenraumluft" (Schata, 1995, S. 201).

In zunehmendem Maße hat sich die wissenschaftliche Hygiene in diesem Kontext mit dem Problem von Schimmelpilzen und Milben beschäftigt. Milben bedürfen „zu ihrer Vermehrung und Allergenproduktion bestimmter ökologischer Voraussetzungen. Neben der Sicherstellung der Nahrung (menschliche Hautschuppen, Schimmelpilze etc.) stellen Umgebungsfeuchtigkeit und Temperatur die wichtigsten Faktoren dar. Die optimalen Klimabedingungen für die meisten Milbenarten liegen bei einer mittleren relativen Feuchtigkeit von 60 Prozent und einer Temperatur von 25 °C. Das Hauptreservoir der Milben sind Matratzen und textile Polstermöbel; über 80 Prozent des gesamten Milbenaufkommens in Wohnungen sind hier anzutreffen. Teppich und Teppichböden sind meistens nur sekundär kontaminiert" (Schata 1995, S. 204).

Eine Prävention oder auch Sanierung beim Vorliegen dieser Hygienerisiken ist ohne größere Schwierigkeiten möglich: Eine sorgfältige Wäschehygiene (wöchentlicher Wechsel der Bettwäsche), Sauberkeit von Böden mit Teppichen sowie eine hinreichende Lüftung und raumklimatische Regulierung lösen das Problem. Wieweit diesen Grundanforderungen an die Raum- und Wäschehygiene heute in Haushaltungen hinreichend Rechnung getragen wird, muss nach den vorliegenden Untersuchungsergebnissen erheblich in Zweifel gezogen werden.

2.8   Globalisierung der Infektionserreger

In diesem Kontext geht es um zunehmende Globalisierung – auch durch Flücht-
lingsbewegungen und Kriege – der sich gleichzeitig permanent genetisch weiter-
entwickelnden Infektionserreger. Präventives Denken und Handeln beginnt heute
mit dem Wissen darüber, dass Menschen tausende Kilometer von uns entfernt
unsere „Nachbarn" sind. Das Vertrauen in eine Quasi-Immunität gegenüber Hygienerisiken der Welt jenseits westlicher Zivilisation fördert zwar Verdrängungs-
leistungen, vermag aber die erforderliche sensible und systematische Risikosensi-
bilität nicht zu stimulieren.

2.9   Zweifel an der Effektivität von Hygienemaßnahmen

Zu diagnostizieren ist auch eine zunehmende Verhaltensgleichgültigkeit (z. B. im
Bereich des Sexualverhaltens) bei gleichzeitig abnehmendem Vertrauen – Glaubwürdigkeit – in die entscheidende Wirksamkeit regelmäßig praktizierter, alltäglicher, persönlicher Hygienemaßnahmen (z. B. Händewaschen bzw. Händedesinfektion, Umgang und Aufbewahrung von Lebensmitteln, Raumhygiene), aber
auch spezifischer Hygiene- und Präventionsmaßnahmen (z. B. Grippeschutzimp-
fungen, Auffrischung des allgemeinen Impfstatus, Vorsorgeuntersuchungen). Es
gibt noch kein hinreichendes Bewusstsein in der Bevölkerung – aber auch bei
Ärzten –, dass der Großteil aller aktuellen Infektionen durch persönliche Verhaltensmaßnahmen verhütet und kontrolliert werden kann. Gegenüber systematisch
angewandtem Hygieneverhalten gibt es keine resistenten Keime und dabei gilt:
Hygiene muss immer auch Psychohygiene, d. h. aber Erlebnisbestandteil des persönlichen Wohlbefindens und damit Stimulans unseres Immunsystems sein.

2.10   Diskrepanzen zwischen Hygieneforschung und Hygienepraxis

Mit den Fortschritten der wissenschaftlichen Hygiene hält ihre Umsetzung in an-
wendungsorientiertes Hygieneverhalten praktisch nicht Schritt, d. h. – und dies
gilt nicht nur für die Hygiene als Wissenschaft – die Diskrepanz zwischen dem,
was Stand der wissenschaftlichen Erkenntnis ist und dem, was die Praktiker der
Hygiene bzw. die Laien tatsächlich wissen und dann auch unter Alltagsbedingun-
gen umsetzen, nimmt zu. Es ist ein besonderes menschliches Problem, dass wir
uns als einzelne Nichtwissen so schwer eingestehen können und dann lieber zur
Auffüllung unserer Leerräume des Nichtwissens gängige und medial gehandelte
Vorurteile benutzen. Wir müssen dringend insgesamt mehr Sensibilität für die
vielen Räume unseres Nichtwissens entwickeln.

2.11   Komplexität der Hygienerisiken

Mit zunehmender Komplexität und Verschiedenartigkeit von miteinander vernetzten Hygienerisiken, insbesondere durch die Apparatemedizin, erhöht sich der
Schwierigkeitsgrad und damit auch der Aufwand für deren Prävention und Therapie. Erst das Wissen um solche Zusammenhänge und die exemplarische Analyse
von Risikofällen lassen Nachdenklichkeit als Basis wünschenswerten Umdenkens
entstehen.

2.12   Defizite des Hygieneverhaltens als Kostenfaktor

Mit steigendem Hygienestandard einer Klinik, also mit einem Rückgang der
nosokomialen Infektionen, sinkt die durchschnittliche Verweildauer in einem
Krankenhaus. Treten aber Infektionen auf, dann kommt es, je nach Infektionsart
(primäre Sepsis; Wundinfektionen; Harnwegsinfektionen u. a.) zu einem signifikanten Anstieg der zusätzlichen Verweildauer; sie schwankt je nach Infektionsart nach Gastmeier & Rüden (2003) zwischen 1 und 7,5 Tagen. Jedermann kann
sich ausrechnen, welche Kosten hier zusätzlich entstehen und wie stark Kliniken
aufgrund des bestehenden Abrechnungsmodus mit den Krankenkassen durch hy-
gienisches Fehlverhalten von Mitarbeitern belastet werden; letztlich hat dies dann
wieder Rückwirkungen auf den einzelnen Mitarbeiter und seinen Arbeitsplatz.
Ein hoher Leistungsstandard im Arbeitsfeld der Hygiene ist immer ein erheblicher Beitrag zum betriebswirtschaftlichen Erfolg eines Krankenhauses (vgl. dazu
auch Rüden und Schumacher 1995). Die Minimierung von Krankenhausinfektionen ist also auch eine Investition in den Erhalt bzw. auch die Schaffung neuer
Arbeitsplätze. Die persönliche Erlebbarkeit solcher Zusammenhänge macht Hygieneverhalten persönlich bedeutsam und steigert damit auch die Sensibilität für
den Standard des eigenen Hygieneverhaltens. Menschen entdecken zunehmend
die Bedeutung der gesamtwirtschaftlichen Situation ihres Unternehmens für den
eigenen Arbeitsplatz.

2.13   Zusammenfassung und Schlussfolgerungen

In einer Vielzahl hier nur exemplarisch angeführter Untersuchungen konnte in
Verbindung mit den wissenschaftlichen Erkenntnissen der Hygiene ein Mehrfa-
ches gezeigt werden:

▌ Die Zunahme der Hygienerisiken gilt auch für den alltäglichen persönlichen
   Lebensbereich, ohne dass damit aber eine entsprechende Verwendung des
   Hygienewissens oder auch Verbreitung und Intensivierung des persönlichen

Hygieneverhaltens verbunden ist, das heißt: Es kommt zu einer Zunahme der Hygienerisiken bei gleichzeitiger Stagnation des Hygienewissens und einem vielfach defizitären Hygieneverhalten, insbesondere in Verbindung mit den neuen Risikofeldern.

▮ Es gibt mehr objektive Hygienerisiken, als dem Großteil der Bevölkerung bekannt sind.

▮ Für den Umgang mit bekannten objektiven Hygienerisiken existieren gleichsam als Verhaltensvorschriften Sollwerte für das notwendige Hygieneverhalten. Diese sind weitgehend bekannt, werden aber nur bei etwa der Hälfte der Bevölkerung wirklich in entsprechendes Hygieneverhalten umgesetzt.

▮ Auf Basis dieser mehrfachen Defizite des Wissens und Verhaltens fordern alle Fachgesellschaften und ärztlichen Berufsverbände für das Gebiet der Infektionskrankheiten (vgl. Rudolf-Schülke-Stiftung 1996; 2007) nachdrücklich eine verstärkte Aufklärung der Bevölkerung über Hygienerisiken und wirksame Präventionsmöglichkeiten. Die Vermittlung von mehr Wissen ist nun sicherlich eine notwendige, bedauerlicherweise aber keine hinreichende Bedingung dafür, ob das vermittelte Wissen einschließlich der geforderten Präventionsnotwendigkeiten überhaupt wahrgenommen, gespeichert und dann auch in alltägliches Hygieneverhalten umgesetzt wird. Die wünschenswerte Verhaltensänderung und Verhaltensbeeinflussung ist nur dann möglich, wenn man die psychologischen Hygienebarrieren und dann aber auch die Ursachen des Hygiene- und Präventionsverhaltens kennt.

3 Psychologie der Risikowahrnehmung und Risikoverarbeitung

In dem Wahrnehmen, Erleben und Bewerten wie aber auch der Art und Weise des Umganges mit Risiken wird die Widersprüchlichkeit des Menschen, die vielfache Irrationalität seines Meinens, Entscheidens und Verhaltens besonders offenkundig; es wird deutlich, dass Psychologie mit Logik nur sehr begrenzt etwas zu tun hat und dass subjektive Plausibilität diagnostische Validität selbst bei solchen Menschen ersetzt, denen eigentlich durch die Art ihrer Ausbildung die Grenzen ihres Wissens immer überdeutlich vor Augen stehen müssten. Genau das Gegenteil scheint der Fall zu sein. Mit steigender Zahl von Akademikern wächst auch das Risiko, dass man mit der zweifellos vorhandenen jeweils spezifischen Fachkompetenz und damit auch Fachautorität die Grenzen der persönlichen Wissenskompetenz überschreitet und dann scheinbar begründete Aussagen macht oder Urteile über Sachverhalte fällt, in denen man selbstkritisch gesehen eigentlich Laie ist.

Risikofaktoren sind für Menschen keine objektiven, sondern wesentlich psychologische Größen. Objektiv definierbare Risikofaktoren werden nämlich erst nach ihrer psychologischen Transformation zum Gegenstand menschlicher Entscheidungsprozesse und menschlichen Verhaltens. Erst ein Reiz, der als Risiko wahrgenommen wird, gewinnt Einfluss auf das Verhalten. Nicht objektive, sondern subjektive Wahrscheinlichkeiten, zum Beispiel in Bezug auf ein persönliches Erkrankungsrisiko, machen ein gegebenes Risiko erst zu einem persönlichen Risiko. Wenn subjektiv als gefährlich eingestufte Krankheiten wie Cholera, Diphtherie, Gelbfieber, Hepatitis, Malaria, Kinderlähmung, Pocken, Tollwut, Tuberkulose, Typhus und Tetanus mit einem geringen subjektiven Erkrankungsrisiko in Verbindung gebracht werden, dann erklärt dies, warum in zunehmendem Maße Prophylaxe vernachlässigt wird (Bergler 1985; 1995).

Risikowahrnehmung, Risikobewertung und Risikoverhalten sind vielfältiger, widersprüchlicher und irrationaler als die nur scheinbare Objektivität der veröffentlichten Meinung. Die veröffentlichte Meinung als Quasi-Objektivität entwickelt sich allerdings zu einem Risikofaktor unserer Gesellschaft mit erheblichem Gewicht.

Die vielfältige Irrationalität menschlicher Risikowahrnehmung wird allein schon aus den Untersuchungen der systematischen Verzerrungen bei der Beurteilung von Risiken mehr als deutlich; sie führten zu den folgenden generalisierbaren Erkenntnissen:

▮ Risiken verbunden mit unregelmäßigen Katastrophen (z. B. Flugzeugabsturz) und ungewollten Ereignissen werden überschätzt.

▮ Vertraute (z. B. Salmonellen-Infektionen) und absichtlich herbeigeführte Risiken (z. B. Genussverhalten, Hygienedefizite) werden unterschätzt.

▮ Risiken außerhalb der eigenen Verantwortlichkeit werden über-, solche innerhalb der eigenen Verantwortlichkeit unterschätzt: Die Ursache der Bedrohung wird external und nur in Ausnahmefällen internal attribuiert.

▮ Risiken, die dem Einzelnen selten begegnen, werden überschätzt (z. B. Todesfall durch Schlangenbiss).

▮ Risiken, die häufiger vorkommen, werden unterschätzt (z. B. Herzinfarkt durch Übergewicht und Bewegungsmangel).

▮ Die eigenen Fähigkeiten, Risiken abzuwenden, werden überschätzt (z. B. angenommene persönliche Immunität gegenüber bestimmten Krankheiten).

▮ Die eigenen Fähigkeiten, Risiken zu kontrollieren, werden überschätzt (z. B. beim Autofahren).

▮ Alle subjektiv unbekannten und subjektiv unkontrollierbaren Risiken werden überschätzt (z. B. Kernkraftwerke, Giftmülldeponien u. a.).

Risiko betrifft den Menschen in einer Welt unbegreifbarer statistischer Wahrscheinlichkeiten und wechselseitiger Abhängigkeiten. Diese Komplexität der Zusammenhänge in Verbindung mit der Naivität des Laien begründen die Schwierigkeiten, mit Risikofaktoren „vernünftig" umzugehen. Eine Wohlstandsgesellschaft in ihrer Orientierungslosigkeit, ihren Systemen der Überversicherung und Überbehütung entwickelt zunehmend Ängste, Erlebnisse der Hilflosigkeit, Resignation, Demotivation, Systeme der Rückdelegation der Verantwortung. Risikobewältigung ohne Selbstverantwortlichkeit ist aber nicht möglich. Mit dem Anstieg von Ängsten und Befürchtungen steigt die Nachfrage nach Ideologien und Diktatoren: Die Möglichkeit einer praktischen Problemlösung wird unwahrscheinlicher.

Der psychologische Umgang mit gesundheitlichen hygienischen Risikofaktoren ist nun nicht unwesentlich mitbestimmt von einigen emotional aufgeladenen „Meinungen" und auch Überzeugungen, die auch von modifizierendem Einfluss auf die subjektive Verarbeitung von vermeintlichen bzw. bekannten Hygienerisiken sind; erwähnt seien nur die folgenden Aspekte:

▮ Der Prestigewert, das Ansehen (Image) der Hygiene in Kliniken aber auch in der Öffentlichkeit ist vielfach umgekehrt proportional zu ihrer Notwendigkeit. Therapie als wahrnehmbare und auch individuell erlebbare Veränderung macht Erfolg offensichtlich; Hygiene und Psychohygiene als individuelle wie institutionelle Strategie zur Verhinderung von Krankheiten und der Erhaltung eines positiven Gesundheitsstatus und menschlicher Lebensqualität macht keine Schlagzeilen. Dazu braucht man dann schon Seuchen und die wiederum führen dann nicht selten zu irrationalen Reaktionen: BSE ist ein prototypisches Beispiel dafür: Hier gab es nicht nur hysteroide Verhaltensweisen der Laien sondern auch plötzliche Freizügigkeit bei der Bewilligung von Forschungsgeldern.

▪ Hygienerisiken – auch wenn man um sie weiß –sind vielfach sinnlich nicht wahrnehmbar und erlebbar. Auch dazu bedarf es der Infektionen und dem Auftreten von Todesfällen. Hygienerisiken beginnen nun aber immer dort, wo sie sinnlich noch nicht wahrnehmbar sind. Eine Demonstration im Sinne von vorher – nachher ist nur den Wissenschaftlern möglich. Man hat auch dann, wenn man den Regeln der Hygiene folgt, keine unmittelbaren Erfolgserlebnisse, mit denen man sich selbst belohnen kann oder aber auch und zusätzlich von anderen belohnt wird.

▪ Prophylaktische Maßnahmen sind erlebnismäßig immer mit psychologischen wie ökonomischen Kosten ohne direkt und unmittelbar eintretende, merkbare Effekte – „Lustgewinn" – verbunden; bei Genussmitteln ist dies umgekehrt. Konsumverzicht in Erwartung einer im späteren Lebensablauf theoretisch möglichen Leberzirrhose ist für viele kein „lustvoller" Ersatz für schädliche, aber erlebnismäßig erwünschte und in ihrem „Erfolg" unmittelbar erlebbare Genussgifte. Die Einführung und Durchführung prophylaktischer Maßnahmen ist psychologisch primär verbunden mit bestimmten „Kosten" – Belastungen – wie z. B. Investitionen, persönlichen Verzichtleistungen, Selbstkontrolle u. a.

Eine Optimierung des Hygieneverhaltens im weitesten Sinne ist nur möglich, wenn wir zunächst die Frage beantworten, was hindert uns eigentlich, Lebensqualität und Wohlbefinden wesentlich in einem präventiven Lebensstil begründet zu sehen. Erst die Kenntnis der verschiedenen „Hygienebarrieren" (vgl. Bergler 1991) in ihrer jeweils spezifischen psychologischen Mechanik macht es möglich, die Frage zu beantworten: Unter welchen Bedingungen lässt sich die Umsetzung von Erkenntnissen der Hygiene in alltägliches Hygiene- und damit Gesundheitsverhalten etablieren und optimieren, und dies alles bei einem hohen Komplexitätsgrad wechselseitiger Abhängigkeiten und den gleichzeitigen Integrationsnotwendigkeiten in die Ganzheit eines präventiven Lebensstils im allgemeinen wie auch in die Ganzheit beruflicher Tätigkeitsmerkmale und Arbeitsstile?

Die im Folgenden darzustellenden „Hygienebarrieren" repräsentieren immer spezifische Formen der psychologischen Risikowahrnehmung und Risikoverarbeitung; solche Strategien können dabei individuell bei unterschiedlichen Risikofeldern zur Anwendung kommen.

3.1 Persönlichkeitsfaktoren und Einstellungen (Persönlichkeitsfaktor Hygienesensibilität)

▪ Einstellungen zu Folgen von Hygienedefiziten

Der gegenwärtige Erkenntnisstand macht deutlich, dass die weitgehend bekannten allgemeinen gesundheitlichen Risikofaktoren (Körper-, Zahnhygiene, Vorsorgeuntersuchungen, Impfen, Körpertraining, Ernährungsverhalten, Tabak- und Alkoholkonsum) von unterschiedlichen Menschen mit qualitativ unterschiedlichen Strategien verdrängt, relativiert, minimiert oder – im positiven Falle – auch

aktiv bewältigt und damit vermieden werden können. Erleben und Umgang mit diesen Risikofaktoren sind von ganz bestimmten biographisch entwickelten Einstellungs- und Bewertungsmustern bestimmt. Von ihrer Qualität hängt es ab, ob es sich dabei um Barrieren oder auch „Motivatoren" des Hygiene- und Gesundheitsverhaltens handelt. Unsere Untersuchung auf Basis einer demographisch repräsentativen Stichprobe von 208 Männern und 208 Frauen hat zunächst einmal gezeigt, dass Menschen in ihrer Beurteilung der Folgeerscheinungen mangelnder persönlicher Hygiene völlig unterschiedlicher Meinung sind; sie lassen sich auf zwei faktorenanalytisch gefundenen, qualitativ völlig unterschiedlichen Erlebnisdimensionen positionieren. Dimension I: Krankheitsauslösung durch mangelnde Hygiene und Dimension II: Krankheitsauslösung durch übertriebene Sauberkeit und Anwendung chemischer Hygieneprodukte.

Aus der unterschiedlichen Positionierung der Befragten ergeben sich mit Hilfe der Clusteranalyse qualitativ vier unterschiedliche Typen der Hygienesensibilität. (Anmerkungen zu den angewandten statistischen Anwendungsmethoden s. Anhang S. 155).
Diese lassen sich auf Basis der Einzelbefunde (Tabelle 9) wie folgt beschreiben:

▌ *Typ I (25%):* Hohe allgemeine Hygienesensibilität: Hohe subjektive Eintretenswahrscheinlichkeiten von Hygienerisiken bei Hygienedefiziten, aber auch Hygieneübertreibung

▌ *Typ II (37%):* Geringe allgemeine Hygienesensibilität: Kein Erleben von Hygienerisiken und Hygienedefiziten

▌ *Typ III (22%):* Geringe Sensibilität für allgemeine Hygienerisiken bei subjektiv hohen Eintretenswahrscheinlichkeiten von Gesundheitsschäden durch übertriebene Hygiene und die Anwendung von Hygieneprodukten

▌ *Typ IV (16%):* Hohe spezifische Hygienesensibilität bei hohem Vertrauen in die Problemlösekompetenz von Hygieneprodukten und Hygieneverfahren

Zur Konkretisierung der Einstellungen, aus denen sich der typologische Gesamtbefund zusammensetzt, finden sich in Tabelle 9 die qualitativen Einzelaussagen –Items – und deren typenspezifische Ausprägungsgrade.

Generell ergibt sich aus diesen Untersuchungsbefunden, dass eine ausgeprägte positive allgemeine Hygienesensibilität nur bei Typ I und Typ IV nachgewiesen werden kann; diese beiden Typen machen aber nur 41 Prozent der Bevölkerung in Deutschland aus. Bei 59 Prozent der Bevölkerung liegt also keine hinreichende Hygienesensibilität vor, d. h. es existieren Einstellungs- und Bewertungsmuster, die letztlich verhindern, dass überhaupt ein Informationsinteresse an Fragen der Hygienerisiken vorhanden ist: Angebotene mediale und personale Informationen – Wissen – wird letztlich nicht angenommen; damit sind aber die psychologischen Voraussetzungen für die Akzeptanz von Hygienenormen und damit die Voraussetzungen für ein notwendiges Hygieneverhalten auf Basis eines allgemeinen Hygienewissens nicht gegeben.

Auch bei weiteren gesundheitlichen Risikofaktoren konnte nachgewiesen werden, welche Einstellungs- und Bewertungsmuster von welchem Anteil der Bevölkerung in welchem Umfange als „Hygienebarrieren" wirksam werden.

Tabelle 9.   Unterschiedliche Typen der Hygienesensibilität

Folgen mangelnder Hygiene Mittelwertvergleiche 1=rechne überhaupt nicht damit 7=rechne sicher damit, erwarte ich	Typ 1 n=101	Typ 2 n=153	Typ 3 n=91	Typ 4 n=67	sig.	eta²
∎ dass mich durch ungenügende Sauberkeit Bakterien und Pilze schädigen	5,5	3,3	2,0	5,7	0,00	0,45
∎ dass ich durch Unsauberkeit Infektionskrankheiten fördere	5,9	3,5	2,0	6,0	0,00	0,58
∎ dass ich durch ungenügende Zahnpflege Karies bekomme	6,3	4,4	4,0	5,9	0,00	0,22
∎ dass sich, wenn es mir in meiner Küche an Sauberkeit fehlt, leicht Salmonellen bilden und ich Durchfallerkrankungen bekommen kann	6,1	3,4	2,2	5,9	0,00	0,56
∎ dass, wenn ich nicht auf Sauberkeit und Hygiene achte, ich mich leicht mit Krankheiten anstecken kann	6,0	3,7	2,6	6,2	0,00	0,51
∎ dass ich im Schwimmbad ohne Badesandalen leicht Fußpilz bekomme	5,6	4,0	4,0	5,8	0,00	0,17
∎ dass ich von den vielen chemischen Hygieneprodukten kränker werde als durch den Schmutz	5,5	3,4	5,4	2,2	0,00	0,46
∎ dass ich durch ungenügende Sauberkeit Ungeziefer in meine Wohnung locke	5,9	3,7	3,4	6,1	0,00	0,33
∎ dass ich Allergien am ehesten durch die Umweltverschmutzung bekomme	5,9	4,1	5,5	5,1	0,00	0,19
∎ dass ich, wenn ich mir selten die Haare wasche, Kopfläuse bekomme	4,0	2,9	1,9	5,1	0,00	0,24
∎ dass ich mich beim Sex mit einem neuen Partner ohne Kondom mit AIDS anstecken kann	6,2	4,0	4,4	5,6	0,00	0,19
∎ dass ich durch Hausstaub oder Bettmilben Allergien bekomme	5,6	3,4	3,3	5,1	0,00	0,24
∎ dass Schimmel an feuchten Wänden meine Lungen angreift	6,2	3,4	3,8	5,0	0,00	0,27
∎ dass sich durch ungenügendes Lüften der Wohnung Milben in meinen Teppichböden einnisten	6,0	3,7	3,1	5,6	0,00	0,34
∎ dass ich durch übertriebene Sauberkeit und zu häufiges Waschen Hauterkrankungen bekomme	5,4	3,0	4,3	2,3	0,00	0,33
∎ dass, wenn mein Kühlschrank immer zu warm ist, die Speisen darin verderben und mich krank machen	5,8	3,6	3,7	5,6	0,00	0,24
∎ dass ich durch das wiederholte Aufwärmen von Essen krank werde	4,6	3,1	3,1	4,0	0,00	0,11

∎ Einstellungen zu Impfnotwendigkeiten und Impfbarrieren

Die Untersuchung fördert hier zwei Einstellungstypen zu Tage, und dies auf Basis ihrer Positionierung auf den das Meinungsbild bestimmenden fünf Dimensionen.

I: Erlebte Impfnotwendigkeit und Wirksamkeitserwartungen;
II: Erwartete Nebenwirkungen;
III: Unentschlossenheit: Angst vor dem Impfen;
IV: Fehlende Impfnotwendigkeit in Mitteleuropa;
V: Intention für Auffrischungsimpfungen.

Die Kurzbeschreibung der beiden Typen erbringt folgendes Ergebnis:

∎ *Typ I (51%)*: Rationale Einsicht und Begründung, aber auch Verhaltensumsetzung der Impfnotwendigkeiten: Eindeutige Impfmotivation
∎ *Typ II (49%)*: Keine Einsicht in die Impfnotwendigkeiten bei fehlendem Vertrauen in eine hinreichende Impfwirkung ohne Nebenwirkungen: Gleichgültigkeit, Desinteresse und Unsicherheit

Bei 49 Prozent der Befragten liegt demnach eine nicht unwesentliche „Hygienebarriere" in Form der angeführten Einstellungsmuster vor.

∎ Einstellungen zu Krebsvorsorgeuntersuchungen

Auch in diesem Risikofeld haben sich Einstellungsmuster gefunden, die bei vielen zur Ausprägung von Verhaltensbarrieren führen. Ablehnende Einstellungen als Immunisierung gegenüber präventiven Möglichkeiten und Notwendigkeiten. Die Auseinandersetzung mit dem Risikofaktor „Krebs" ist in hohem Maße emotional aufgeladen; dies ist aber psychologisch gleichbedeutend mit einem hohen Verfestigungsgrad der vorhandenen Einstellungsmuster, d.h. aber, eine notwendige Einstellungsänderung ist nur schwierig und nur sehr allmählich möglich. Der Komplexitätsgrad des Risikofeldes „Krebs" wird schon sichtbar, wenn man auf Basis eines explorativen Ansatzes die Gesamtheit der überhaupt vorhandenen Einstellungsmuster ausfindig macht, die hier relevant sind. Zur Veranschaulichung dieses methodischen Vorgehens werden im Folgenden die explorativ gefundenen, in der Bevölkerung überhaupt vorhandenen Einstellungen angeführt. Sie waren dann die Vorgaben für die Konstruktion von Skalen, auf denen sich jeder Einzelne mit seinen persönlichen Werten positionieren konnte:

– Krebsfrüherkennungsuntersuchungen gehören für mich schon ganz selbstverständlich zum Leben dazu
– Wenn ich zu Krebsfrüherkennungsuntersuchungen gehe (gehen würde), habe (hätte) ich schon etwas Angst, was denn dabei herauskommt

- Auf viele Ärzte kann man sich doch sowieso nicht verlassen, die haben oft doch eh' keine Ahnung
- . Wenn Krebs früh erkannt wird, dann kann man ihn noch operieren, bevor er sich ausbreitet und er kann endgültig geheilt werden
- Wenn ich mir vornehme, zur Krebsvorsorgeuntersuchung zu gehen, dann weiß ich nicht, ob mir da nicht auch was dazwischen kommen kann
- Wenn man erst mal Krebs hat, gibt es sowieso nur wenig Hoffnung auf Heilung
- Zur Krebsfrüherkennungsuntersuchung zu gehen, würde mir schon schwer fallen
- Es beruhigt mich schon (würde mich schon beruhigen), wenn ich vorsorglich bei der Krebsvorsorge war (gewesen wäre) und da erfahre (erfahren würde), dass ich gesund bin
- Wer laufend zur Krebsfrüherkennungsuntersuchung rennt, der macht sich selber krank
- Die Heilungschancen bei Krebs hängen vom Alter der Erkrankten ab
- Solange ich mich wohl fühle, brauche ich auch nicht zu einem Arzt zur Krebsfrüherkennungsuntersuchung zu gehen
- Meistens denke ich gar nicht daran, dass ich Krebs bekommen könnte und gehe deswegen nicht zur Krebsfrüherkennung
- Bei vielen Krebsfrüherkennungsuntersuchungen weiß ich ja auch gar nicht Bescheid, ab wann man da hingehen soll, ich kann eh' nichts daran ändern
- Ob ich Krebs kriege, ist Schicksal, wenn es so sein soll, dann soll es eben so sein, ich kann eh' nichts daran ändern
- Krebsvorsorgeuntersuchungen tun nicht weh, helfen aber auch nicht viel
- Rechtzeitig einen Krebs zu erkennen, davon kann mein Leben abhängen
- Wenn ich zur Krebsfrüherkennungsuntersuchung gehe (gehen würde), dann habe (hätte) ich schon etwas Bedenken, dass mir die Untersuchung weh tun könnte
- Mein Arzt hat mich bislang noch nicht dazu aufgefordert, zu einer Krebsvorsorgeuntersuchung zu gehen
- Ich bin einfach zu bequem, um zur Krebsvorsorgeuntersuchung zum Arzt zu gehen
- Ich glaube nicht, dass mein Leben davon abhängt, ob ich rechtzeitig zur Krebsfrüherkennungsuntersuchung gehe
- Wenn in meiner Verwandtschaft niemand Krebs hat, brauche ich selbst eigentlich auch nicht zur Vorsorge zu gehen
- Zu den Krebsvorsorgeuntersuchungen muss ich ja nicht so oft; das ist ja kein Problem, einmal im Jahr hinzugehen
- In letzter Zeit habe ich mir doch schon häufiger gedacht, ich sollte mal (wieder) zur Krebsfrüherkennungsuntersuchung gehen
- Wenn ich mir vornehme, zur Krebsfrüherkennungsuntersuchung zu gehen, dann gehe ich da auch hin
- Arztbesuche brauchen immer so lange Zeit, das lange Warten im Wartezimmer und so, dazu habe ich einfach keine Zeit

– Es kommt schon mal vor (könnte schon vorkommen), dass ich mich ein wenig bei der Krebsfrüherkennung beim Arzt geniere, z. B. wenn ich an intimen Stellen besehen werde (werden würde)

Es konnten durch die Clusteranalyse drei Einstellungstypen gefunden werden. Die typenspezifischen Faktorenwerte finden sich auf den Dimensionen
I: Mangelnde Motivation: Verdrängung des Risikofaktors, fehlende Effektivitätserwartung;
II: Fehlende Anreize: Keine hinreichende Aufforderung durch Ärzte;
III: Schicksalhaftigkeit von Krebs, die Vorsorgeuntersuchungen sinnlos macht;
IV: Angst vor der Untersuchung mit einer möglichen Krebsdiagnose.

Die Kurzcharakteristik der Einstellungstypen ergibt folgendes Bild:

▌ *Typ I (32%):* Durch Verdrängung (man denkt nicht daran, Krebs zu bekommen) und Skepsis gegenüber der Wirksamkeit von Vorsorgeuntersuchungen nur eingeschränkte Motivation; keine motivationsauslösende Aufforderung und Beseitigung von Unsicherheiten durch den Arzt.
▌ *Typ II (30%):* Hohe Motivation zu regelmäßigen Vorsorgeuntersuchungen: Rationale Auseinandersetzung mit dem Risikofaktor Krebs auf Basis einschlägiger Ärzteempfehlungen: Vertrauen in die Wirksamkeit der Krebsvorsorgeuntersuchungen.
▌ *Typ III (38%):* Verrationalisierung und Unvermeidbarkeit des Krebsrisikos (Schicksal, Veranlagung, Peinlichkeit der Untersuchung, fehlende Zeit zum Arztbesuch, subjektives Wohlbefinden als naives, hinreichendes Diagnostikum) als Motivtionsbarrieren: Keine stimulierende Aufforderung.

Die diagnostizierten Einstellungsmuster zeigen, dass sich nur bei etwa einem Drittel des befragten Personenkreises eine in gleicher Weise positive wie rationale Einstellung in Bezug auf die Notwendigkeit von Krebsvorsorgeuntersuchungen entwickelt hat. Bei den beiden anderen Typen finden sich Bewertungsmuster der Skepsis wie der Unvermeidbarkeit einer schicksalhaften Krebserkrankung; beide Einstellungsmuster sind Barrieren für die Umsetzung von Gesundheitswissen in systematisches Gesundheitsverhalten. Natürlich lassen sich solche typologisch auswertbaren Einstellungssysteme auch noch im Kontext anderer gesundheitlicher Risikofaktoren finden. Wir konnten das nachweisen im Zusammenhang mit der Typenspezifität der Einstellungen zu (1) Allgemeinen präventiven Maßnahmen, (2) Persönlichem Ernährungsverhalten, (3) Tabakkonsum, (4) Alkoholkonsum, (5) Sportlichen Aktivitäten, (6) Ursachen für bisherige Erkrankungen (vgl. S. 99 ff.).

∎ **Fallstudie:** Allgemeine Hygienesensibilität von 2 Oberärzten einer urologischen Universitätsklinik

In einer Studie haben wir uns mit Hygienebarrieren im Krankenhaus beschäftigt; eine exemplarische Fallstudie war dabei einer Klinik und dort insbesondere der individuellen Hygienesensibilität ihrer beiden Oberärzte gewidmet. Wir gingen dabei von der Annahme aus, dass nur dann der notwendige Hygienestatus einer Klinik gewährleistet ist, wenn beide Oberärzte in gleicher Weise eine hohe Hygienesensibilität aufweisen. Eigentlich darf es in einer Klinik keinen Chef- oder Oberarzt geben, für den Hygiene eine Nebensächlichkeit im persönlichen alltäglichen Tätigkeitsprofil ist. Wie krass hier aber die Unterschiede zu sein vermögen, zeigt das Beispiel der untersuchten Klinik; hier kommen bei der Beurteilung der Häufigkeit des Auftretens von Hygienedefiziten in der eigenen Klinik zwei Oberärzte zu völlig unterschiedlichen Ergebnissen, d.h. das Ausmaß an persönlicher Hygienesensibilität ist individuell sehr unterschiedlich: Was dem einen als Problem erscheint, ist für den anderen praktisch nicht existent (Abb. 6). Zwei Oberärzte aus derselben Klinik unterscheiden sich also in ihrer persönlichen Hygienesensibilität signifikant. Während der eine Oberarzt Hygienedefizite in ausgeprägtem Maße beobachtet in Verbindung mit dem Nichttragen von Schutzkleidung, Handschuhen, fehlerhaftem und zu seltenem Katheterwechsel, nicht-steriler Wundversorgung, fehlerhaftem Verhalten des Personals (Tragen von Schmuck, offene Haare), ungenügender Kontrolle des Hygieneverhaltens, Besuchern u. a., kommt dies bei dem zweiten Oberarzt nicht bzw. nur in Einzelfällen vor. Schon diese Befunde machen deutlich, dass mindestens für diese Ärzte einheitliche Normvorstellungen, Leistungskriterien hygienischen Verhaltens immer noch nicht existieren. Bei gleichem Grundwissen, aber unterschiedlicher persönlicher Sensibilität kann nur dort mit dem erforderlichen Hygieneverhalten gerechnet werden, wo die Hygiene persönlich einen hohen Stellenwert (Zentralitätswert) besitzt.; 48,8% aller Ärzte unserer Studie geben im übrigen zu, dass der Stellenwert der Hygiene in ihrer täglichen Arbeit nicht ausreichend ist, man also Problemen der Hygiene zu wenig Beachtung schenkt; das Pflegepersonal unterscheidet sich in dieser Hinsicht praktisch nicht von den Ärzten.

Da dem gelebten Vorbildverhalten für die konsequente Umsetzung von klinikspezifischen Verhaltensregeln zentrale Bedeutung zukommt, muss in dem vorliegenden Fall von einem widersprüchlichen hygienebezogenen Führungsverhalten ausgegangen werden, d.h. eine einheitliche Führungsautorität ist nicht gewährleistet. Widersprüchliches vermag aber niemals zu motivieren, sondern im Gegenteil es entwickeln sich dann verhaltensrelevante Hygienebarrieren, die letztlich in Persönlichkeitsfaktoren begründet sind.

3.2 Vorurteile

Die zunehmende Spezialisierung der Wissenschaften, der Anstieg der Komplexität und wechselseitigen Abhängigkeiten beobachtbarer Prozesse und Verhaltenswei-

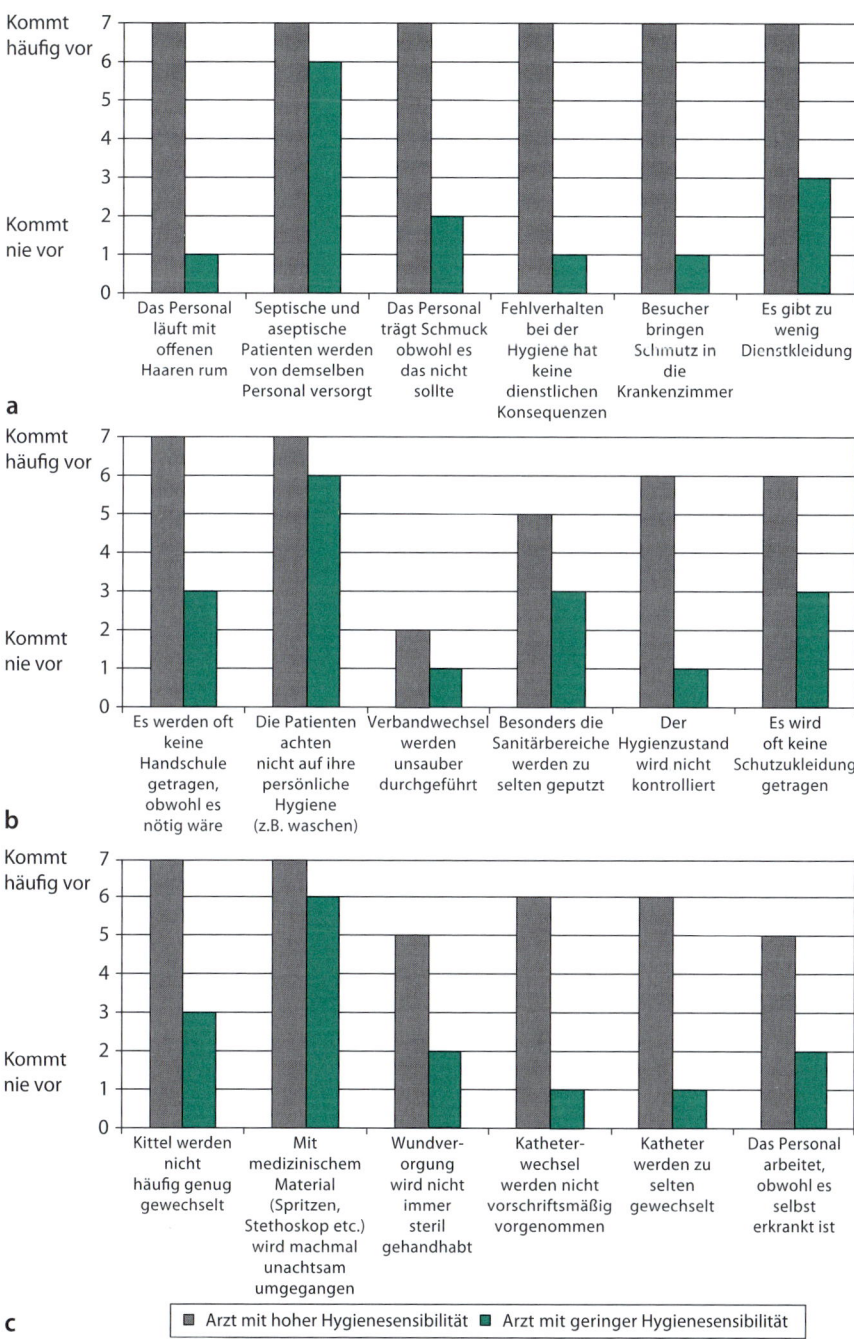

Abb. 6. Interindividuelle Unterschiede zwischen zwei Oberärzten in Bezug auf die wahrgenommenen Hygienedefizite der eigenen Klinik

sen sowie die immer begrenztere zeitliche Gültigkeit wissenschaftlicher Erkenntnisse führen zu einer permanenten Vergrößerung des Abstandes zwischen dem, was wir wissen, und dem, was wir wissen sollten: In einem System zunehmender Unüberschaubarkeit, Unbegreiflichkeit, Abhängigkeit vergrößern sich die Leerräume des Nichtwissens ständig; auf der Suche nach „Treppengeländern", die erlebte Unsicherheiten zu stabilisieren vermögen, übernehmen wir immer kritikloser Vorurteile, die uns in ihrer Einfachheit, Anschaulichkeit und naiven Einzelfallbegründung subjektiv plausibel erscheinen und allseitig in den Medien angeboten werden. Damit gewinnt die Herrschaft der Vorurteile zunehmend an Boden, die Rationalität von Beurteilungs- und Entscheidungsprozessen in der Gesellschaft – auch in der Politik – nimmt ab und die Wahrscheinlichkeit von Fehlentscheidungen, aber auch die Produktion von Ängsten und Hilflosigkeiten nimmt zu. Vorurteile als vereinfachte Formeln der öffentlichen Meinung sind besonders griffig, sie entsprechen unserem Verständnishorizont, werden nicht auf Richtigkeit hin hinterfragt, sondern nur mit dem Kriterium subjektiver Plausibilität konfrontiert. Subjektiv plausibel ist aber immer nur das, was den übernommenen Vorurteilen entspricht.

Vorurteile bilden Wirklichkeiten nicht ab, sondern verzerren sie: Handeln, das auf Vorurteilen gegründet ist, ist ein vermeidbarer Risikofaktor. Da wir unsere Vorurteile lieben, ist deren Abbau aber extrem schwierig und für viele nur bei kritischen Lebensereignissen unter Existenzbedrohung möglich. Monokausale Erklärungen sind vereinfachende Formen der Bewältigung komplexer Zusammenhänge und deshalb Vorurteile. Der Großteil veröffentlichter Kausalitäten ist naiv-ideologisch oder eine Fehlinterpretation korrelativer Zusammenhänge. Die Herrschaft der Vorurteile macht die Wahrnehmung von Risiken irrational. Die Diskrepanz zwischen den subjektiven und objektiven Risikohierarchien erklärt Fehlverhalten und die Entwicklung falscher Ängste und Befürchtungen. Die Risikowahrnehmung von Laien – und das sind wir abgesehen von jeweils einer Minorität von Fachleuten alle – ist weitgehend verzerrt und unterscheidet sich signifikant von Expertenurteilen.

Vorurteile etablieren sich immer als Quasi-Wissen und nicht selten als Entschuldigungsmechanismen für Fehlverhalten. Immer handelt es sich dabei um Formeln von hohem Prägnanzniveau, um Verallgemeinerungen, um Extremisierung von Einzelerfahrungen sowie die radikale Vereinfachung komplexer Sachverhalte (vgl. dazu Schäfer und Petermann 1988). Nicht selten werden auch bekannte Hygienerisiken durch Vorurteile subjektiv „bewältigt"; solche Vorurteile tragen bei fortgesetzter Anwendung letztlich zu einer Desensibilisierung gegenüber hygienischen Notwendigkeiten bei. Im engeren Umfeld des Hygieneverhaltens trifft man nicht selten auf die folgenden, als Hygienebarrieren wirksamen Vorurteilssysteme:

▮ Die Annahme und Überzeugung, dass die infektiösen Kinderkrankheiten (Masern, Diphtherie usw.) von Kindern „durchgemacht" werden müssen, weil sie von stabilisierendem Einfluss auf die spätere gesundheitliche Entwicklung seien.

▮ Die Annahme und Überzeugung, dass viele hygienische Maßnahmen vor allem in Deutschland übertrieben („Sauberkeitsfanatiker") und damit zu einem

gesundheitlichen Risiko werden. (Dass dieser Verhaltenstypus eher Seltenheitswert besitzt, belegen unsere Untersuchungen hinreichend.)

▌ Die Annahme, dass der tägliche Umgang mit Patienten für Ärzte und das Pflegepersonal eine immunisierende Wirkung hätten.

▌ Die Annahme, dass bei Beachtung der Grundregeln des notwendigen hygienischen Verhaltens auch in einem Klinikum oder in Arztpraxen eine Hepatitis B-Impfung überflüssig ist.

▌ Die Annahme und Überzeugung, dass hygienisch bedingte Infektionen medikamentös – mit Hilfe von Antibiotika – therapierbar seien.

▌ Die Annahme im klinischen Bereich, dass konsequentes und systematisches Hygieneverhalten nicht bezahlbar sei. Dass nachweislich unter den Rahmenbedingungen der Kostenkalkulation in Kliniken das Gegenteil der Fall ist, belegt direkt, wie „falsch" solche Vorurteile tatsächlich sind und als Hygienebarrieren psychologisch wirksam werden.

▌ Die Annahme – mindestens von einzelnen Wissenschaftlern – , dass es im Bereich der wissenschaftlichen Hygiene auch überflüssige Forschungsbemühungen und –ansätze gäbe.

Weder die Verdrängung von Hygienedefiziten und Infektionsrisiken mit Hilfe von Vorurteilen noch ein hygienischer Purismus – Hygieniker auf der Hexenjagd nach Bakterien und Viren – lösen notwendige hygienische Probleme in der Praxis sinnvoll und pragmatisch. Die Psychologie kann sogar zeigen, dass immer dann, wenn man glaubt, durch ein Maximum an Angstinduktion wünschenswertes Verhalten auszulösen, der Mensch eher weniger als mehr tut. Man braucht in diesem Zusammenhang nur an das Thema „AIDS" zu erinnern. Das Problem von Vorurteilen ist, wenn sie sich erst einmal etabliert haben, ihre hohe Resistenz gegenüber widerlegenden Argumenten. Menschen „lieben" ihre Vorurteile, obwohl diese im Regelfall erhebliche Barrieren eines wirklich problemlösenden Verhaltens darstellen. Es bedarf emotional massiver Lebensereignisse, um solche Vorurteile abzubauen, und dies sind dann meistens schmerzliche Erfahrungen. Nur in den wenigsten Fällen hilft hier Aufklärung und Information. Nur wer ernste Zweifel an der durchgehenden Gültigkeit seiner Vorurteile hat, ist einer Argumentation zugänglich, die dann aber immer ihren Ausgang von der Position des Vorurteilsträgers nehmen muss.

3.3 Irrationalität der Risikofaktoren: Verweigerung von Selbstverantwortlichkeit

▌ Risikoerleben und Selbstverantwortlichkeit

Die Entwicklung und Förderung von Problemlösekompetenz, aktiver Lebensgestaltung, Leistungsmotivation, Kreativität und Innovationsfähigkeit ist an die Bewältigung und den selbstverantwortlichen Umgang mit risikohaltigen Situationen gebunden. Die Konsequenzen zunehmender Unterentwicklung von Leistungs-

motivation („Innere Emigration", „Aussteiger-Mentalität") sind der Abbau von Leistungsmotivation sowie die Unterentwicklung oder der Abbau von Selbstverantwortlichkeit.

Überbehütung und Überversicherung führen im Regelfall nicht zu mehr Sicherheit in der Realitätsbewältigung, sondern viel eher zur Realitätsverweigerung und zu Realitätsverlust, d. h. aber zu einer Verweigerung von Selbstverantwortlichkeit. Ein zentraler Risikofaktor von Systemen, die eine zunehmende Tendenz zur Über-Versicherung, Über-Behütung ohne persönliche Risikoverantwortung zeigen, ist die Etablierung von „Verantwortungslosigkeit". Wir lernen nicht mehr, für uns selbst verantwortlich zu sein oder auch Selbstverantwortlichkeit zu übernehmen, sondern wesentlich schneller, dass für den Fall des Eintretens eines Risikofalles andere „Institutionen" (anonyme Größe), aber auch „Sündenböcke" dafür verantwortlich sind. Wünschenswerte Selbstverantwortlichkeit kann man nur lernen, wenn man in seiner Erziehung und Entwicklung lernt, mit risikohaltigen Situationen selbstverantwortlich umzugehen, also Erfolg wie Misserfolg als persönlich verursacht erlebt werden können. Dazu bedarf es aber der Delegation von Aufgaben in den eigenen Verantwortungsbereich.

Das mögliche und notwendige gesundheitliche Präventionsverhalten wird erst dann praktiziert, wenn das Erleben von Selbstverantwortlichkeit – auch unter ökonomischen Aspekten – einer verantwortungslosen Sozialisierung von letztlich selbst verursachten gesundheitlichen Risiken Platz macht. Prävention ist an Selbstverantwortlichkeit gebunden, und diese gewinnt man erst aus dem „vernünftigen" Umgang mit sowie der aktiven Bewältigung von Risiken. Man kann für eine ganze Reihe von bekannten Risikofaktoren menschlicher Gesundheit dann, wenn der Risikofall eintritt, nicht andere dafür verantwortlich machen und alle Folgekosten auf die Gesellschaft zurückdelegieren. Man tut erst dann etwas für seine Gesundheit, wenn man bei auftretenden Fehlverhaltensweisen (Übergewicht, Tabak- und Alkoholkonsum, Defizit an sportlichen Aktivitäten usw.) primär erst einmal die Ursachen bei sich selbst sucht. Die Akzeptanz von Selbstverantwortlichkeit ist die Basis allen Hygiene- und Präventionsverhaltens. Persönliches Fehlverhalten kann – konsequent gedacht – eigentlich nicht gleichsam selbstverständlich auf die Solidargemeinschaft zurückdelegiert werden.

Menschen werden in unserer Wohlstandsgesellschaft allerdings immer weniger auf eigenverantwortliche Problemlösungen vorbereitet: Das Netz gesetzlicher Regelungen und Verbote wird immer engmaschiger und die Freiräume für kreative Problemlösungen und auch persönliche Selbstentfaltung immer kleiner. Ein Staat, in dem alles geregelt und geplant ist, der Eigenverantwortlichkeit nicht mehr einfordert, baut langfristig die Lebensqualität seiner Bürger ab, weil er letztlich gesundheitliches Fehlveralten fördert.

▌ Persönliche irrationale Risikohierarchien

Eine wesentliche Barriere für die Umsetzung von Gesundheitswissen in Gesundheitsverhalten ist in den subjektiven Risikohierarchien, also darin begründet, welche gesundheitlichen Risikofaktoren mit welchem Gewicht ein Risiko für die

menschliche, vor allem aber die persönliche Gesundheit darstellen; darüber hinaus ist dann aber auch wesentlich zu wissen, in welchem Ausmaß man glaubt, welche Risikofaktoren durch persönliches Hygiene- und Gesundheitsverhalten eliminiert werden können, d. h. wieweit Risikobeherrschung im Bereich menschlicher Selbstverantwortlichkeit liegt oder nicht. Die hier wirksamen psychologischen Mechanismen sind vielschichtiger Natur und führen in erheblichem Umfange zu irrationalen Annahmen über die vermeidbaren bzw. unvermeidbaren Krankheitsursachen. In ihrer Denkschrift (Rudolf-Schülke-Stiftung 1996, S. 57) kommen die wissenschaftlichen Fachgesellschaften zu der Feststellung:

> „Im Bewusstsein der Bevölkerung, aber auch in der Politik kommt der Gefährdung durch chemisch-physikalische Umweltschadstoffe ein wesentlich größerer Stellenwert zu als der Gefährdung durch Infektionserreger. Den erstgenannten wird ein deutlich höheres Risikopotential zugemessen, was dazu führt, dass die Bereitschaft, erhebliche finanzielle Mittel zur Verminderung entsprechender Risiken zu investieren, außerordentlich hoch ist. Mikrobiologische Risiken werden jedoch im Vergleich zu chemischen Umweltbelastungen als nahezu nicht existent angesehen".

Es gibt im Bewusstsein der Bevölkerung eine Vielzahl von Risikofaktoren, die als potentielle Gesundheitsbedrohungen im Alltagsleben erlebt werden (vgl. Bergler 2000, S. 118 ff.). Die von uns untersuchten subjektiven Risikohierarchien basieren auf der Berücksichtigung von insgesamt 61 Risikofaktoren. Fasst man diese Faktoren mit Hilfe einer Faktorenanalyse zu Risikogruppen zusammen, so ergibt sich folgender Befund:

- ❚ *Faktor 1:*　Umweltverschmutzung/Industrielle Umweltbelastung
- ❚ *Faktor 2:*　Mangelnde Hygiene/Schimmelpilze
- ❚ *Faktor 3:*　Wohnlage: Nähe zu Chemieunternehmen und Kernkraftwerken
- ❚ *Faktor 4:*　Krankheiten: Infektions-, Kreislauferkrankungen, Krebs
- ❚ *Faktor 5:*　Gefahren des Lebensstils (z. B. Alkohol, Ernährung)
- ❚ *Faktor 6:*　Unfälle
- ❚ *Faktor 7:*　Ängste (zum Beispiel Zukunftsangst, Angst vor Arbeitslosigkeit)
- ❚ *Faktor 8:*　Allergien und Allergene
- ❚ *Faktor 9:*　Fehlverhalten im Umgang mit an sich gesundheitsfördernden Stoffen (z. B. Arzneimittel)
- ❚ *Faktor 10:*　Versteckte Risiken (z. B. Trinkwasser, Farbstoffe, FCKW)
- ❚ *Faktor 11:*　Katastrophen/Kriminalität/Naturgifte
- ❚ *Faktor 12:*　Zusatzstoffe in Wasch- und Reinigungsmitteln (z. B. Enzyme, Silikone)
- ❚ *Faktor 13:*　Karzinogene (z. B. Aktivrauchen, Sonnenbrand)

Die angenommene allgemeine Gefährlichkeit der Risikofaktoren zeigt stereotype, d. h. homogene Antwortmuster. Die bekannten Risikofaktoren sind in der Einschätzung ihres Gefahrenpotentials nicht das Ergebnis von Fachwissen, sondern Spiegelbilder der Informationen der Massenmedien; diese vermitteln – agenda setting - Informationen in vereinfachter, verständlicher, verzerrter, dramatisierter und deshalb ohne Schwierigkeiten speicherbarer Form. Die Gedächtniswirkung

und der allgemeine Bedrohtheitsgrad durch Risiken wird in der persönlichen Kommunikation (Diskussion, Beratung) durch Quasifachwissen weiter verstärkt.

Psychologisch handlungsrelevant sind dann die Ergebnisse der Frage nach den Hauptverursachern der wesentlichen Risikofaktoren. Als Hauptverursacher gilt die Industrie: Chemische Industrie (88,5%), Kernkraftwerke (85,5%), Müllverbrennungsanlagen (83,2%), Kohlekraftwerke (69,8%), Chemische Reinigungen (64%), Flugunternehmen (54,5%), Pharmazeutische Industrie (48,3%), Automobilindustrie (45,3%), Möbelindustrie (43,3%), Stahlindustrie (41%), Bergbau (36,5%), Papierindustrie (36,3%), Lebensmittelindustrie (32,3%), Landwirtschaftliche Unternehmen (22%), Krankenhäuser (13,3%). Welches Gewicht nun den verschiedenen möglichen Krankheitsursachen für die persönliche Krankheitsbedrohung zukommt, macht nun letztlich jene Gesundheitsbarriere aus, die wir als „Irrationalität der Risikofaktoren" umschrieben haben. Die Entwicklung der persönlichen Risikohierarchie wird nämlich in starkem Ausmaß vom Mechanismus der persönlichen Verantwortungsentlastung bestimmt: Risikofaktoren, die außerhalb der eigenen Verantwortlichkeit liegen (Umweltverschmutzung, Kohlendioxyd, Dioxin), werden in ihrer Gefährlichkeit maximiert, während Risikofaktoren, die durch persönliches Verhalten und einen bestimmten Lebensstil vermieden werden können, in ihrer persönlichen Gefährlichkeit minimiert werden: Die Irrationalität des Umganges mit Risiken wird in der Dominanz äußerer Risikofaktoren für die persönliche Gesundheitsgefährdung erkennbar. Die psychologische Risikohierarchie stimmt nämlich weitgehend mit der naturwissenschaftlich-medizinischen nicht überein, vermag aber gleichzeitig zu verhindern, dass z. B. die Erkenntnisse der Präventionsforschung im allgemeinen und der Hygiene im besonderen die notwendige Aufmerksamkeit bei einem Großteil der Bevölkerung erfahren und dann zu Elementen alltäglicher Handlungsabläufe werden können. Dies geht dann vielfach einher mit einer wesentlichen Unterschätzung der umfassenden Effektivität persönlicher Hygienemaßnahmen im weitesten Sinne. Beispielhaft braucht man hier nur an die Möglichkeit der Verhinderung der Verbreitung von Infektionskrankheiten zu denken.

Unsere Untersuchung zum Thema „Erziehung zu selbstverantwortlichem Gesundheitsverhalten" (Steffens & Bergler 1996) kann auf Basis der ausführlichen Befragung von 140 Müttern, die alle Kinder im Grundschulalter hatten, die angeführten Zusammenhänge und damit die Irrationalität jener Handlungsgrundlagen deutlich machen, die für einen wesentlichen Teil von Müttern deren Gesundheitsverhalten im Umgang mit ihren Kindern bestimmen.

▌ Risikofaktoren und deren „Bedrohungswert" für Mutter und Kind

Die Ergebnisse der Frage danach, welche der den Müttern bekannte Risikofaktoren ein besonders hohes Risikopotential sowohl für die Mütter selbst wie auch für ihre Kinder bedeuten, sind in Abbildung 7 zunächst grafisch zusammengefasst.

Mit den höchsten subjektiven Eintretenswahrscheinlichkeiten schätzen demnach die Mütter Gesundheitsrisiken wie Luftverschmutzung, Ozon. Kernenergie und Lebensmittel, die chemische Rückstände enthalten oder gentech-

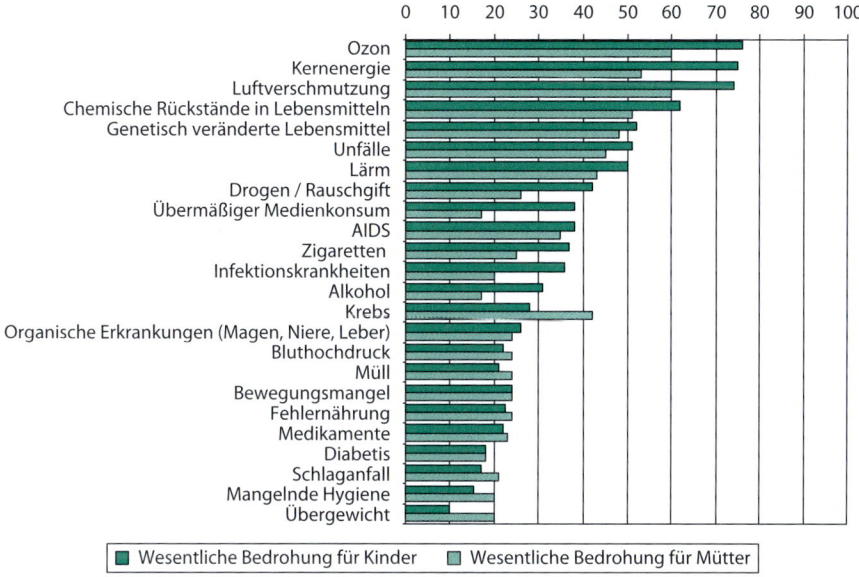

Abb. 7. Gesundheitliche Risikofaktoren mit hohem Risikopotential. Anzahl der Nennungen in Prozent (N=120)

nisch verändert sind, ein. Weniger gefährlich erscheinen ihnen Rauschgifte und Zigaretten, Lärm, übermäßiger Medienkonsum und Unfälle zu sein. Relativ wenige Mütter betrachten Krankheiten (AIDS, organische Krankheiten, Infektionskrankheiten, Krebs, Herzinfarkt, Bluthochdruck, Schlaganfall und Diabetes), Alkohol, Müll, Bewegungsmangel, Stress, Übergewicht und Fehlernährung, mangelnde Hygiene und Medikamente als wichtige gesundheitliche Risikofaktoren. Während Mütter das Risiko der Kinder bei Infektionskrankheiten, Alkohol, Unfällen, Kernenergie, Ozon und Drogen für höher einschätzen als ihr eigenes, halten sie sich selbst bei Krebs, Stress, Herzinfarkt und Übergewicht für mehr gefährdet als ihre Kinder.

Als grundsätzliche Befunde gilt es festzuhalten:

▮ Die Risikofaktoren mit den subjektiv höchsten Gefährdungswerten beziehen sich – wie häufig auch in den Medien – auf Einflussgrößen, die außerhalb der persönlichen Selbstverantwortlichkeit liegen, d. h. es wird durch den Mechanismus der externalen Kausalattribution persönliche Verantwortlichkeit verdrängt.

▮ Als externe Risikofaktoren mit den höchsten subjektiven Eintretenswahrscheinlichkeiten gelten Luftverschmutzung, chemische Rückstände in Lebensmitteln, Ozon, Kernenergie und gentechnisch veränderte Lebensmittel.

▮ Die Risikofaktoren, die durch ein selbstverantwortliches Gesundheitsverhalten nachhaltig positiv und damit präventiv beeinflusst werden können, werden

entgegen ihrem objektiv gegebenen Risikopotential nur von maximal einem Drittel der Mütter hoch genug eingeschätzt. Der Großteil der Befragten nimmt also eine unzutreffende Risikobewertung vor und sieht keinen persönlichen Handlungsbedarf. Zu den in den Bereich der persönlichen Verantwortung zu rechnenden Risikofaktoren, die von der Mehrheit der Mütter zu niedrig eingeschätzt werden, gehören Medikamentenmissbrauch, Alkohol- und Zigaretten-konsum, AIDS, Fehlernährung, Übergewicht, Bewegungsmangel, Hygienede-fizite, Bluthochdruck/Herzinfarkt und Stress.

In einer weiteren Fragestellung wurde untersucht, welches Gesundheits- und Hygie-neverhalten die Mütter in Bezug auf ihre Kinder als notwendig erachten. In den Er-gebnissen werden noch deutliche Defizite sichtbar, denn als notwendiges Gesund-heitsverhalten für das Kind werden mit den angeführten Häufigkeiten angeführt:

▮ Ich gehe mindestens einmal jährlich mit meinen Kind zum Zahnarzt   94%
▮ Ich kläre mein Kind über eine gesunde Lebensführung auf und
  spreche mit ihm über Risiken und Krankheiten   59%
▮ Mit der Gesundheitsvorsorge von Kindern kann man gar nicht früh
  genug anfangen, um die Gefahr von Krankheiten im Erwachsenenalter
  zu verringern   51%
▮ Viele Mütter übertreiben es ja auch mit der Sauberkeit der Umgebung
  ihres Kindes, z. B. in der Wohnung, die sind da etwas zu penibel   42%
▮ Mein Kind wirklich gegen alle Krankheiten impfen zu lassen, die so
  empfohlen werden, halte ich eigentlich für nicht so nötig   38%
▮ Ich kontrolliere peinlich genau, ob mein Kind sich jeden Morgen
  und jeden Abend die Zähne putzt   35%
▮ Vorsorglich, einfach nur so zum Arzt mit meinem Kind zu gehen,
  obwohl es keine Beschwerden hat oder krank ist, finde ich nicht
  so nötig, das müssen erst ältere Menschen tun   33%
▮ Ich bin meinem Kind nicht immer unbedingt ein Vorbild, was eine
  gesunde Lebensweise angeht   27%
▮ Dass sich mein Kind nach dem Gang zur Toilette immer die
  Hände wäscht oder sich wirklich jeden Tag „untenherum" wäscht,
  halte ich eigentlich schon für etwas übertrieben   26%
▮ Es gibt ja Eltern, bei denen dürfen die Kinder nur eine bestimmte
  Zeit pro Tag vor dem Fernseher oder dem Computer sitzen;
  da bin ich eigentlich weniger streng   23%
▮ Manche Mütter übertreiben es ja schon etwas mit der Gesundheits-
  vorsorge ihrer Kinder   22%
▮ Die meisten Leute kümmern sich ganz extrem um die Gesundheit-
  heit ihres ersten Kindes, aber beim zweiten oder dritten Kind sehen sie
  das alles schon etwas lockerer, z. B. mit Vorsorgeuntersuchungen usw.   20%
▮ Das Kind sollte essen, was ihm schmeckt   15%
▮ Darauf, dass Kinder das richtige Körpergewicht haben, braucht man
  nicht zu achten, denn das regelt sich bei Kindern von alleine   13%

Bei diesen Aussagen der befragten Mütter dazu, worauf man im Interesse der Gesundheit der Kinder ganz besonders achten sollte, stehen an erster Stelle die Zahnarztbesuche (von 94% der Mütter genannt), gefolgt von Gesprächen über gesunde Lebensführung (59%) und den frühzeitigen Beginn der Vorsorge (51%). Über ein Drittel der Mütter stimmen den Aussagen zu, Sauberkeit (42%), Impfungen (38%) und Kontrollbesuche beim Arzt (33%) solle man nicht übertreiben; ebenso viele, d. h. aber so wenige, (35%) kontrollieren die Kinder beim Zähneputzen. Etwa ein Viertel der Mütter gibt zu, dass sie sich nicht immer vorbildlich verhalten (27%), hält es nicht für nötig, dass das Kind sich nach der Toilette die Hände wäscht (26%), und schränkt den Fernsehkonsum der Kinder nicht ein (23%). Jede fünfte Mutter findet, dass manche die Vorsorge bei ihren Kindern übertreiben (22%), besonders beim ersten Kind (20%). Schließlich finden einige Mütter, Kinder sollten essen, was ihnen schmeckt (15%) und ihre Körpergewicht regele sich von allein (13%).

Eine ausgeprägte Sensibilität für die im Bereich der persönlichen Verantwortlichkeit liegenden gesundheitlichen Risiken ist also nur bei einem relativ kleinen Teil der Mütter vorhanden.

Zusammenfassend muss festgehalten werden, dass ein selbstverantwortliches Gesundheitsverhalten, das die Gesamtheit möglicher Präventionsmöglichkeiten und -notwendigkeiten umfasst, maximal nur von der Hälfte der Mütter, die Kinder im Alter von 6 bis 10 Jahren haben, praktiziert wird. Damit kann auch nur die Hälfte der Mütter als Vorbild in Bezug auf gesundheitsförderndes Verhalten für die Kinder dienen. Ein selbstverantwortliches Gesundheitsverhalten ist also nur in sehr eingeschränktem Maße selbstverständlicher Bestandteil des elterlichen Erziehungsverhaltens.

Darüber hinaus konnten wir aber auch diagnostizieren, dass sich eine allgemeine Hygienesensibilität nur bei einem Teil der Mütter nachweisen lässt, d. h. die Motivation zu hygienischem Verhalten ist nur teilweise hinreichend ausgeprägt, und dies ist nicht zuletzt auch in Wissensdefiziten in Bezug auf die Folgen mangelnder Hygiene begründet (Tabelle 10); der weiteren Veranschaulichung dienen die Ergebnisse einer Fragestellung nach den erwarteten gesundheitlichen Folgen von alltäglichen Hygienedefiziten.

Die teilweise sehr geringen Anteile von Müttern, die mit hohen Eintretenswahrscheinlichkeiten der Folgen ungenügender Hygiene rechnen, sind insgesamt relativ problematisch. Drei Vierteil der Mütter sind überzeugt davon, dass durch ungenügende Zahnpflege Karies ausgelöst wird (76%). Über die Hälfte hält Schimmel an den Wänden (58%), zu hohe Kühlschranktemperatur (54%), Umweltverschmutzung (53%) und Ungezieferbefall (50%) für wahrscheinliche Folgen mangelnder Hygiene. Fußpilz (49%), Milben (42%) und Salmonellen (41%) sind weitere Folgen mangelnder Hygiene, die von fast der Hälfte der Mütter als wahrscheinlich eingeschätzt werden. Infektionskrankheiten durch mangelnde Sauberkeit und Hausstauballergien werden von je 38% der Befragten genannt, 33% sehen höhere Ansteckungsgefahr bei Krankheiten. Über ein Viertel der Mütter sehen zu häufiges Waschen (30%) und chemische Hygieneprodukte (29%) als gesundheitsschädlich an. Bakterien und Pilze (26%), Aufwärmen von Essen und mangelndes

Tabelle 10. Faktorenanalyse: Folgen mangelnder Hygiene

Gesamtvarianzaufklärung 65,0%	
Ich rechne sicher damit, erwarte	
Faktor 1: Infektionskrankheiten (Varianzaufklärung: 26,5%)	
… dass ich durch Unsauberkeit Infektionskrankheiten fördere	38%
… dass mich durch ungenügende Sauberkeit Bakterien und Pilze schädigen	26%
… dass sich, wenn es in meiner Küche an Sauberkeit fehlt, leicht Salmonellen bilden und ich Durchfallerkrankungen bekomme	41%
… dass ich durch ungenügende Zahnpflege Karies bekomme	76%
Faktor 2: Bakterien- und Ungezieferbefall (Varianzaufklärung: 12,5%)	
… dass ich durch ungenügende Sauberkeit Ungeziefer in meine Wohnung locke	50%
… dass, wenn mein Kühlschrank immer zu warm ist, die Speisen darin verderben und mich krankmachen	54%
… dass ich durch das wiederholte Aufwärmen von Essen krank werde	14%
… dass ich, wenn ich mir selten die Haare wasche, Kopfläuse bekomme	14%
Faktor 3: Staub- und Schimmel-Allergien (Varianzaufklärung: 10,7%)	
… dass Schimmel an feuchten Wänden meine Lungen angreift	58%
… dass sich durch ungenügendes Lüften der Wohnung Milben in meine Teppichböden einnisten	42%
… dass ich durch Hausstaub oder Bettmilben Allergien bekomme	38%
Faktor 4: Gesundheitsrisiken durch Hygieneübertreibung (Varianzaufklärung: 8,0%)	
… dass ich durch übertriebene Sauberkeit und zu häufiges Waschen Hauterkrankungen bekomme	30%
… dass ich von den vielen chemischen Hygieneprodukten kränker werde als durch den Schmutz	29%
Faktor 5: Umweltallergien (Varianzaufklärung: 7,3%)	
… dass ich Allergien am ehesten durch die Umweltverschmutzung bekomme	53%
… dass ich im Schwimmbad ohne Badesandalen Fußpilz bekomme	49%

Haarewaschen (je 14%) werden nur noch von einem geringen Anteil der Mütter als Hygienerisiken angesehen.

Zusammenfassend lässt sich schlussfolgern: Wenn die Ursachen für gesundheitliche Risiken zentral äußeren Risikofaktoren zugesprochen werden (= externale Kausalattribution) und gesundheitliche Risiken in der eigenen Familie und dem eigenen Wohnungsumfeld als weitaus weniger gravierend – mit geringen Eintretenswahrscheinlichkeiten – eingestuft werden (internale Kausalattribution), dann liegt eine in ihrer subjektiven Gewichtung irrationale subjektive Risikohierarchie vor. Hinzu kommt eine nur teilweise nachweisbare Hygienesensibilität. Letztlich ergibt sich daraus eine Abnahme der Selbstverantwortlichkeit für die eigene Gesundheit bei gleichzeitiger Rückdelegation der Verantwortung auf subjektiv irrational maximierte externale Risikofaktoren und Institutionen. Dieser psychologische Mechanismus reduziert die Sensibilität für persönliche Betroffenheit und damit

die Bereitschaft, selbstverantwortlich zu handeln; so werden Barrieren für die Etablierung eines Hygiene- und Gesundheitsverhaltens aufgebaut, das bei systematischer, kontinuierlicher Verwirklichung eine Effektivität zu erreichen vermag, die nach allen vorliegenden Erkenntnissen den wirklich entscheidenden Beitrag für die Erhaltung und Förderung der eigenen Gesundheit zu leisten vermag. Die internalen Risikofaktoren und deren Bewältigung im Rahmen eigener Verantwortlichkeit bestimmen Gesundheit und Lebensqualität. Die zunehmende Dramatisierung der externalen Risikofaktoren baut Eigenverantwortlichkeit ab und leistet einen Beitrag zur Vermehrung der Gesundheitsrisiken. Die Rückdelegation von Verantwortung für Gesundheitsrisiken minimiert nicht zuletzt die eigene Sensibilität für letztlich persönlich beherrschbares gesundheitliches Fehlverhalten: Nicht „Ich", sondern „Andere" und „Anderes" werden nun verantwortlich. Ein solches Verhalten dokumentiert letztlich eine Verschiebung der allgemeinen Werteorientierung, von einem gleichsam selbstverständlichen, individuell ursprünglich auch religiös begründeten, persönlichen Pflicht- und Verantwortungsbewusstsein hin zu einer zunehmend selbstverständlicher werdenden, egozentrischen Anspruchs- und Versorgungsmentalität und der Entwicklung zunehmender Systeme der Rückdelegation der Verantwortung und der externalen Schuldzuweisung (Kausalattribution) bei Eintreten des Risikofalles. Nur am Rande sei vermerkt: Der Verlust von Selbstverantwortlichkeit geht immer auch parallel mit dem Abbau individueller Leistungsmotivation und damit auch der Fähigkeit, Risiken kreativ und dann für die Zukunft auch präventiv zu bewältigen.

Es ist in diesem Zusammenhang auch noch ein Untersuchungsergebnis aus einer unserer Krankenhausstudien kurz erwähnenswert. Hier ging es u. a. um die an Ärzte gerichtete Frage nach den Verursachern von Krankenhausinfektionen. Dabei galten als Verursacher in abnehmender Reihenfolge die Patienten (75%), das Reinigungspersonal (72%), das Pflegepersonal (64%), Besucher von Patienten (62%), Ärzte (58%), hauswirtschaftliches und Küchenpersonal (44%), MTA's (29%) und Verwaltungspersonal (17%).

Die Reihenfolge der Nennungshäufigkeiten ist auch ein Symptom für ein, auch bei einem noch zu großen Anteil von Ärzten, funktionierendes System der Rückdelegation der Verantwortung: Die psychologische Realität bildet zweifellos die klinische Realität weitgehend nur unter dem Aspekt einer subjektiv entlastenden „Sündenbocktheorie" ab. Weitere „Sündenböcke", die sich anbieten, sind: Die Verwaltung, das Gesundheitsamt, die Personalengpässe.

In diesem Zusammenhang sollte aber auch nicht vergessen werden, dass Gesundheitsrisiken und damit mögliche Krankheitsursachen noch unter dem Aspekt ihrer kulturellen und regionalen Spezifika gesehen werden müssen. Die subjektive Wahrnehmung von Krankheiten – also die kulturspezifische Kausalattribution – bestimmt entsprechend den Befunden unserer Untersuchungen auch und wesentlich den Umgang mit diesen Risikofaktoren und damit auch das krankheitsspezifische Hygiene- und Präventionsverhalten. Die möglichen Barrieren für die Entwicklung von präventiven Strategien können nämlich nicht unwesentlich kulturelle Rahmenbedingungen der Wahrnehmung, des Erlebens, des Umgangs und der angenommenen Verursachung der verschiedenen Krank-

heitsbilder sein (vgl. u. a. Payer 1993). In vorstehendem Zusammenhang kommt es nun darauf an, für solche Zusammenhänge zu sensibilisieren und damit die psychologischen Grundlagen für die Überwindung „naiver" Vorstellungen in „wissenschaftlich" begründetes, effektives Gesundheitsverhalten zu ermöglichen.

Der Gegenstand einer Untersuchung von Stavrianidou (1999) aus unserer Forschungsgruppe war die Analyse der naiven Alltagsvorstellungen gesunder Menschen „zu Ursachen, Folgen und Behandlungsmöglichkeiten von Krebs und Herzinfarkt in Abhängigkeit vom kulturellen und gesellschaftlichen Hintergrund". Verglichen wurden dabei Griechen der ersten und Griechen der zweiten Migrantengeneration mit zwei den gleichen Alterskriterien entsprechenden deutschen Gruppen. Nach den gewonnenen Befunden zeigen Griechen der ersten Migrantengeneration im Vergleich zu einer demografisch völlig identischen deutschen Kontrollgruppe in ausgeprägterem Maße

- einen eher fatalistischen Umgang mit möglichen Krebserkrankungen
  „… ich möchte über Krebs gar nichts hören, nicht einmal das Wort Krebs …"
  „… ich möchte gar nicht aufgeklärt sein, weil ich dann noch mehr Angst habe und schon vor Angst sterben werde …"
- sehen als Ursachen von Krebserkrankungen vor allem psychosoziale Belastungen wie berufliche Belastungen und Sorgen, familiäre und partnerschaftliche Belastungen, sowie „Stress und Hetze" des täglichen Lebens
- sehen demgegenüber als Ursachen von Herzinfarkten vor allem Umweltbelastungen und –verschmutzungen und
- sehen schließlich den Therapieerfolg wesentlich in Abhängigkeit von den „Fortschritten der Medizin" und weniger in Abhängigkeit vom eigenen Verhalten und Lebensstil (keine interne Kontrollüberzeugung).

Die Untersuchungsergebnisse belegen die Notwendigkeit, in der Gesundheitsvorsorge und Behandlung stärker als bisher den kulturellen Hintergrund des Patienten und dessen Verarbeitungsprozess des Krankheitsgeschehens zu beachten, und dies hat Gültigkeit für alle, in vorstehendem Zusammenhang gefundenen und dargestellten psychologischen Barrieren, die eine Umsetzung von Hygienewissen in Hygieneverhalten nachhaltig negativ zu beeinflussen vermögen. Nur wenn dies geschieht, kann therapeutisch effektives Compliance-Verhalten gewonnen werden. Letztlich muss sich auch die Medizin immer als Bestandteil eines sozio-kulturellen Systems verstehen.

3.4 Psychologische Risikobilanz: Die subjektiven Eintretenswahrscheinlichkeiten von Risikofällen

Die sog. psychologische Risikobilanz stellt eine weitere, persönlich häufig zur Anwendung kommende Barriere für die Umsetzung von Hygiene- und Gesundheitswissen in praktisches Verhalten dar. Die ihr zugrunde liegende Bilanzierungstheorie (vgl. Bergler et al. 1995; Bergler 2007) besitzt – wie in zahlreichen empirischen

Studien nachgewiesen – einen hohen Beschreibungs-, Erklärungs- und Vorhersagewert für menschliches Verhalten. Zwei ausgewählte Untersuchungsergebnisse sollen die Bedeutung der jeweils individuellen Risikobilanz der psychologischen Kosten- und Nutzenfaktoren eines Verhaltens unter besonderer Berücksichtigung der subjektiv wahrgenommenen und damit geglaubten Eintretenswahrscheinlichkeiten des Risikofalles – der Kostenfaktoren – veranschaulichen. Die psychologische Bilanzierungstheorie geht also davon aus, dass das individuelle Gesundheitsverhalten auf Basis der subjektiven Eintretenswahrscheinlichkeiten der überhaupt möglichen psychologischen Nutzen- und Kostenfaktoren vorhergesagt werden kann. Zusätzlich kann auch noch erhoben werden, welches subjektive Gewicht, also welche emotionale Bedeutung, den einzelnen Kosten- oder Nutzenfaktoren zukommt.

Eine naive persönliche Risikobilanz wird für jeden Verhaltensbereich individuell neu erstellt, so dass jeder Mensch situations- und verhaltensspezifisch unterschiedliche, persönlich plausibel erscheinende psychologische Risikobilanzen erstellt; mit begründetem Wissen, mit einer objektiven Gefährdungshierarchie hat diese Bilanzierung theoretisch und empirisch nichts zu tun; es sind psychologisch irrationale Mechanismen der Selbst-Beunruhigung bzw. Selbst-Beruhigung, die hier wirksam werden.

▌ Impfbarrieren

Der „falsche" psychologische Umgang mit Infektionsrisiken und damit die innere Begründung für eine zunehmend unbefriedigender werdende Durchimpfungsrate ergibt sich wesentlich aus der Gegenüberstellung der subjektiv erlebten Gefährlichkeit der einschlägigen Infektionskrankheiten mit den subjektiv angenommenen Eintretenswahrscheinlichkeiten, daran selbst zu erkranken (vgl. Bergler 1995; Bergler & Borneff 1986). Die Ergebnisse machen deutlich, dass die subjektive Wahrscheinlichkeit, an einer subjektiv als gefährlich eingestuften Krankheit, wie z. B. Cholera, Diphtherie, Gelbfieber, Malaria, Kinderlähmung, Tollwut, Tuberkulose, Typhus und Tetanus zu erkranken, sowohl bei Ärzten wie in der Bevölkerung eher gering ausgeprägt ist; ein subjektiv minimal erlebtes Krankheitsrisiko motiviert nun aber nicht zu prophylaktischen Maßnahmen und vermag auch Verhaltensgewohnheiten nicht zu verändern (Abb. 8).

Selbst das Wissen um die mögliche Gefährlichkeit einer Krankheit, wie dies z. B. in Verbindung mit Polio, Tollwut, Typhus, Tuberkulose, Cholera, Malaria, TBC, Pocken, Tetanus u. a. der Fall ist, hat also nicht automatisch entsprechende gesundheitliche Vorsorgemaßnahmen zur Folge, wenn mit diesem Wissen nicht gleichzeitig eine höhere Eintretenswahrscheinlichkeit eben dieser gefährlichen Krankheiten für die eigene Person verbunden ist. Hinzu kommen als psychologische Kostenfaktoren die subjektiv vermeintlichen Eintretenswahrscheinlichkeiten von Impfkomplikationen (Impferkrankungen, Impfdurchbrüche, Impfschäden); sie werden bei den gegebenen geringen subjektiven Eintretenswahrscheinlichkeit gefährlicher Infektionskrankheiten subjektiv unbegründet, irrational erhöht, und

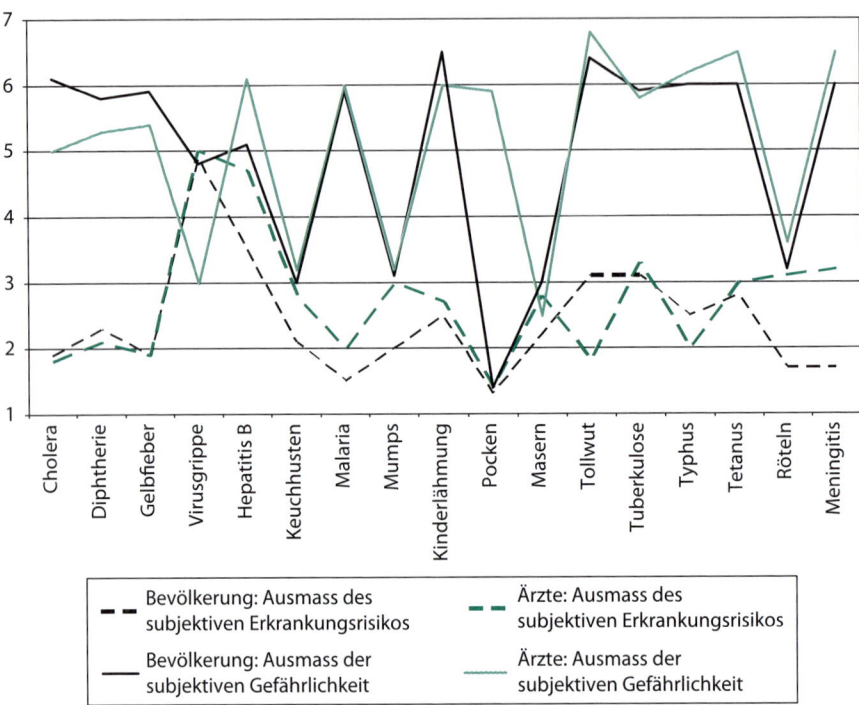

Abb. 8. Subjektives Erkrankungsrisiko in Bezug auf die eigene Person sowie Gefährlichkeit vorgegebener Krankheiten

damit als zusätzliche Impfbarrieren wirksam. Die psychologischen und „medizinischen" Kostenfaktoren des Impfens werden also praktisch irrational maximiert; wie der Tabelle 11 entnommen werden kann – es handelt sich dabei um spontane Äußerungen aus unserer Impfstudie – , kommt es zu keiner eindeutig positiven Bilanz; die psychologischen Impfbarrieren sind wesentlich zu stark ausgeprägt, das handlungsrelevante Urteil ausgesprochen ambivalent.

Die Dramatisierung von sog. Impfkomplikationen auf Basis des irrationalen Umganges mit statistischen Wahrscheinlichkeiten ist nicht zuletzt bei vielen Humanmedizinern in ausgeprägtem Nichtwissen und – bei einem Vergleich mit der Veterinärmedizin – in einer nicht hinreichend systemtheoretisch und interdisziplinär ausgerichteten Forschung der am Zustandekommen von Impfkomplikationen mitwirkenden Systeme und Faktoren begründet (vgl. Mayr 1983 u. a.). Die in der Tiermedizin systematisierten Zusammenhänge sollten die Humanmedizin wie die Psychologie stimulieren und auch gegenüber der Entwicklung von Vorurteilen etwas mehr immunisieren. Impfmüdigkeit beschränkt sich nun aber nicht nur auf den menschlichen Bereich, sondern überträgt sich zunehmend auch auf den Bereich der Heimtiere; damit nehmen dann die bisher durch Impfen beherrschten Risiken der Übertragung von tierischen Erkrankungen auf den Menschen zu. Ändert sich nichts am menschlichen Impfverhalten, dann müssen wir in der näheren

Tabelle 11. Vor – und Nachteile des Impfens

Mehrfachnennungen möglich	Anzahl der Nennungen in Prozent (n=80)
Vorteile des Impfens	
▪ Schutz vor wirklich schlimmen Krankheiten; kleineres Übel gegenüber einer schweren Erkrankung	58%
▪ Wichtige sinnvolle Vorbeugemaßnahme	50%
▪ Vermeidung von Epidemien, Ausrottung gefährlicher Krankheiten (häufiger Ärzte)	29%
▪ Wertvoller Schutz bei Auslandsreisen	9%
Nachteile des Impfens	
▪ Schwere bleibende gesundheitliche Schäden: Gehirnhautentzündung, Hirnschäden, Lähmungen, Tod, Leberschäden, Wachstumsstörungen, Blutvergiftung, Störungen des Hormonhaushalts, Schädigung des Nervensystems	63%
▪ Vorübergehende, physische Beeinträchtigungen: Fieber, Entzündungen, Hautreaktionen, Schwellungen der Impfstelle, Übelkeit, Erbrechen, Kreislaufbeschwerden, Krämpfe, Kopfweh	48%
▪ Vorübergehende psychische Beschwerden: Müdigkeit, Mattigkeit, Angegriffensein, schlechtes Allgemeinbefinden, Unleidlichkeit	43%
▪ Verhinderung des Aufbaus eigener Abwehrkräfte im Körper: Durch Impfungen wird man verweichlicht, Impfungen unterdrücken nur momentan eine Krankheit, sie kann zu einem späteren Zeitpunkt umso schlimmer zum Ausbruch kommen	25%
▪ Angst vor dem Impfen (Schmerzkonflikt)	19%
▪ Auslösung einer Krankheit durch Impfung	15%
▪ Kein sicherer Schutz vor Krankheit	8%
▪ Impfnarben, Attraktivitätseinbußen	5%
▪ Kosten	3%

Zukunft davon ausgehen, dass nur noch 44 Prozent der Bevölkerung und – mit einer gewissen zeitlichen Verzögerung – auch der Heimtierbestände einen hinreichenden Impfschutz besitzen. Wenn wir also weiterhin so irrational wie bisher mit solchen rational gegebenen Risikofaktoren umgehen, dann sind die Konsequenzen eines solchen Verhaltens ausschließlich von uns selbst zu verantworten; eine Rückdelegation der Verantwortung ist nicht mehr möglich.

Die irrationale Risikoverarbeitung durch subjektive Relativierung z.B. des Infektionsrisikos wird in Verbindung mit der Impfprophylaxe zusätzlich nicht unwesentlich davon mitbestimmt, dass – eben auf Basis von Impfungen – Risikofälle wie z.B. Kinder, die an Kinderlähmung oder auch Diphtherie erkrankt sind, praktisch nicht mehr erlebt und wahrgenommen werden können. Es gilt weitgehend die Gleichung, was nicht bzw. nicht mehr wahrnehmbar und erlebbar ist – Kinderlähmung, Diphtherie, Tollwut – , ist nicht mehr existent. Latente Risiken im

eigenen Verantwortungsbereich sind also nicht mehr im engeren und auch weiteren sozialen Umfeld wahrnehmbar. Damit scheidet aber der Faktor „subjektive, emotionale Betroffenheit" als zentraler Katalysator dafür, dass vorhandenes Wissen in praktisches Handeln umgesetzt wird, praktisch aus. Ohne Gefühle der persönlichen Betroffenheit, Wichtigkeit, der normativen Verbindlichkeit des Wissens darüber, was man nicht nur wissen muss, sondern auch tun sollte, ist Wissen letztlich wertlos: Auswendig Gelerntes kann zwar gelegentlich mit einer guten Note belohnt werden, ohne eine Verbindung zu und Aufladung mit persönlicher Bedeutsamkeit – Zentralität – kommt es aber nicht zur systematischen Anwendung dieses gelernten Wissens.

Noch ein weiterer Befund ist in diesem Zusammenhang anzuführen: Die gegenwärtige Eintretenswahrscheinlichkeit von Epidemien in der Bundesrepublik wird als sehr gering eingeschätzt. Soweit überhaupt von einer gewissen Bedeutsamkeit von Epidemien gesprochen wird, bezieht sich diese auf Grippewellen – die Wirksamkeit von Impfstoffen wird hier praktisch verneint, d. h. Glaubwürdigkeit und Vertrauen in diese prophylaktische Maßnahme sind nicht gewährleistet – und in einer Minorität von Fällen auf Geschlechtskrankheiten. Insgesamt überwiegt in der Bundesrepublik aber eine Befindlichkeit der relativen, letztlich aber naiven persönlichen Sicherheit vor Epidemien.

Die dargestellten Untersuchungsergebnisse führen zu einer Reihe von Schlussfolgerungen:

Impfen wird heute nur beschränkt als verpflichtende, selbstverständliche Verhaltensregel gesehen, bewertet und dann auch in systematisches Impfverhalten umgesetzt. Die Vielfalt angeführter psychologischer Impfbarrieren macht deutlich, dass die Entwicklung und Aktualisierung einer hinreichenden Impfmotivation eine wesentliche Aufgabe aller Gesundheitserziehung ist. Die vielfach erforderliche Verhaltensänderung ist nur dann mittelfristig erreichbar, wenn mit Hilfe personaler und massenmedialer Kommunikation folgende psychologische Voraussetzungen erfüllt sind:

- ▮ Es muss ein vereinfachtes, begreifbares und gleichzeitig persönlich bedeutsames Wissen über die Wirkungsmechanismen des Impfens im allgemeinen - Immunisierung – und die begründete Notwendigkeit erfolgreicher Schutzimpfungen vor einer Reihe von aktuellen Infektionskrankheiten – Symptomatik – vermittelt werden. Dies gilt auch für die Fachausbildung von Ärzten.
- ▮ Es müssen die möglichen Konsequenzen angeblich „harmloser" und „natürlicher" Kinder- bzw. Infektionskrankheiten aufgezeigt, d. h. Zusammenhänge zwischen Infektionskrankheiten und möglichen gesundheitlichen und damit auch psychologischen Dauerschäden hergestellt werden.
- ▮ Es müssen unterlassene Schutzimpfungen Bestandteil der persönlich beeinflussbaren Risikofaktoren der eigenen Gesundheit und damit der eigenen Lebenserwartung werden, d. h. gesundheitliche Risiken, die ein Mensch eingeht und die objektiv vermeidbar wären, müssen von diesen mindestens teilweise mitgetragen werden, eine „Vergesellschaftung" persönlich vermeidbarer Risiken müsste ausgeschlossen sein.
- ▮ Es müssen die persönlichen Eintretenswahrscheinlichkeiten von Infektionskrankheiten bei unterlassenen Schutzimpfungen vermittelt, d. h. die persön-

lich angenommene Wahrscheinlichkeit, dass man selbst an einer Infektionskrankheit erkranken kann, erhöht werden. Dies gilt nicht nur für die eigene Person, sondern auch in Bezug auf die eigenen Kinder.

▌ Es muss das naive Vertrauen in den Erfolg medikamentöser Behandlung von Infektionskrankheiten begründet infrage gestellt werden.

▌ Es müssen bestehende Verunsicherungen über Vor- und Nachteile des Impfens abgebaut werden. Die persönliche „Impfbilanz" muss positiv sein. Voraussetzung dafür ist allerdings, dass im Prozess der Meinungsbildung und Verhaltensanleitung Medizin wie Medien eindeutige, verständliche und sich nicht widersprechende positive Informationen wie Verhaltensanleitungen konsequent, konsistent und in permanenter Wiederholung vermitteln. Die vermittelten Informationen müssen dabei als persönlich interessant und bedeutsam erlebt werden.

▌ Es müssen durch Vorbilder, Verstärkung, Veranschaulichung und Wiederholung die Voraussetzungen für die Ausbildung von Wissen und Verhaltensnotwendigkeiten gegeben werden. Bei gegebener Verunsicherung auf Basis von Nichtwissen, Unverständlichkeiten, auch Unanschaulichkeiten kommt der stabilisierenden Funktion der Beratung, Anregung und Kontrolle durch Ärzte, Pflegepersonal, Psychologen, Lehrer und Eltern eine mindestens ebenso bedeutsame Rolle zu wie den verschiedenen Medien der Massenkommunikation.

Gesundheitserziehung darf nicht zu verwirrender Verunsicherung und damit Ablehnung bzw. Resignation führen, sondern muss attraktive Lebenshilfe für das eigene Wohlbefinden sein.

▌ Die Kosten-Nutzen-Bilanz des Alkoholkonsums bei Jugendlichen

Alkoholkonsum als gesundheitlicher Risikofaktor ist in der Bevölkerung hinreichend bekannt; es gibt kein Defizit an Risikowissen. Trotzdem ist Alkoholmissbrauch insbesondere bei Jugendlichen ein aktuelles und auch gravierendes Problem. Auf Basis eines bilanztheoretischen Ansatzes und einer demografisch repräsentativen Untersuchung von 1000 Jugendlichen im Alter von 12 bis 17 Jahren konnte die grundsätzliche Frage danach, unter welchen Bedingungen Jugendliche mit dem Konsum von Alkohol beginnen, eindeutig beantwortet werden.

Die Vielfalt der psychologischen Nutzenfaktoren des Alkoholkonsums und deren subjektive Ausprägungsgrade wurden zunächst einer Faktorenanalyse unterzogen; dabei erfolgte eine Datenreduktion insofern, als die verschiedenen Einzelaussagen (Items) zu Gruppen zusammengefasst wurden, die jeweils übergeordnete, voneinander unabhängige Beurteilungs- und Erlebnisdimensionen repräsentieren. Die Ergebnisse dieses Vorgehens finden sich in Tabelle 12. Deutlich werden hier die unterschiedlichen Funktionen, die der Alkohol für Jugendliche erfüllen kann, das heißt, welche Motivationslagen überhaupt den Alkoholkonsum psychologisch begünstigen.

Tabelle 12.   Faktorenanalyse: Wahrgenommene Vorteile des Alkoholkonsums (Varianzaufklärung: 73,3 Prozent)

Faktor 1: Genuss, Entspannung, Geselligkeit, Selbstsicherheit

▮ Bier, Wein, Schnaps oder andere alkoholische Getränke kann ich genießen

▮ Alkoholische Getränke schmecken mir einfach gut

▮ Alkohol hebt die Stimmung, macht gute Laune, ich werde dann immer etwas lustiger

▮ Alkohol zu trinken macht mir einfach Spaß

▮ Mit Alkohol kann ich besser feiern, auf etwas anstoßen

▮ Alkohol trinken finde ich gesellig

▮ Es ist ein angenehmes Gefühl, beschwipst zu sein

▮ Wenn ich Alkohol trinke, dann werde ich gleich etwas lockerer und lustiger, bin nicht mehr so steif

▮ Wenn ich Alkohol trinke, rede ich mehr, bin gesprächiger

▮ Wenn ich mit Freunden zusammen bin, dann verbindet es irgendwie, wenn wir Alkohol trinken

▮ Wenn ich Alkohol trinke, fühle ich mich selbstsicherer, ich traue mir mehr zu

▮ Wenn ich Alkohol trinke, kann ich danach gut schlafen

▮ Eigentlich fehlt mir etwas, wenn ich auf einer Feier kein Bier, Wein, Schnaps oder andere alkoholische Getränke trinken kann

▮ Wenn ich Alkohol trinke, dann kann ich gut entspannen

Faktor 2: Problembewältigung, Realitätsflucht, Enthemmung

▮ Wenn ich Alkohol trinke, dann kann ich besser abschalten und Dinge vergessen, die mich nerven

▮ Wenn ich Alkohol trinke, dann kann ich meine Probleme ganz gut vergessen

▮ Wenn ich Alkohol getrunken habe, erzähle ich meistens mehr über mich als ohne Alkohol

▮ Wenn ich Alkohol trinke, dann wird mir nicht so langweilig

▮ Alkohol baut einfach Hemmungen ab, die ich sonst habe

▮ Ich sehe die Zukunft mit etwas Alkohol rosiger; irgendwie bin ich zuversichtlicher

▮ Wenn ich Alkohol getrunken habe, lässt das Schmerzempfinden nach

▮ Wenn ich Alkohol trinke, kann ich mich bei anderen gleich besser durchsetzen

▮ Wenn ich ein Bier, ein Glas Wein, einen Schnaps oder andere alkoholische Getränke trinke, dann komme ich leichter auf neue Ideen und Gedanken

▮ Wenn ich Alkohol trinke, kann ich besser Leute kennen lernen

▮ Wenn ich Alkohol trinke, habe ich weniger Hemmungen, meine Meinung zu zeigen

Faktor 3: Coole, erwachsene Selbstdarstellung

▮ Wenn ich Alkohol trinke, werde ich in der Clique eher anerkannt

▮ Es sieht cool aus, wenn ich Bier, Wein, Schnaps oder etwas anderes Alkoholisches trinke

▮ Wenn ich Bier, Wein, Schnaps oder etwas anderes Alkoholisches trinke, fühle ich mich erwachsener

Faktor 4: Esskultur und Lebensstil

▮ Zu einem guten Essen schmeckt mir Wein oder Bier besonders gut

▮ Alkohol schmeckt einfach gut zum Essen

Zusammenfassend ergab sich folgende Struktur der Nutzenfaktoren:

▮ *Factor I:* Genuss, Entspannung, Geselligkeit, Selbstsicherheit
▮ *Factor II:* Problembewältigung, Enthemmung, Realitätsflucht, kommunikative Stimulation
▮ *Factor III:* Attraktive Selbstdarstellung und Demonstration eines Erwachsenen- Status
▮ *Factor IV:* Alkohol als Bestandteil der Esskultur und des Lebensstils

Im ersten Faktor wird demnach neben der genusssteigernden Wirkung des Alkohols auch seine Rolle als sozialer Katalysator beschrieben: Unter Alkoholeinfluss kann man sich besser entspannen, man ist im Umgang mit anderen Personen weniger steif und kann in gelöster Stimmung besser feiern.

Beim zweiten Faktor wird eine weitere Funktion des Alkohols angesprochen: Er hilft, Probleme und Ängste zu vergessen, Einsamkeit und Langeweile zu überwinden, leichter mit anderen Leuten ins Gespräch zu kommen und sich auch gegenüber anderen Personen zu behaupten oder sich durchzusetzen. Faktor III umfasst Empfindungen des Erwachsenenseins und der Coolness; Faktor IV bezieht sich schließlich auf Alkohol als ein geeignetes Getränk zu den Mahlzeiten und damit Bestandteil des verinnerlichten Konsum- und Lebensstils.

Der Vielzahl von möglichen „Nutzenfaktoren" des Alkoholkonsums – mit deren Wirksamkeit unterschiedliche Menschen mit unterschiedlichen subjektiven Eintretenswahrscheinlichkeiten rechnen – steht auch eine Vielzahl möglicher Kostenfaktoren gegenüber; sie wurden auch zunächst explorativ, d. h. mit Hilfe offener Fragestellungen gefunden und dann entsprechend den Nutzenfaktoren statistisch aufbereitet, so dass sich folgende Struktur ergab:

▮ *Factor I:* Psychische Kosten: Selbstwertverlust, Fehlverhalten, Kontrollverlust, „Gewissensbisse
▮ *Factor II:* Externale Kosten: Konflikte, Risiken
▮ *Factor III:* Gesundheitliche Schädigungen, Entwicklung von Abhängigkeiten
▮ *Factor IV:* Konstitutionelle Beeinträchtigungen, keine Problemlösung

Die mögliche Erlebnisstruktur der Kostenfaktoren des Alkoholkonsums ergibt sich aus Tabelle 13.

Stärkstes Gewicht besitzen dabei internale, vor allem psychische Beeinträchtigungen wie Depressionen oder Gewissensbisse, aber auch die Angst, schwach zu wirken (Faktor I). Hinzu kommen Kosten wie finanzielle Aufwendungen für den Alkohol, ein erhöhtes Unfallrisiko oder Ärger mit den Eltern (Faktor II). Die Faktoren III und IV beziehen sich sowohl auf die gesundheitlichen Gefahren und das Suchtpotential des Alkoholkonsums wie auf die eingeschränkte Funktionsfähigkeit des Körpers. Auch wird im letzten Faktor angesprochen, dass Alkohol keineswegs helfe, Probleme zu lösen.

Nimmt man bei den untersuchten Jugendlichen eine Unterteilung nach Nichttrinkern (n=300), Gelegenheitstrinkern (n=454) und regelmäßigen Trinkern

Tabelle 13.   Faktorenanalyse: Wahrgenommene Nachteile des Alkoholkonsums
(Varianzaufklärung: 59,6 Prozent)

Faktor 1: Psychische Kosten: Selbstwertverlust, Fehlverhalten, Kontrollverlust

▮ Wenn ich Alkohol trinke, wird meine Stimmung eigentlich irgendwie schlechter
▮ Ich bekomme Depressionen durch Alkohol, sehe alles als sinnlos an
▮ Wenn ich Alkohol trinke, werde ich aggressiv
▮ Wenn ich Alkohol getrunken habe, fühle ich mich eher schwach
▮ Wenn ich Alkohol getrunken habe, wirke ich vielleicht auf andere Leute abstoßend
▮ Wenn ich Alkohol trinke, ist das ein Zeichen von Schwäche
▮ Durch Alkohol werde ich irgendwie unsicherer
▮ Wenn ich Alkohol getrunken habe, bekomme ich ein schlechtes Gewissen
▮ Wenn ich Alkohol trinke, verhalte ich mich albern und lächerlich
▮ Von Alkohol werde ich schlapp und müde
▮ Wenn ich mal zu viel getrunken habe, ärgere ich mich

Faktor 2: Externe Kosten: Konflikte, Risiken

▮ Wenn ich Bier, Wein, Schnaps oder andere alkoholische Getränke trinke, bekomme ich eine Fahne
▮ Alkohol fördert mein leichtsinniges Verhalten, zum Beispiel beim Mofa- oder Fahrradfahren
▮ Alkohol ist teuer, kostet mich viel Geld
▮ Wenn ich Alkohol trinke, bekomme ich Ärger mit den Eltern
▮ Wenn ich Alkohol trinke, bekomme ich danach Kopfweh
▮ Wenn ich Alkohol trinke, dann eigentlich mehr, als ich vorhabe

Faktor 3: Gesundheitliche Schädigungen, Abhängigkeit

▮ Alkohol schadet meiner Gesundheit
▮ Von Alkohol kann ich abhängig und süchtig werden
▮ Bier, Wein, Schnaps und andere alkoholische Getränke schmecken mir eigentlich nicht gut
▮ Alkohol macht mich dumm, Gehirnzellen sterben ab
▮ Von Alkohol kann ich eine richtige Vergiftung bekommen

Faktor 4: Konstitutionelle Beeinträchtigung, keine Problemlösung

▮ Alkohol hilft eigentlich nicht, Probleme, die ich habe, zu vergessen
▮ Wenn ich Bier, Wein, Schnaps oder andere alkoholische Getränke trinke, kann ich nicht mehr am Verkehr teilnehmen
▮ Wenn ich Alkohol trinke, kann ich nicht richtig Sport machen

(n=246) vor und analysiert nun die jeweiligen subjektiven Eintretenswahrscheinlichkeiten der Nutzen- und Kostenfaktoren, dann sind die Bilanzwerte eindeutig:

▮ Jugendliche Alkoholkonsumenten maximieren die Eintretenswahrscheinlichkeiten von Nutzenfaktoren bei gleichzeitiger Minimierung bzw. Relativierung der Kostenfaktoren. Bei jugendlichen Nichttrinkern ist das Gegenteil der Fall.

Verglichen mit den Nichttrinkern zeigen sich die Gelegenheits- und regelmäßigen Trinker von Alkohol weit weniger sensibel gegenüber den potenziellen Gefahren des Alkohols. Lediglich Nachteile, die unmittelbar nach dem Alkoholkonsum erfahr-

bar sind, wie eine Alkoholfahne, stellen für sie persönlich relativ wahrscheinliche Kosten dar. Von Auswirkungen, die weit in der Zukunft liegen, wie gesundheitliche Schädigungen, fühlen sie sich dagegen wesentlich weniger betroffen als Nichttrinker. Auch scheinen sie kaum darüber nachzudenken, wie sie in alkoholisiertem Zustand auf andere Leute wirken. Bei den Nichttrinkern fällt auf, dass die „benefits" des Alkoholkonsums für das eigene Erleben und damit die eigene Motivationslage signifikant weniger stark ausgeprägt sind: Nichttrinker benötigen zu ihrer Lebensqualität keine Stimulation durch Alkohol; sie rechnen auch persönlich kaum damit, dass Alkohol Verhaltensweisen moderiert und stimuliert, die auch ihnen vielfach wesentlich sind: Kommunikationsfähigkeit und Kommunikationswilligkeit wie auch soziale Attraktivität sind für Nichttrinker keine Frage des Alkohols, sondern eine Frage ihres persönlichen Lebensstils innerhalb ihrer sozialen Umgebung.

Aus den gewonnenen Befunden gewinnt man zum einen Einsicht in die psychologische Qualität der vielfach nur mit- oder auch unbewusst ablaufenden psychologischen Bilanzierungsprozesse und vermag andererseits auch zu erkennen, wie diese vielfach irrational ablaufenden Prozesse Konsumverhalten zu erklären und vorherzusagen vermögen. Eine „positive" Bilanz ist dabei immer auch eine psychologische Barriere für die Eliminierung des gesundheitlichen Risikofaktors Alkohol, d. h. das rationale Wissen um die Risiken des Alkoholkonsums wird durch irrationale Verschiebung der Erwartungswerte relativiert bzw. sogar völlig verdrängt.

3.5   Naives Vertrauen in die Therapiefähigkeit von Infektionskrankheiten

Es war an anderer Stelle schon auf die Aktualität der zunehmend multiresistenten Erreger und eine durch den demografischen Wandel erhebliche Ausweitung hygienischer Risikofaktoren hingewiesen worden. Dass trotz dieser Erkenntnisse vielfach immer noch eine Bagatellisierung stattfindet, macht die Folgen einer solchen verfestigten „Überzeugung" als Barriere hygienischen Verhaltens nur umso dramatischer. Natürlich waren wir lange Zeit von resistenten Erregern durch die Wirksamkeit der Antibiotika verschont. Nun haben sich aber die Erreger verändert, die Hygiene als Wissenschaft hat sich ebenfalls weiterentwickelt, nur viele, die die Hygiene alltäglich praktizieren sollen, zeigen wenig Bereitschaft, einmal Gelerntes als nicht mehr gültig abzulegen und zu vergessen und dafür Neues zu lernen. Geschieht dies nicht, wird also Wissen nicht mehr aktualisiert, dann entwickelt sich dieses veraltete und überholte Wissen sehr schnell zu einem System von Vorurteilen und generiert damit verstärkt Fehlverhalten.

3.6   Vereinfachung und Verfälschung des Wissens durch Gewohnheitsbildung

Wissen, das für alltäglich praktisches, privates wie berufliches Handeln wesentlich ist und auch als solches empfunden wird, unterliegt immer einem Prozess der Ge-

wohnheitsbildung und Automatisierung. Wissen wird damit zu einem Bestand-teil alltäglicher Selbstverständlichkeiten. Prinzipiell ist dies auch wünschenswert, denn wenn man immer von Neuem darüber nachdenken muss bzw. sollte, was es gilt, in einer bestimmten Situation zu bedenken, dann wären „Störungen" im zeit-lichen Ablauf unvermeidlich. Gewohnheitsbildung verstanden als automatisier-tes, selbstverständliches Verhalten beinhaltet im Zeitablauf aber auch Risiken der Vereinfachung des ursprünglich gelernten komplexen Wissens und Verhaltens. Mit solchen Vereinfachungen, die vielfach auch Besonderheiten der Anwendung eines Wissens in einer spezifischen Situation vernachlässigen, kommt es dann zu-nehmend durch Verallgemeinerung zu Verfälschungen des Wissens und damit zur Ausbildung von Fehlverhalten. Solche Vereinfachungsprozesse können im übrigen durch sozialen Gruppendruck noch verstärkt und beschleunigt werden – die Erfahrungen der „alten" Hasen, wie man das genauso gut einfacher machen kann. Da Gewohnheiten in hohem Maße verfestigte automatisierte Verhaltensab-läufe darstellen, sind sie auch, je länger wir sie praktizieren, zunehmend resistent gegenüber neuen, eventuell das Alte modifizierende Informationen. Man muss sich immer wieder seine eingeschliffenen Gewohnheiten vergegenwärtigen und bewusst machen, und dies unter einer zweifachen Perspektive:

∎   Sind meine Gewohnheiten noch Abbildungen meines gelernten Wissens?
∎   Ist man immer sensibel für Korrekturen von sich vereinfachenden Gewohn-heiten auf Basis einer bewussten Rückbesinnung auf das gelernte und mög-licherweise sich auch verändernde Wissen?

Verhaltensgewohnheiten sind immer äußerst „praktisch", wir kommen ohne sie in einer komplexen Umwelt nie zurecht; sie sind aber auch in ihrer Vereinfachung „verführerisch" und werden dann konfliktträchtig, wenn sie nicht sensibel auf neue Informationen z. B. auch im zwischenmenschlichen Bereich achten: Team-arbeit, die nur auf eingeschliffene Gewohnheiten gegründet ist, ist immer auch konfliktträchtig, weil sich die Frage der Veränderung, der Evaluierung des gefor-derten Verhaltens unter sich verändernden Rahmenbedingungen nicht stellt.

3.7   Lebensstile der Informationsaufnahme, Informationsverarbeitung und Informationsanwendung als Barrieren der Wissensaufnahme und Wissensverarbeitung

Ob wir ein vorhandenes, gelerntes und auch gespeichertes Wissen tatsächlich in Verhalten umsetzen, ist immer auch eine Frage unseres Lebensstils. Wissen ist dann, wenn es an seine Umsetzung geht, immer integriert – eingebaut – in einen ganzheitlichen Lebensstil. Man kann beispielsweise Rauchern, die alle wissen, dass Rauchen schädlich ist, nicht einfach das Rauchen aus ihrem Lebensstil „heraus-konditionieren" und damit die „Genussvorteile" des Rauchens „löschen", sondern ein Raucher wird zu einem Nichtraucher nur über eine ganzheitliche Verände-rung seines Lebensstils. Wir wollen das Gesagte an dem Beispiel des Hygiene- und

Gesundheitsverhaltens als Element eines Lebensstils weiter veranschaulichen. Auch Defizite des Hygiene- (Prophylaxe-) Verhaltens sind – bei vorhandenem Wissen um die Notwendigkeiten – niemals ein isoliertes oder isolierbares Element menschlichen Verhaltens: Monokausale Zusammenhänge gibt es im Rahmen der Erklärung und Vorhersage menschlichen Verhaltens nicht. Auch die Qualität des Hygieneverhaltens ist immer Bestandteil eines ganzheitlichen Lebensstils. Unsere Untersuchungen zur Psychologie der individuellen Vermeidung von Gesundheitsrisiken zeigen solche unterschiedlichen Lebensstils (vgl. S. 113 ff.).

■ Zusammenfassung

An wesentlichen Barrieren, die eine effektive Umsetzung von Erkenntnissen der Hygiene- und Präventionsforschung in alltägliches, normentsprechendes Verhalten vielfach zu blockieren vermögen, wurden auch in ihren psychologischen Wirkungszusammenhängen und Wirkungsmechanismen diagnostiziert:

- Einstellungen zu Folgen von Hygienedefiziten als Strategien der Verdrängung, Relativierung und Minimierung von Hygienerisiken.
- Das Ausmaß der allgemeinen und individuellen Hygienesensibilität als Persönlichkeitsfaktor und Prädikator persönlichen Hygieneverhaltens.
- Vorurteile als Entschuldigungsmechanismen für Fehlverhalten.
- Die Irrationalität von Risikofaktoren und Risikohierarchien in Verbindung mit der Zuordnung von Krankheitsursachen: Die Verweigerung von Selbstverantwortlichkeit.
- Die psychologische Risikobilanz in Verbindung mit dem „Mechanismus der subjektiven Eintretenswahrscheinlichkeiten" von Risikofällen.
- Das naive Vertrauen in die Therapiefähigkeit von Infektionskrankheiten.
- Die Vereinfachung des Wissens durch Gewohnheitsbildung.
- Lebensstile als gruppenspezifische – typologische – Stile der Informationsaufnahme, -verarbeitung und –anwendung und damit als Barrieren der Wissensaufnahme und Wissensverarbeitung.

Die Darstellung der Barrieren für eine effektive Umsetzung von Erkenntnissen der Hygiene- und Gesundheitsforschung in alltägliches Verhalten dürfte deutlich gemacht haben, was Menschen alles daran hindert, in diesem Handlungsfeld so erfolgreich zu sein, wie sie das eigentlich könnten. Die Frage, die es an späterer Stelle noch zu beantworten gilt, ist also, was sind eigentlich die Bedingungen, die erfüllt sein müssen, damit defizitäres Hygiene- und Gesundheitsverhalten entsprechend dem wissenschaftlichen Erkenntnisstand optimiert werden kann? Einfacher formuliert: Was hilft uns, Hygienebarrieren zu überwinden und Wissen in Verhalten umzusetzen?

Zunächst scheint es uns aber erforderlich zu sein, die psychologischen Grundlagen, d. h. die Ursachen des Hygiene- und Präventionsverhaltens einer empirisch begründeten Analyse zu unterziehen.

4 Psychologische Grundlagen – Ursachen – des Hygiene- und Präventionsverhaltens

Der psychologische Zusammenhang zwischen dem Sauberkeitserziehungsstil sowie dem vorgelebten Präventionsverhalten der Eltern und dem Sauberkeits- bzw. Präventionsverhalten der nachfolgenden Generation ist nicht erst seit Sigmund Freud immer wieder thematisiert worden; zum aktuellen Stand der Forschung werden dazu im Folgenden ausgewählte Untersuchungsergebnisse vorgestellt:

4.1 Hygieneverhalten als Erziehungsprozess

Basis unserer Befunde ist eine internationale Studie in Deutschland, Frankreich und Spanien zum Thema „Körperhygiene und Sauberkeit"; untersucht wurde jeweils eine demografisch repräsentative Stichprobe von Frauen und Männern in Deutschland (N=1016), Frankreich (N=517) und Spanien (N=514). An wesentlichen, für unsere Thematik relevanten Befunde sind hervorzuheben:

- In allen Ländern existiert ein weitgehend übereinstimmendes Wissen in Bezug auf die Risiken von Hygienedefiziten. Es besteht also durchaus ein Wissen um die Bedeutung der Hygiene für menschliche Gesundheit, auch wenn der Grad der Zustimmung in den relevanten Fragestellungen noch ausgeprägter sein dürfte, um so das Ausmaß der persönlichen Betroffenheit weiter zu erhöhen. An möglichen Folgen von Unsauberkeit werden in allen Ländern mit abnehmenden Nennungshäufigkeiten u. a. genannt: Bakterien, Pilze, Herpes, Hepatitis, Infektionen allgemein, Salmonellen in Lokalen, Läuse, Flöhe, Hautausschläge, Allergien, Durchfallerkrankungen, Geschlechtskrankheiten, Blutvergiftung. Der Zusammenhang von Hygiene und Gesundheit lässt sich auf zwei Dimensionen positionieren: I Hygiene als Prophylaxe und II Hygienedefizite als Infektionsrisiken.

- Hygiene- und Sauberkeitsverhalten ist das Ergebnis eines Lernprozesses, der mit dem Toilettentraining im Elternhaus beginnt und an dem im Laufe der menschlichen Entwicklung eine Vielzahl von Sozialisationsagenten einschließlich der Medien beteiligt sind. Das qualitative Ergebnis dieses Lernprozesses ist in der kontinuierlich erlebten Vorbildlichkeit elterlichen Verhaltens, der Vermittlung eindeutiger Verhaltensregeln und einem systematischen, kontinuier-

lich-kontrollierenden Sauberkeitserziehungsstil entscheidend mitbegründet. Eltern unterscheiden sich allerdings vielfach deutlich in der Art ihres Sauberkeitserziehungsstils, aber auch danach, in welchem Ausmaß für sie Körperpflege als Basis zwischenmenschlicher Attraktivität wesentlicher Bestandteil der Sauberkeits- und damit Persönlichkeitserziehung ist. An Einzelbefunden sind anzuführen:

1. Mütter sind länderübergreifend die zentralen Vermittler und Träger von Sauberkeitsnormen und Sauberkeitserziehung.
2. Die Inhalte der Sauberkeitserziehung im Elternhaus lassen sich drei Dimensionen zuordnen: I. Inhalte des privaten Hygiene- und Prophylaxeverhaltens: Hygiene und Gesundheit, II. Inhalte des sozialen Sauberkeits- und Ordnungsverhaltens: Sauberkeit, III. Instrumente der Erziehung: Pünktlichkeit und gepflegtes Äußeres (Tabelle 14).

Tabelle 14. Sauberkeitsverhalten im Elternhaus. Ergebnisse der Faktorenanalyse (Varianzaufklärung: 56,0 Prozent)

Faktor I: Hygiene und Gesundheit

∎ Tägliches Zähneputzen war das oberste Gebot

∎ Meine Eltern haben immer darauf geachtet, dass mein Haar regelmäßig gewaschen wurde

∎ Meine Eltern haben immer darauf geachtet, dass ich täglich frische Unterwäsche trug

∎ Als ich in das entsprechende Alter kam, haben meine Eltern darauf geachtet, dass ich mich untenherum (Intimbereich) regelmäßig wasche

∎ Meine Eltern haben mich regelmäßig zum Zahnarzt geschickt

∎ Meine Eltern haben stets darauf geachtet, dass ich mindestens einmal wöchentlich gebadet habe

∎ Meine Eltern haben stets darauf geachtet, dass ich immer mit Messer und Gabel gegessen habe

∎ Meine Eltern haben mich jedes Mal ermahnt, die Hände zu waschen, wenn ich auf der Toilette war

Faktor II: Sauberkeit

∎ Meine Eltern haben immer darauf geachtet, dass ich mir täglich Hals und Ohren gewaschen habe

∎ Meine Eltern haben stets darauf geachtet, dass ich saubere Fingernägel hatte

∎ Mein Eltern haben immer darauf geachtet, dass ich stets ein sauberes Taschentuch bei mir hatte

∎ Meine Eltern haben stets darauf geachtet, dass meine Schuhe geputzt waren

∎ Mein Eltern haben immer darauf geachtet, dass ich meine Sachen nicht überall herumliegen ließ

∎ Meine Eltern haben immer darauf geachtet, dass wir zum Essen mit gewaschenen Händen erschienen

Faktor III: Pünktlichkeit und gepflegtes Äußeres

∎ Meine Eltern haben immer darauf geachtet, dass ich abends pünktlich nach Hause kam

∎ Wenn ich schmutzig vom Spielen heimkam, wurde ich sehr geschimpft

∎ Meine Eltern fingen gleich an zu meckern, wenn ich meine Haare mal nicht gekämmt hatte

∎ Meine Eltern haben immer darauf geachtet, dass ich ordentlich gekleidet war

∎ Wasser und Seife, das reichte zur täglichen Körperpflege

Tabelle 15. Qualität des Kontrollverhaltens der Eltern; Anzahl der Nennungen in Prozent

	Deutschland		Frankreich		Spanien	
	Männer	Frauen	Männer	Frauen	Männer	Frauen
▮ Strenge Kontrolle mit Sanktion bei Fehlverhalten	7,1	8,7	29,2	31,7	21,8	28,4
▮ Regelmäßige Kontrolle	30,6	35,7	54,9	59,0	50,9	45,3
▮ Gelegentliche Kontrolle	57,8	47,6	15,3	9,3	18,1	16,9
▮ Wenig Kontrolle	4,5	8,1	0,7	-	9,3	9,3

3. In zwei Aspekten des Erziehungsverhaltens sind die Eltern zwischen den drei Ländern signifikant verschieden, nämlich
   – dem Ausmaß eines systematisch kontrollierenden Sauberkeitserziehungsstils und
   – dem Ausmaß und der Qualität der Sanktionen bei Verstößen gegen die vermittelten Sauberkeitsnormen.
4. Das Ausmaß regelmäßiger und auch strenger elterlicher Kontrollen des Sauberkeitsverhaltens der Kinder, sowie die Kontinuität und Systematik dieses bereichsspezifischen Erziehungsverhaltens – ist noch verstärkt bei Mädchen – in Frankreich und Spanien wesentlich weiter verbreitet als in Deutschland. Während in über 50 Prozent der Fälle in deutschen Familien nur eine relativ sporadische Kontrolle stattfindet, berichten in Frankreich und Spanien zwischen 70 und 90 Prozent der Befragten von einem regelmäßigen, d. h. kontinuierlichen Kontrollverhalten (Tabelle 15).
5. Die Qualität des elterlichen Sanktionsverhaltens bei Verstößen gegen die kontrollierten Regeln der Sauberkeitserziehung ist in Frankreich und Spanien strenger als in Deutschland. Von Ausgehverboten, Kino- und Fernsehverboten, Kürzung des Taschengeldes, Verbot von Hobbies, auch „Prügeln" berichten in Frankreich 48,2% der Männer und 51,5% der Frauen; in Spanien sind dies 33,6% bzw. 31,1%; und in Deutschland 20,6% bzw. 19,6% (Tabelle 16).

Unsicherheiten, Ambivalenzen zwischen Überbehütung, Laisser-faire, falsch verstandener Liberalität und auch immer wieder autoritären „Drohgebärden" sind vielfach prototypisch für das elterliche Erziehungsverhalten in Deutschland.

Tabelle 16. Sanktionsverhalten der Eltern; Anzahl der Nennungen in Prozent

	Deutschland		Frankreich		Spanien	
	Männer	Frauen	Männer	Frauen	Männer	Frauen
▮ Schimpfen	28,1	25,1	30,0	33,8	58,7	64,3
▮ Ausgehverbot/Hausarrest	6,9	7,8	16,0	18,5	15,8	15,7
▮ Kino- bzw. Fernsehverbot	2,1	2,2	6,6	4,2	2,7	3,9
▮ Kürzung des Taschengelds	1,7	2,0	3,1	1,5	3,9	1,2
▮ Verbot von Hobbies	1,4	2,2	5,8	6,9	3,1	2,0
▮ Ohrfeige/Prügel	8,5	5,4	16,7	20,4	8,1	8,2
▮ Keine Bestrafung	16,6	17,9	5,8	4,6	21,2	20,8

6. Die länderspezifische Qualität des Kontroll- und Sanktionsverhaltens findet nun ihren sichtbaren Niederschlag im länderspezifischen Sauberkeits- und Hygieneverhalten; dazu einige exemplarische Ergebnisse:

– Häufigkeit des Zähneputzens: Spanische Frauen putzen sich am häufigsten die Zähne: 42,9% tun dies zweimal am Tag, 36,6% nach jeder Mahlzeit; letzteres tun deutsche Frauen nur in 6,9% und französische nur in 6,5% der Fälle. Männer zeigen generell die niedrigsten Werte in Bezug auf Zahnhygiene.

– Körperhygiene: Waschen des Intim- bereichs am Morgen: Der Anteil von Frauen und Männern, der regelmäßig am Morgen Intimhygiene betreibt, ist in Deutschland am kleinsten (Frauen 61,8%; Männer 44,8%) und in Frankreich am größten (Frauen 90,5%; Männer 72,1%). In Spanien tun dies 75,3% der Frauen und 44,4% der Männer.

– Wäschewechsel: Der Sauberkeits- und Hygienestatus in Frankreich liegt signifikant über dem von Deutschland; dies wird sichtbar in der höheren Wäschewechselfrequenz u. a. von Slips und Unterhosen, Büstenhaltern, Nachthemden und Schlafanzügen, Strümpfen und Socken, Bettlaken und Kopfkissen.

Die vorliegenden Befunde machen zusammenfassend – vor allem in Verbindung mit dem dargestellten tatsächlichen Sauberkeitsverhalten – deutlich: Die Entwicklung eines hygiene- und prophylaxeorientierten Lebensstils beginnt mit dem Vorbildverhalten der Eltern, der Vermittlung und Begründung einsichtiger, eindeutiger Verhaltensregeln, aber dann im folgenden auch deren kontinuierlichen systematischen Kontrolle und einem abgestuften System positiver Verstärker wie aber auch angemessener Sanktionen. In der Sicherheit, Konsequenz und Kontrolle ihres Erziehungsverhaltens in den Bereichen Hygiene, Sauberkeit und Körperpflege sind Franzosen und Spanier den Bundesdeutschen eindeutig überlegen.

Auch die zwischen Frankreich, Spanien und Deutschland aufgezeigten Unterschiede in der Qualität und Intensität der Sauberkeitserziehung müssen vor dem Hintergrund unterschiedlicher kultureller religiöser Einflussfaktoren gesehen und auch verstanden werden. Deutschland: Protestantismus; Frankreich: Romanisch römische Sozialhygiene; Spanien: Maurisch-islamische Reinigungsrituale.

4.2 Ursachen gesundheitlichen Fehlverhaltens im Jugendalter

Unsere Untersuchungen zu Ursachen des Alkohol- und Tabakkonsums bei Jugendlichen haben auch bei diesen gesundheitlichen Risikofeldern die zentrale Rolle des Elternhauses eindeutig nachgewiesen. Zur Veranschaulichung werden im Folgenden die entscheidenden Ergebnisse eines Strukturgleichungsansatzes (vgl. Bergler et. al. 2000; Poppelreuter & Bergler 2007) für den Verhaltensbereich Alkoholkonsum zusammenfassend dargestellt. Wesentlich ist bei diesem Ansatz, dass es möglich ist, nicht nur Zusammenhänge zwischen den verschiedenen Einflussfaktoren korrelativ zu untersuchen, sondern es darüber hinaus gelingt, auch

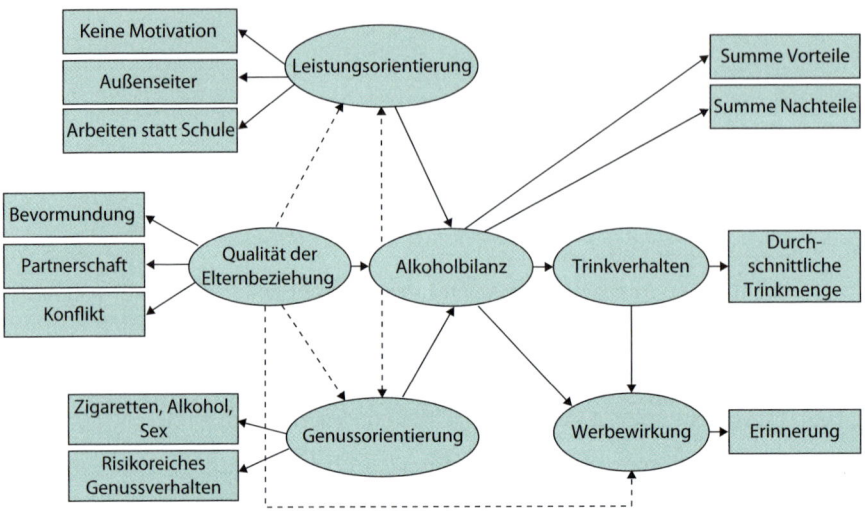

Abb. 9. Das vollständige LISREL-Modell mit Strukturmodell und Messvariablen

die kausale Richtung des Einflusses einer empirischen Testung zu unterziehen. Damit geht aber die Aussagekraft dieses theoretischen Modells weit über die in vielen rein korrelativen Studien erzielten Ergebnisse hinaus. Einbezogen in das Modell (Abb. 9) wurden all jene Einflussgrößen – Variablen –, die nach vorliegenden Studien und Pilotprojekten für die Ausprägung des Alkoholkonsums bei Jugendlichen besonders relevant sind.

Die Diagnose des Ursachengefüges jugendlichen Alkoholkonsums zeigt in aller Eindeutigkeit die Vielschichtigkeit der Motivationslage. Ursachen mit einem unterschiedlichen Einfluss auf den Trinkstatus der Jugendlichen sind:

■ Die Qualität der Eltern-Kind-Beziehung

Die Qualität der Beziehung zu den Eltern; sie steht im Mittelpunkt der Bedingungsgrundlagen des Alkoholkonsums: Regelmäßiger Alkoholkonsum Jugendlicher steht in einer signifikanten Beziehung zu einem konfliktären Eltern-Kind-Verhältnis; dieses ist geprägt von einer zunehmenden Distanzierung der Jugendlichen vom Elternhaus und der verstärkten Zuwendung und Bindung an eine überwiegend Alkohol konsumierende Clique.

Die Qualität der Eltern-Kind-Beziehung wird von vier Faktoren bestimmt:

■ *Faktor 1*: Ausmaß an Bevormundung, Überfürsorglichkeit und Diskrepanz der Wertmaßstäbe
   – Meine Eltern machen sich viel zu viele Sorgen um mich
   – Sie wollen immer alles besser wissen
   – Sie behandeln mich oft, als wäre ich noch ein kleines Kind
   – Sie mischen sich viel zu oft in meine Sachen ein

- Meine Eltern sind zu streng
- Meine Eltern gehen mir laufend auf die Nerven
- Sie haben altmodische Ansichten, wir haben meistens verschiedene Meinungen
- Ich streite mich oft mit meinen Eltern

▎ *Faktor 2*: Ausmaß an partnerschaftlicher Beziehung, Gemeinsamkeit und Offenheit
- Ich unternehme viel mit meinen Eltern zusammen
- Meine Eltern sind mir so ein bisschen ein Vorbild
- Meine Eltern sind wie Freunde für mich
- Mit ihnen kann ich über alles reden
- Mit meinen Eltern kann man richtig gut reden und diskutieren

▎ *Faktor 3*: Ausmaß an Vernachlässigung der Kinder sowie problem- und konflikt-belastete Eltern
- Meine Eltern streiten sich häufig
- Meine Eltern verstehen sich untereinander nicht so besonders
- Sie lassen oft ihre Launen an mir aus
- Meine Eltern haben viel zu wenig Zeit für mich
- Meine Eltern lehnen meine Freunde ab

▎ *Faktor 4*: Ausmaß an Großzügigkeit und Akzeptanz
- Meine Eltern lassen mich eigentlich tun, was ich will
- Meine Eltern nehmen mich so, wie ich bin
- Meine Eltern sind nicht geizig, sie geben und schenken mir viel

Die Beschreibungsmerkmale für das persönliche Eltern-Kind-Verhältnis wurden primär in der Pilotstudie auf Basis offener Fragestellungen gewonnen; es handelt sich dabei also um die für die Jugendlichen entscheidenden positiven oder auch negativen Erlebnismuster im alltäglichen Umgang mit ihren Eltern.

Bezüglich des Zusammenhanges zwischen Alkohol konsumierenden Jugendlichen und der Qualität der Eltern-Kind-Beziehung ergeben sich nun folgende grundsätzlichen Befunde:

▎ Hoch signifikante Unterschiede ergaben sich vor allem zwischen den Jugendlichen, die keinen Alkohol trinken, und solchen, bei denen dies schon regelmäßig erfolgt. Im Gegensatz zu den regelmäßigen Alkoholkonsumenten ist die Beziehungsqualität zwischen den Jugendlichen und ihren Eltern bei Nichttrinkern wesentlich stärker bestimmt von einem freundschaftlich-partnerschaftlichen Verhältnis, von Gesprächsoffenheit und Diskussionsfähigkeit, von Verständnis und wechselseitiger Akzeptanz; man erlebt auf Seiten der Eltern durchaus Vorbildverhalten. Natürlich gibt es auch bei nicht trinkenden Jugendlichen immer einmal wieder Spannungen, entscheidend ist aber, dass

Tabelle 17. Eltern-Kind-Beziehung, Angaben in Prozent; n=546

Top Boxes (Score 6 und 7)

	Nicht-Trinker	Regelmäßige Trinker	sig.	CC
∎ Ich streite mich oft mit meinen Eltern	3	17	0,00	0,29
∎ Ich unternehme viel mit meinen Eltern zu-sammen	26	6	0,00	0,37
∎ Mit meinen Eltern kann man richtig gut reden	38	16	0,00	0,28
∎ Meine Eltern streiten sich häufig	5	12	0,00	0,23

ein problemlösender Stil die Auseinandersetzung bestimmt und der Aufbau einer andauernden Konfliktlage verhindert wird (Tabelle 17).

Einige exemplarische Ergebnisse zeigt Tabelle 17:

Nach diesen Befunden beschreiben Jugendliche, die keinen Alkohol konsumieren, ihre Eltern ausgesprochen positiv: Die Eltern sind immer sympathische Gesprächspartner; man kann mit ihnen alles besprechen; die Auseinandersetzung zwischen den Jugendlichen und ihren Eltern verläuft problemlösend. Hinzu kommen relativ viel gemeinsame Aktivitäten, d. h. man erlebt viel gemeinsame Freuden mit seinen Eltern. Im Gegensatz dazu leben regelmäßig Alkohol konsumierende Jugendliche vielfach in Konflikten mit ihren Eltern und müssen außerdem nicht selten auch Konflikte zwischen ihren Eltern miterleben: Familienspannungen werden zu einer Art von Dauerproblem; Jugendliche entwickeln dann zwangsläufig Strategien der Problemlösung; der Alkoholkonsum ist eine dieser Möglichkeiten. Zusammenfassend ergibt sich:

∎ Jugendliche, die schon regelmäßig Alkohol konsumieren, leben verstärkt in einem mehrschichtigen Spannungssystem; sowohl zwischen den Eltern wie auch zwischen den Kindern und ihren Eltern ist die Konflikthäufigkeit relativ hoch; die Wünsche und Wertorientierungen innerhalb der Familie sind vielfach konträr; dies alles führt dazu, dass Kinder ihre Eltern nicht selten als eine Belastung, als streng, ohne Hoffnung auf positive Veränderungen erleben. In solchen Konfliktlagen werden dann verstärkt restriktive Verhaltensweisen wahrgenommen, die sich nicht zuletzt auch auf die Ablehnung der eigenen Freunde erstrecken.

∎ Jugendliche, die nur gelegentlich Alkohol trinken, erleben das Verhältnis zu ihren Eltern insgesamt weniger spannungsgeladen; man fühlt sich mehr akzeptiert und erlebt eine gewisse Diskussionswilligkeit auf der Seite der Eltern; dies darf nicht darüber hinwegtäuschen, dass Symptome möglicher Konflikte in Ansätzen vorhanden sind. Alles in allem ist aber ein motivierendes Gespräch zum Thema eines „vernünftigen" Umganges mit Alkohol noch möglich und sicher auch wünschenswert.

Der Erklärungswert demographischer Merkmale (Alter, Geschlecht, Schulbildung etc.) für menschliches Verhalten verliert zunehmend an Bedeutung. Aus diesem Grunde wurde auch in unserer Untersuchung ein Auswertungsverfahren angewandt, das seinen Ausgang von den verschiedenen Aussagen zur Charakterisierung der Eltern-Kind-Beziehung nimmt; dort war Gelegenheit gegeben, immer anzugeben, in welchem Ausmaß Jugendliche zum Beispiel der Ansicht sind, dass man mit seinen Eltern richtig gut reden und diskutieren kann.

Mit Hilfe der Gruppierungsanalyse ergaben sich fünf eindeutig voneinander unterscheidbare Typen der Eltern-Kind-Beziehungen (vgl. Bergler et al. 2000).

Nur die gefundenen zwei „Extremtypen" sollen stichwortartig kurz beschrieben werden:

▌ Typ 2

18 Prozent der Jugendlichen leben mit ihren Eltern in einer konfliktreichen Beziehung; sie wird durch Konflikte zwischen den Eltern verstärkt und ist in 29 Prozent der Fälle mit begründet durch ein Leben in unvollständigen Familien.

– *Lebenszufriedenheit:* Die niedrigsten Lebenszufriedenheitswerte aller Typen: Unzufriedenheit als allgemeine Lebensgrundstimmung.
– *Leistungsorientierung:* Gering ausgeprägte Leistungsmotivation bedingt Konflikte mit den Lehrern, die persönliche Unwichtigkeit von Schulerfolg und Tendenzen fördern den Abbruch der schulischen wie beruflichen Ausbildung.
– *Freizeitverhalten:* In der Clique „durch die Gegend ziehen", dabei häufiger Kneipen- und Discobesuch. Präferenz für Horror- und Actionfilme.
– *Selbstbild:* Geringste Ausprägungen sozial wünschenswerter Eigenschaften; negatives konfliktinduzierendes Selbstbild; Selbstbeschreibung als aggressiv und risikoorientiert.
– *Genussorientierung:* Antifamiliäre Außenorientierung; höchster Alkohol- und Tabakkonsum aller Typen vor allem in Kneipen und Discos.
– *Trinkverhalten des Typus:*
  – Nichttrinker: 19 Prozent
  – Gelegenheitstrinker: 43 Prozent
  – Regelmäßige Trinker: 38 Prozent
  – Versuche mit Drogen: 26 Prozent
  – Alkoholkonsum als Stimulans und Problembewältigung: Vermittlung positiver Stimmungslagen, Abbau von Zukunftspessimismus, Erhöhung der persönlichen Durchsetzungsfähigkeit und Überwindung von Langeweile und Alleinsein
  – Eltern: Regelmäßige Trinker: 47 Prozent

Häufig zu hoher Alkoholkonsum mit Streit in der Familie.

▌ Typ 4

15 Prozent der Jugendlichen leben in einer Familiensituation der Geborgenheit, der Partnerschaft und der freundschaftlichen Verbundenheit.

– *Lebenszufriedenheit:* Höchste Zufriedenheitswerte in allen Bereichen.
– *Leistungsorientierung:* Ausgeprägte Leistungsorientierung und hohe Wichtigkeit von schulischem und beruflichem Erfolg: Keine Konflikte in Schule und Beruf.
– *Freizeitverhalten:* Seltener Kneipen- und Discobesuch; geringste Präferenz für Horror- und Actionfilme; häufiges Zusammensein mit den Eltern.
– *Selbstbild:* Von allen Typen das am positivsten ausgeprägte Selbstbild: gerecht, hilfsbereit, vernünftig, freundlich, beliebt, familiär, nicht aggressiv.
– *Genussorientierung:* Genusserleben ist verbunden mit Urlaubserlebnissen, Zusammensein mit Freunden und den Eltern. Negative Bewertung erfahren Tabak- und Alkoholkonsum, der Besuch von Partys und Kneipen sowie Sex und risikohaltiges Verhalten.
– Geringster Alkoholkonsum im Elternhaus und bei den Geschwistern.
– *Trinkverhalten des Typus:*
  – Nichttrinker: 44 Prozent
  – Gelegenheitstrinker: 40 Prozent
  – Regelmäßige Trinker: 16 Prozent
  – Nichtraucher: 75 Prozent
  – Versuche mit Drogen: 10 Prozent

▌ Die persönliche Alkoholbilanz

Auf ihren Erklärungs- und Vorhersagewert auch für gesundheitliche Risikofaktoren war schon an anderer Stelle hingewiesen worden (vgl. S. 71 ff.). Im Kontext des vorliegenden Kausalmodels ist es für das Verständnis der Bedingungsgrundlage gesundheitlichen Fehlverhaltens aber von entscheidender Bedeutung, dass die persönliche Alkoholbilanz selbst wieder ganz maßgeblich in der Qualität der Eltern-Kind-Beziehung, sowie der Qualität der Leistungs- und Genussorientierung begründet ist. Erwartete, in der konfliktären Auseinandersetzung mit dem Elternhaus wesentlich entwickelte, positive Wirkungen des Alkohols erhöhen den Alkoholkonsum, erwartete negative Wirkungen reduzieren ihn bzw. führen zur Ablehnung von Alkohol (das Problem der Leitbilder).

▌ Die Leistungsorientierung

Einerseits nimmt die Qualität der Eltern-Kind-Beziehung Einfluss auf die Entwicklung der jugendlichen Leistungsmotivation in positiver oder auch negativer Hinsicht, andererseits hat dann aber die Qualität der Leistungsmotivation auch wieder Einfluss auf die Alkoholbilanz; so nimmt denn auch der Alkoholkonsum Jugendlicher bei Konflikten in der Schule, Antipathien gegenüber der Schule, Lernunwilligkeit und subjektiver Unwichtigkeit schulischer Leistungen zu. Jugendliche, die keinen Alkohol trinken, sind allgemein leistungsorientierter und dann auch mit ihren Leistungen zufriedener.

❚ Genussorientierung

Alkohol konsumierende Jugendliche wie auch solche, die Alkohol ablehnen, sind allgemein in gleicher Weise Genuss orientiert, setzen aber unterschiedliche Schwerpunkte des Genusses; bei Alkohol konsumierenden Jugendlichen überwiegt ein risikoreiches Genussverhalten (Zigaretten, Alkohol, Sex).

❚ Alkoholwerbung

Für den Einstieg in den Alkoholkonsum kommt der Markenwerbung keine kausale Auslösefunktion zu; auch lässt sich ein Einfluss der Alkoholwerbung auf die Trinkmenge der Jugendlichen empirisch nicht nachweisen. Beachtung findet die Werbung erst dann, wenn Jugendliche bereits regelmäßige Alkoholkonsumenten sind und dies im Sinne der Markenorientierung, also der Wahrnehmung attraktiver Markenalternativen.

❚ Zusammenfassung

Der dargestellte kausalanalytische Untersuchungsansatz belegt in aller Eindeutigkeit: Alle Gesundheitserziehung beginnt im Elternhaus. Die Eltern sind die Sozialisationsagenten der Prävention; es ist ihr Lebensstil und ihre Sensibilität in Bezug auf das Verhalten ihres Kindes, die eine Entwicklung von Alkoholmissbrauch mit hohen Erfolgsaussichten verhindern können. Am Anfang steht die Problemsensibilisierung und die Vorbildlichkeit des elterlichen Lebensstils, der immer auch geprägt sein muss von einem angemessenen Alkoholkonsum im Rahmen einer Trinkkultur, die Lebensqualität, Wohlbefinden und Gesundheit in gleicher Weise gewährleisten.

Alle Prävention und Therapie im Kontext von gesundheitsschädlichem Alkoholkonsum hat nur Aussicht auf Erfolg, wenn sie bei den wissenschaftlich begründeten Ursachen des Alkoholmissbrauches ansetzt. Dabei muss aber stets davon ausgegangen werden, dass der Risikofaktor „Alkoholkonsum" immer integrierter Bestandteil eines ganzheitlichen Lebensstils ist, d. h. auch risikobehafteter Alkoholkonsum ist immer eingebettet in einen gesundheitsschädigenden allgemeinen Lebensstil, und dieser ist letztlich gegenüber steuerlichen Reglementierungs- und Werbeverbotsstrategien weitgehend immun.

4.3 Gesundheitserziehung in Kindergarten und Schule

In einer ersten Pilotstudie bei Erzieherinnen im Kindergarten und Lehrern bzw. Lehrerinnen in der Grundschule wurde versucht, in Erfahrung zu bringen, wieweit sich – sozusagen nach den Eltern – diese „Sozialisationsagenten" der Kinder mit Fragen der Sauberkeit und den gesundheitlichen Risikofaktoren der Kinder überhaupt beschäftigen. Generell ist vorauszuschicken, dass die Sensibilität, das

Wissen und die erlebte Selbstverantwortlichkeit in Bezug auf gesundheitliche Risikofaktoren und pädagogisch-prophylaktische Möglichkeiten und Notwendigkeiten nur in einem geringen Ausmaß nachweisbar sind. Von einer systematischen Weiterführung elterlicher Erziehungsbemühungen, was Sauberkeit und Hygiene anlangt, kann eigentlich nicht gesprochen werden, d. h. eine möglicherweise verstärkende Motivation findet nicht statt. Im Einzelnen sind die folgenden Befunde herauszuheben:

▌ Die überwiegende Mehrheit der Kindergärtnerinnen gab an, wenig Interesse an Informationen und Weiterbildungsangeboten zur Gesundheitsförderung im Kindergarten zu haben- Daher lesen die Befragten nur gelegentlich und eher zufällig einschlägige Artikel zum Thema in Zeitschriften und Zeitungen. In der Ausbildung zur Erzieherin finden Kinderkrankheiten zwar als Lernstoff Berücksichtigung; dies scheint aber vorwiegend deskriptiv und nicht unter Berücksichtigung der Aspekte Genese, Prävention und Folgeschäden zu erfolgen; als weitere Themen werden, wenn auch in sehr eingeschränktem Maße, Fragen der Ernährung, der Zahnpflege und der geeigneten Kinderkleidung angeschnitten.

▌ Die wahrgenommenen Risikofaktoren der Kinder entsprechen eher der veröffentlichten Meinung als dem wissenschaftlichen Erkenntnisstand. Ein hohes Gesundheitsrisiko besitzen nach Ansicht der Erzieherinnen vorwiegend external attribuierte Risiken; in absteigender Reihenfolge sind dies Giftmüll, Autoabgase, Passivrauchen, Fleisch von Hormon behandelten Tieren und Giftstoffe in Baumaterialien. Deutlich geringer werden bezüglich ihrer Gesundheitsschädlichkeit vorwiegend internal attribuierte Risiken eingeschätzt: Wenig Bewegung, mangelnder Impfschutz, Konsum von Süßigkeiten, mangelnde Körperpflege und schlecht gelüftete Räume.

▌ Erkenntnisse der Hygieneforschung und der gesundheitlichen Risikoforschung werden im Kindergarten nur in sehr begrenztem Umfang umgesetzt; dies liegt zum Teil am Nichtwissen der Erzieherinnen und zum Teil an ausgeprägter Nachlässigkeit in Bezug auf die Einübung und Kontrolle hygienisch notwendiger Verhaltensweisen. Festzuhalten ist:
  – Die Notwendigkeit von Schutzimpfungen wird nur von einem Viertel der Erzieherinnen gesehen: Sie kennen die Infektionskrankheiten im Kindergarten, nicht aber die notwendigen präventiven Maßnahmen.
  – Das Händewaschen nach dem Aufsuchen der Toilette kontrolliert nur ein Fünftel der Erzieherinnen regelmäßig, die Hälfte beschränkt sich auf entsprechende Wissensvermittlung ohne Kontrolle.
  – Das Zähneputzen – soweit dies im Kindergarten relevant wird – wird nur in einem Drittel der Fälle unter Kontrolle ausgeführt.
  – Eine gesunde Ernährung wird von dem größeren Teil der Erzieherinnen als Wissen vermittelt; sie erleben aber nur bei einem knappen Viertel der Kinder einen gewissen Lernerfolg und sehen als zentrale Barriere der wünschenswerten Verhaltensänderung die Eltern an, denen sie in etwa der Hälfte der Fälle kein einschlägiges Interesse zusprechen.

- Körpertraining im Kindergarten beschränkt sich im Durchschnitt auf ein einmal wöchentlich durchgeführtes Turnen.
- Das Thema Suchtprävention (Drogen) wird von zwei Dritteln der Erzieherinnen als schon im Kindesalter relevant angesehen, und zwar nicht zuletzt vor dem Hintergrund der negativen elterlichen Vorbilder. Suchtprävention im Kindergarten beschränkt sich für die Erzieherinnen einerseits auf die Vermittlung von Risikosituationen und auf ihr Vorbildverhalten, andererseits auf ihre erzieherischen Möglichkeiten, auf die Persönlichkeitsentwicklung der Kinder Einfluss zu nehmen:
    - Kinder sollten keine „Mitläufer" in der Gruppe werden: Sie sollten nicht immer das machen, was andere machen oder haben wollen.
    - Die Kreativität der Kinder sollte im Sinne einer sinnvollen Freizeitgestaltung immer wieder angeregt werden.
- Raumhygiene ist für zwei Drittel der Erzieherinnen ein unwichtiges Thema. Die aktuelle Staubmilbenproblematik – zentral keine Frage der Chemie, sondern der Hygiene – wird nur von einem Viertel der Befragten gesehen. Eine Sensibilität für Raumhygiene (Staub, Lüftung und Bodenhygiene) ist nur in sehr eingeschränktem Maße vorhanden.

Die Ergebnisse der Studie belegen, dass vom Kindergarten Impulse für die Entwicklung eines selbstverständlichen Gesundheitsverhaltens und einer entsprechenden Motivation dazu nur in sehr begrenztem Umfange ausgehen.

Der Großteil der Erzieherinnen hält die wahrgenommenen und weitgehend irrational gewichteten gesundheitlichen Risikofaktoren für ihre Kinder außerhalb ihrer Beeinflussbarkeit und Kontrolle; man fühlt sich deshalb fälschlicherweise von der Thematik nur sehr am Rande betroffen. Außerdem geht man davon aus, dass für die Gesundheit der Kinder in erster Linie die Eltern verantwortlich sind; bei diesen sieht man dann auch wesentliche Fehler in der Gesundheitserziehung, nämlich: Fehlernährung, Bewegungsmangel, bei Krankheit Medikamente statt Bettruhe, Inkonsequenz des Erziehungsverhaltens, Überbehütung, falsche Kleidung bei schlechtem Wetter. Es wäre sicherlich notwendig und wünschenswert, wenn sich gerade auch die Erzieherinnen in Kindergärten intensiver, mit konstanter Systematik mit den allgemeinen Hygieneregeln für den Alltag ihrer Kinder informierend und kontrollierend befassen würden.

Die Befragung der Lehrerinnen und Lehrer in der Grundschule zur Thematik „Gesundheitserziehung in der Schule" führt ebenfalls zu relativ defizitären Ergebnissen.

▌ Das Elternhaus gilt auch für die Lehrer in der Grundschule als der zentrale Vermittler von Gesundheitsverhalten; die Schule kann nach Ansicht der Lehrenden nur in Verbindung mit den Eltern – als Unterstützung, Training und Verstärkung - etwas erreichen. Lehrerinnen und Lehrer erleben sich als Wissensvermittler. Der unterschiedliche Gesundheits- und Hygienestatus der Kinder ist für die Lehrerinnen und Lehrer zentral im Elternhaus begründet; angeführt werden in diesem Zusammenhang

- das Vorbildverhalten der Eltern,
- der Hygienestandard im Elternhaus, aber auch
- die Informationsdefizite sowie das mangelnde Interesse der Eltern.

Die Vermittlung eines verantwortungsbewussten Gesundheitsverhaltens wird von den Lehrerinnen und Lehrern auf das Elternhaus zurückdelegiert; die dort vielfach vorhandenen Defizite wurden an anderer Stelle bereits angeführt (vgl. S. 83 ff.).

▌ Zwei Drittel der Lehrenden geben zu, dass das Kind in der Schule zur Gesundheitserziehung wenig bis gar nichts lernt. Wenn gesundheitsrelevante Themen behandelt werden, dann beziehen sich diese auf den Körperbau des Menschen, auf Ernährungsprobleme und bestimmte Hygieneaspekte. Das, was die Eltern erwarten, wird von einem knappen Viertel der Lehrerinnen und Lehrer abgesehen, auch in der Schule nicht näher behandelt; es handelt sich dabei vor allem um Fragen der Suchtproblematik und des Medikamentenmissbrauchs.

- Zwei Drittel der Lehrerinnen und Lehrer sind der Meinung, dass ihre Ausbildung im Hinblick auf gesundheitsrelevante Themen defizitär ist und gerade hier Weiterbildungsnotwendigkeit besteht:

„… in meiner Ausbildung war Gesundheitserziehung überhaupt kein Thema …"

„… überhaupt nicht, gab es weder im Studium noch im Referendariat …"

„… die meisten Themen, die ich unterrichte, kamen in meiner Ausbildung nicht vor …"

▌ **Zusammenfassung**

▌ Die meisten Kindergärtnerinnen, Mütter sowie Lehrerinnen und Lehrer weisen Wissensdefizite und Desinteresse in Bezug auf gesundheitsbezogene Informationen auf. Ferner werden beeinflussbare gesundheitliche Risiken unterschätzt, während nicht beeinflussbare ökologische Risiken überbewertet werden. Die Risikowahrnehmung ist vielfach irrational und verhindert damit erfolgreiches, selbstverantwortliches Handeln.

▌ Die Verantwortung für die Gesundheit der Kinder wird von den Erzieherinnen und von den Lehrerinnen und Lehrern an die Eltern zurückdelegiert. Das Gesundheitsverhalten im Kindergarten und die Gesundheitsaufklärung in der Schule weisen daher erhebliche Mängel auf. Gegenseitige Erwartungen in Bezug auf Sexual- und Hygieneaufklärung sowie in Bezug auf Aufklärung über Genussmittel- und Medikamentenmissbrauch werden nicht erfüllt.

▌ Viele Mütter zeigen Desinteresse an gesundheitsbezogenen Informationen.

▌ Viele Mütter verdrängen ihre Selbstverantwortlichkeit durch eine irrationale Bewertung und Gewichtung externer Risikofaktoren: Die Gefährdung der eigenen Person und der Kinder durch beeinflussbare, selbst zu verantwortende Fehlverhaltensweisen wie ungesunde Ernährung und mangelndes Körpertraining wird minimiert. Infolgedessen wird dieses Fehlverhalten weiterhin praktiziert.

▍ In der Sauberkeitserziehung werden systematische Kontrolle und angemessene Sanktionen weitgehend außer Acht gelassen. Daher kann nur beim Zähneputzen den allermeisten Kindern ein ausreichendes präventives Verhalten attestiert werden. In anderen Bereichen bestehen deutliche Defizite.

▍ Das Verhalten der Mütter hat nur bedingt Vorbildcharakter für die Kinder: Viele Mütter rauchen in Anwesenheit der Kinder, zeigen Symptome von Übergewicht, treiben wenig Sport, weisen Impfdefizite auf, nehmen Vorsorgeuntersuchungen nicht wahr und praktizieren nicht immer das notwendige Hygieneverhalten.

▍ Regelmäßige Gespräche der Mütter mit ihren Kindern über gesundheitsbezogene Themen finden nicht statt. Die wenigen Gespräche, die sie führen, behandeln nur wenige Themen: Zahnhygiene, Straßenverkehr, Ernährung. Wesentliche Risikofaktoren wie Impfen, Medikamenten- und Drogenmissbrauch, Körpertraining und so weiter werden hier also von einem Großteil der Mütter ausgeklammert.

▍ Von der Schule erwarten Mütter eine Behandlung von suchtbezogenen Themen – Nikotin, Alkohol, illegale Drogen, Medikamente –, die aber zum allergrößten Teil nicht erfolgt. Fälschlicherweise verlassen Mütter sich also darauf, dass wichtige Themen der Gesundheitserziehung in der Schule behandelt werden.

Es wird deutlich, dass in Kindergärten, in Schulen und im Elternhaus erhebliche Barrieren bestehen, die eine Erziehung hin zu selbstverantwortlichem Gesundheitsverhalten verhindern. Insgesamt besteht also in Kindergärten, in Schulen und im Elternhaus für eine sinnvolle, konsequente Gesundheitsprävention noch erheblicher Handlungsspielraum und Handlungsbedarf.

5 Hygiene- und Gesundheitsverhalten als Lebensstil

Im Vorausgegangenen waren zunächst die bedeutungs- und erlebnismäßigen Zusammenhänge im begrifflichen Umfeld von Hygiene, Sauberkeit und Wohlbefinden, sowie die Positionierung des damit verbundenen Verhaltens bzw. auch „Nichtverhaltens" zwischen den Polen Gesundheit und Krankheit empirisch begründet dargestellt worden. Es konnte auch gezeigt werden, dass alles Hygiene-, Sauberkeits- und Körperpflegeverhalten letztlich Bestandteile – Module – des Gesundheitsverhaltens und damit der präventiven Möglichkeiten und Notwendigkeiten menschlichen Verhaltens sind. Eine Psychologie der Hygiene ist letztlich immer eine Psychologie der Hygiene und Prävention. In einem weiteren Untersuchungsschritt war dargestellt worden, dass menschliche Gesellschaften und Gruppen immer auch Verhaltensvorschriften, also Normen (Regeln) dessen entwickeln, was man als Einzelner in den verschiedenen hygienisch – präventiv - wesentlichen Verhaltensbereichen überhaupt tun sollte: Das Problem der Maximal- und Minimalnormen. In diesem Kontext stellt sich dann nicht nur das Problem des Nichtwissens im Hinblick auf hygienerelevante Sachverhalte, sondern zentral die Frage nach der Relation von Hygienewissen und Hygieneverhalten. Welche Mechanismen als Barriere die Umsetzung von Wissen in Verhalten blockieren, war ebenfalls zur Darstellung gelangt. Die Frage nach den psychologischen Grundlagen und Ursachen des Hygiene- und Präventionsverhaltens hat das Elternhaus in den Mittelpunkt des Interesses gerückt: Der Sauberkeitserziehungsstil der Eltern auf Basis der von ihnen vermittelten Hygienerisiken und deren Ausmaß an konstant systematischer Kontrolle des kindlichen Verhaltens und auch möglicher Sanktionen bzw. positiver Verstärkung sind die dominante Bedingungsgrundlage für die Entwicklung der jeweils spezifischen Qualität des Gesundheitsverhaltens junger Menschen. Im Laufe der menschlichen Entwicklung wird das persönliche Risikowissen nach den verschiedenen Risikobereichen ausdifferenziert und es erfolgt dann in der medialen und personalen Auseinandersetzung auch die Entwicklung der subjektiven Risikobilanzen mit ihren Werten für die subjektiven Eintretenswahrscheinlichkeiten der psychologischen Kosten- und Nutzenfaktoren der jeweiligen Verhaltensbereiche mit Risikopotential. Im Verlaufe der bisherigen Diskussion war allerdings an verschiedenen Stellen wiederholt darauf hingewiesen worden, dass sowohl eine elementaristische Betrachtung gesundheitlicher Risikofaktoren wie auch die elementaristische Entwicklung präventiv-therapeutischer Maßnahmen von einem „falschen" Menschenbild ausgeht. Einzelne Risikofaktoren der menschlichen Gesundheit wie z. B. Verweigerung von normativ eigentlich geforderten Impfungen sind nicht einfach Module von spezifischen Verhaltens-

mustern, die man dann verhaltenstherapeutisch, gleichsam herauskonditionieren könnte, sondern sie sind immer integriert und vernetzt in einen ganzheitlichen Präventionsstil. Menschliches Leben und Verhalten kann sich nun aber nicht auf ein Motivationssystem präventiven Verhaltens beschränken; dieser Präventionsstil muss nämlich darüber hinaus immer integraler Bestandteil eines ganzheitlichen Lebensstils sein, der stets nur dann „menschlich" ist, wenn er zwischen den Polen Genuss und Gesundheit, Leistung und Freiheit der Verhaltensalternativen posi-

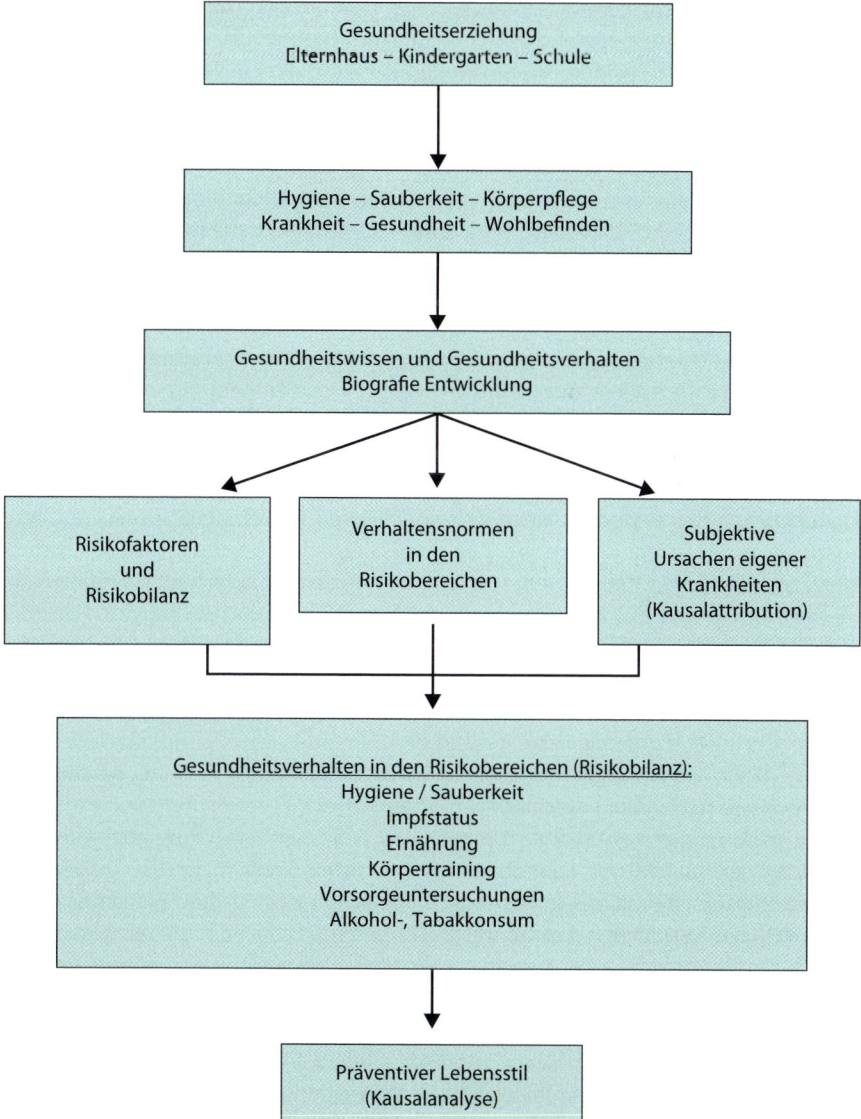

Abb. 10. Modell: Gesundheitserziehung und präventiver Lebensstil

tionierbar ist. Präventionsverhalten, das letztlich gleichbedeutend mit einem Lebensstil ist, wird selbst wieder zu einem Risikofall in Form totaler Hypochondrie. Auf Basis der entwickelten theoretischen Modellvorstellung (Abb. 10) soll in zwei Untersuchungsschritten gezeigt werden:

▌ Die subjektiven Risikobilanzen der verschiedenen gesundheitlichen Risikofaktoren: Differentialdiagnose der psychologischen Mechanismen des Umganges mit den einzelnen gesundheitlichen Risikogruppen und

▌ die Kausalanalyse der Bedingungsfaktoren von Lebensstiltypen unter besonderer Berücksichtigung der Qualität des Gesundheitsverhaltens.

5.1 Differentialanalyse der psychologischen Mechanismen des Umganges mit gesundheitlichen Risikogruppen

▌ Risiken des Ernährungsverhaltens

Erleben und Umgang mit Fragen des persönlichen Ernährungsverhaltens und damit auch der ernährungsbedingten Risikofaktoren sind sehr vielschichtiger Natur. Ein anschauliches Bild der in diesem Kontext vorhandenen psychologischen Kosten- und Nutzenfaktoren ergibt sich allein schon aus den wörtlichen Äußerungen einer repräsentativen Bevölkerungsstichprobe. Jeder Befragte hatte dabei anhand einer Skala anzugeben, in welchem Ausmaß diese verschiedenen Aspekte für sein persönliches Erleben von besonderer Wichtigkeit sind. Letztlich handelt es sich auch hier um einen spezifischen Bilanzierungsprozess.

Die Items der Einstellungsskala: Ernährungsverhalten:

– Ich esse lieber mehrere kleine Mahlzeiten am Tag als drei große
– Sich gesund zu ernähren ist oft ganz schön teuer
– Manchmal bin ich richtig süchtig nach Schokolade und Süßem
– Wenn ich wirklich abnehmen soll, müsste ich auf viele Genüsse verzichten
– Ich versuche, jeden Tag Gemüse oder Salat zu essen
– Ich liebe herzhafte und auch mal deftige Speisen
– Wenn ich etwas abnehmen müsste, würde mir das schon schwer fallen
– Gesund zu essen macht Spaß
– Wenn ich mir vornehme, einige Kilos abzunehmen, dann gelingt mir dies auch
– Wenn es mir nicht so gut geht, oder ich meinen Frust habe, dann esse ich manchmal einfach in mich hinein
– Wenn ich Wurst und Käse kaufe, achte ich schon darauf, dass sie fettarm sind
– Wenn ich viel wiege, dann ekele ich mich manchmal vor mir selbst, fühle mich matt und unfit
– Ich versuche schon seit längerem, etwas abzunehmen
– Wenn ich mir vornehme, einige Kilos abzunehmen, dann weiß ich nicht, inwiefern mir das gelingt

- Gerade beim Essen falle ich irgendwann wieder im meine altern Lebensge-
  wohnheiten zurück
- Ich versuche täglich, Obst zu essen
- Bei einigen Speisen kann ich einfach nicht widerstehen
- In letzter Zeit habe ich doch öfter gedacht, ich sollte abnehmen
- Ich esse gerne und auch oft Fleisch und Wurst
- Gesunde Ernährung schmeckt häufig nicht besonders gut
- Manchmal lasse ich einfach eine Mahlzeit ausfallen
- Wenn ich etwas abnehmen würde, würde ich mich gesundheitlich vielleicht
  noch besser fühlen
- Wenn ich versuche, abzunehmen, fühle ich mich nicht besonders wohl und
  bin dann auch immer etwas launisch und nicht ausgeglichen

Die faktorenanalytische Aufbereitung der mit Hilfe einer Skala gewonnenen Daten macht deutlich, dass das persönliche Ernährungsverhalten auf sechs qualitativ unabhängigen Dimensionen individuell positioniert werden kann.

▮ *Faktor I:*   Körpergewicht: Ausmaß der Intention, abzunehmen
▮ *Faktor II:*   Gesunde, vitaminreiche und fettarme, aber genussvolle Ernäh-
                 rung
▮ *Faktor III:* „Gutbürgerliche", herzhafte, deftige Ernährung mit viel Fleisch und
                 Wurst bei gleichzeitiger Ablehnung der subjektiv nicht schmack-
                 haften, so genannten gesunden Ernährung
▮ *Faktor IV:*   Unkontrolliertes Essverhalten (Süßigkeiten, Frustessen)
▮ *Faktor V:*   Gesunde Ernährung als Kostenfaktor
▮ *Faktor VI:*   Gewichtsbewusste Ernährung

Die typologische Analyse mittels Clusteranalyse macht deutlich, dass drei psychologisch unterschiedliche Typen des Umganges, also der psychologischen Bilanzierung des Ernährungsverhaltens, zu unterscheiden sind:

▮ *Typ I (23%):*   Kontrolliertes, gewichtsbewusstes Ernährungsverhalten:
  - Suche nach vitaminreicher, fettarmer und trotzdem schmackhafter Nah-
    rung
  - Vertrauen in die eigene Kompetenz, das Körpergewicht gesundheitsbe-
    wusst zu regulieren
▮ *Typ II (31%):* Fehlende Sensibilität und Bereitschaft für ein gesundheitsorien-
  tiertes Ernährungsverhalten: Gleichgültigkeit
▮ *Typ III (46%):* Unkontrolliertes, genussorientiertes, gewohnheitsmäßig stark
  verfestigtes Ernährungsverhalten; keine hinreichende Motivation, das eigene
  Übergewicht zu regulieren: Genuss geht vor Gesundheit

▮ Defizite des Körpertrainings

Der persönliche Umgang mit dem Risikofaktor „Defizite an Sport und Körpertraining" wird ebenfalls von einer Vielzahl persönlich mehr oder auch weniger wichtiger Einstellungsmuster bestimmt. Das Ausmaß der Zustimmung macht es

auch in diesem Zusammenhang möglich, den persönlichen Bilanzierungsprozess nachzuvollziehen und damit die Qualität des persönlichen Risiko- bzw. Präventionsverhaltens zu erklären und vorherzusagen.

Die Items der Einstellungsskala: Körpertraining und Sport:

- Wenn man viel Sport/Bewegung macht, muss man auf andere Freizeitbeschäftigungen, die man gerne machen würde, verzichten
- Mich zu bewegen, macht mir einfach Spaß
- Zum Sport habe ich einfach zu wenig Zeit
- Sich zu bewegen ist doch einfach zu anstrengend
- Wenn man Sport macht und sich bewegt, hat man ein erhöhtes Unfallrisiko
- Mit Sport kann man auch mal seiner Gesundheit eher schaden als nützen, wenn man es übertreibt
- Es würde mir schon schwer fallen, wirklich viel an Sport und Bewegung zu machen
- Auch wenn ich mir das vornehme, weiß ich doch nicht, ob mir da nicht irgendetwas dazwischen kommt
- In letzter Zeit habe ich häufiger gedacht, ich sollte mich doch mehr bewegen
- Wenn ich mir das vornehme, Sport zu machen/mich zu bewegen, dann halte ich mich auch daran und mache das auch regelmäßig
- Wenn ich mich (noch) öfter bewegen würde/Sport treiben würde, würde ich mich vielleicht gesundheitlich (noch) besser fühlen
- Ich mag es nicht, wenn ich schwitze
- Ich versuche es schon seit längerem, mich mehr zu bewegen/mehr Sport zu treiben
- Auch wenn ich endlich einmal Zeit habe, kann ich mich dann doch nicht aufraffen, mich irgendwie sportlich zu betätigen
- Wenn ich mich bewegt habe oder Sport getrieben habe, habe ich dann so ein beruhigendes Gefühl: ich hab' was getan
- Wenn ich mich nicht bewege, dann fühle ich mich verspannt und steif
- Es ist nicht so, dass ich ein körperliches Bedürfnis danach habe, Sport zu treiben, aber ich weiß halt, dass es gut ist
- Ohne Bewegung bin ich unausgeglichen und unausgelastet
- Mir ist es wichtig, dass ich gut aussehe
- Mir ist es wichtig, dass ich mich in meinem Körper wohl fühle
- Beim Sport/Bewegung kann man draußen sein und die Natur genießen
- Ich achte darauf, dass ich meinen Körper nicht zu stark belaste
- Mir ist es wichtig, eine gute Kondition zu haben und fit zu sein
- Wenn ich sonst schon nicht so gesund lebe, dann muss ich wenigstens Sport machen
- Ich bewege mich im Alltag sehr viel, steige z. B. Treppen, statt den Aufzug zu nehmen
- Sport/Bewegung ist ein guter Ausgleich zum Abbau von Spannungen, zur Entlastung vom Alltag
- Um sich körperlich bewegen zu können/Sport zu machen, habe ich lange Anfahrtswege zurückzulegen

- Durch den Sport/Bewegung kann man mit Freunden zusammensein
- Wenn ich mich bewege/Sport treibe, dann tue ich da etwas für meine Gesundheit

Es sind drei Dimensionen, auf denen sich Menschen in unterschiedlichem Ausmaß individuell positionieren:

▮ *Faktor I:*   Spaß, Begeisterung und körperliche Entspannung
▮ *Faktor II:*   Fehlende Intention, keine Sportmotivation
▮ *Faktor III:* Sport als Ausgleich für Präventionsdefizite in anderen Verhaltens-
             bereichen

Die Gruppierung der Befragten nach in sich psychologisch homogenen Clustern führt zur Diagnose von drei qualitativ unterschiedlichen Typen des Umganges mit dem Risikofaktor „Defizite des Körpertrainings"

▮ *Typ I (31%):*   Körpertraining und Sport als Lusterleben, Lebensqualität und Attraktivitätssteigerung
▮ *Typ II (30%):* Bekanntheit von Körpertraining als Prävention ohne Bereitschaft der Verhaltensumsetzung: Bequemlichkeit und Rationalisierung (Ausreden)
▮ *Typ III (39%):* Fehlende Anstrengungsbereitschaft und keine Freude an sportlichen Aktivitäten trotz Wissen um gesundheitliche Risiken

▮ Risikofaktor: Alkohol

Die psychologische Bilanz (Eintretenswahrscheinlichkeiten der Kosten- und Nutzenfaktoren) des Alkoholkonsums zeigt in der Bevölkerung ein qualitativ relativ differenziertes Bild. Zunächst folgen zur Veranschaulichung wieder die wörtlichen Aussagen zur Umschreibung der Gesamtheit explorativ gefundener „Kosten- und Nutzenfaktoren":

Die Items der Einstellungsskala: Alkoholkonsum

- Mit einem Glas Wein oder Bier kann ich mich, wenn ich abgearbeitet bin, richtig schön entspannen
- Wenn ich etwas zuviel getrunken habe, mache ich manchmal doofes Zeug
- Bier, Wein, Schnaps o. ä. schmeckt mir einfach gut
- Weniger Alkohol zu trinken, würde mir schon schwer fallen
- Alkohol ist ein geselliges Getränk: ich trinke gern auf Feiern mit anderen auf etwas
- Alkohol trinken kann meine Leber schädigen
- Alkohol hebt einfach die Stimmung
- Alkohol kann meine Verdauungsorgane schädigen
- Wenn ich nicht aufpasse, verliere ich beim Trinken leicht die Kontrolle
- Wenn ich weniger Alkohol trinken würde, würde ich mich gesundheitlich vielleicht (noch) besser fühlen

- Von Alkohol kann ich süchtig werden
- Alkohol kann bei mir krebserzeugend wirken
- Alkohol vermittelt mir körperliches Wohlbefinden
- In letzter Zeit habe ich schon häufiger gedacht, weniger Alkohol zu trinken
- Wenn ich viel Alkohol trinke, habe ich ein ungesundes Aussehen
- Ein guter Tropfen Alkohol gehört für mich zu einem tollen Essen in schöner Atmosphäre dazu
- Wenn ich weniger Alkohol trinken würde, würde ich mich gesundheitlich weniger gut fühlen
- Wenn man Alkohol trinkt, ist einem nicht mehr so langweilig
- Alkohol erhöht meinen Blutdruck
- Wenn ich Alkohol trinke, bin ich geselliger
- Alkohol hilft mir zuweilen auch mal, wenn ich Probleme habe
- Wenn ich viel Alkohol trinke, sinkt die Leistungsfähigkeit
- Mit einem Glas Wein oder Bier kann ich mich auch schon mal belohnen
- In letzter Zeit habe ich schon häufiger versucht, weniger Alkohol zu trinken
- Wenn ich wenig Alkohol trinke, müsste ich auf vieles verzichten
- Alkohol löscht gut den Durst
- Wenn ich mich ärgere, dann ist der Alkohol ein gutes Mittel, mit dem Ärger fertig zu werden
- Ich brauche am Abend einfach meinen Wein oder mein Bier
- Wenn ich mir vornehme, weniger zu trinken, habe ich doch Zweifel, ob ich das in jeder Situation durchhalten kann
- Alkohol hat ziemlich viele Kalorien
- Wenn ich Alkohol trinke, kann ich gar nicht mehr Auto fahren
- Wenn ich mir vornehme, weniger Alkohol zu trinken, dann gelingt mir das auch

Der psychologische Umgang mit dem Risikofaktor „Alkohol" wird subjektiv auf vier Dimensionen positioniert:

▮ *Faktor I:*   Problematischer Konsumstil durch relativ hohe Abhängigkeit von einem regelmäßigen Alkoholkonsum
▮ *Faktor II:*   Genussorientierter Alkoholkonsum
▮ *Faktor III:*   Gesundheitsschädigung durch Alkohol
▮ *Faktor IV:*   Erlebter Kontrollverlust durch Alkohol

Die Clusteranalyse führt zur Aufdeckung von fünf qualitativ unterschiedlichen Formen –Typen – des Umganges mit dem Risikofaktor „Alkohol"

▮ *Typ I (23%):* Fehlende Genussorientierung bei gleichzeitiger Genussangst wegen höherer subjektiver Eintretenswahrscheinlichkeiten von Gesundheitsschädigungen
▮ *Typ II (20%):* Sozialer Genusstrinker trotz Wissen um Gesundheitsrisiken: Keine Befürchtungen in Bezug auf Sucht und Kontrollverlust
▮ *Typ III (28%):* Selbstverständlicher täglicher Alkoholkonsum mit relativ hoher Abhängigkeit. Subjektive Minimierung gesundheitlicher Risiken Alkohol als Stimulans, Problemlöser und Stabilisator psychischen Wohlbefindens

▮ *Typ IV (20%):* Kein Appetit auf Alkohol, obwohl Gesundheitsrisiken nicht wahrgenommen werden
▮ *Typ V (9%):* Genussverdrängung wegen hoher subjektiver Eintretenswahrscheinlichkeiten von gesundheitlichen Risikofaktoren

▮ Risikofaktor: Tabakkonsum

Auf Basis einer nun schon lange andauernden öffentlichen Diskussion zum Thema Aktivrauchen und Passivrauchen haben sich die Meinungen vereinfachend weitgehend polarisiert und das öffentliche Verhalten der Raucher ist weitgehend restriktiv reglementiert. Ohne auf die qualitative Beschreibung der Kosten- und Nutzenfaktoren in diesem Zusammenhang näher einzugehen, sollen nur die zentralen Ergebnisse der Differentialdiagnose dieses Risikofaktors zusammenfassend dargestellt werden.

Die Auseinandersetzung mit dem Risikofaktor „Zigarettenrauchen" erfolgt auf Basis von vier Bewertungs- bzw. Erlebnisdimensionen:

▮ *Faktor I:* Subjektive Eintretenswahrscheinlichkeit von Gesundheitsschäden
▮ *Faktor II:* Subjektive Eintretenswahrscheinlichkeit von Genuss- und Entspannungserleben
▮ *Faktor III:* Subjektive Eintretenswahrscheinlichkeit von positiven sozialen Wirkungen im Sinne der Situationsstabilisierung
▮ *Faktor IV:* Subjektive Eintretenswahrscheinlichkeit von Sauberkeits- und Attraktivitätsdefiziten

Bezüglich des Umgangs mit dem Risikofaktor Rauchen gibt es nur zwei Bilanzierungstypen; sie spiegeln gleichzeitig die Polarisierung der Gesellschaft zwischen Rauchern und Nichtrauchern wider:

▮ *Typ I (40%):* Minimierung der subjektiven Eintretenswahrscheinlichkeiten der „benefits" des Zigarettenrauchens; keine genussorientierten Erlebnis- und Verhaltensweisen
▮ *Typ II (60%):* Maximierung der subjektiven Eintretenswahrscheinlichkeiten der Genussorientierten Erlebnisqualitäten: Entspannung, Anregung, Selbstsicherheit, Gemütlichkeit, Wohlbefinden, Problemlösung

Innerhalb der Gruppe der Raucher lässt sich dann noch eine weitere Ausdifferenzierung nachweisen, die sich daraus ergibt, dass bei übereinstimmend vorgebrachten Zweifeln an der eigenen Kompetenz und Willensstärke, das Rauchen einzustellen, eine Gruppe Raucher ihre Absicht, das Rauchen einzustellen, aufrechterhält, während sich bei der anderen diese Intentionen nicht nachweisen lassen. Nur wenn sich die Qualität der subjektiven Risikobilanzierung ändert, ist überhaupt die Ausbildung einer verhaltenswirksamen Nichtrauchermotivation möglich.

▮ Risikofaktoren:
Hygienerisiken, Impfbarrieren, Krebsvorsorgeuntersuchungen

Diese Risikofaktoren wurden schon an anderer Stelle sowohl in der qualitativen Ausformulierung ihrer Kosten- und Nutzenfaktoren wie aber auch ihrer jeweiligen Typologie zur Darstellung gebracht (vgl. S. 53 ff.).

▮ Zusammenfassung

Die Differentialdiagnose des individuellen Umganges mit den zentralen gesundheitlichen Risikofaktoren und deren jeweils typologischen Auswertung hat zu folgenden grundsätzlichen Erkenntnissen geführt:

(1) Menschen mit gleichen bzw. hochgradig ähnlichen Einstellungs- und Verhaltensmustern in der Risikobilanz der jeweiligen Risikofaktoren lassen sich zu Typen mit jeweils spezifischen Sensibilitäten und Verhaltensmustern zusammenfassen. Diese sind nun in ihrer quantitativen Verbreitung in der Bevölkerung bekannt. Aus der „Größe" der verschiedenen Typen ergibt sich der grundsätzliche Befund, dass unabhängig von den jeweiligen Risikofaktoren jene Typen überwiegen, deren qualitative Risikobilanz notwendiges präventives Verhalten letztlich verhindert, d. h. der größere Teil der Bevölkerung zeigt kein hinreichendes umfassendes konstantes und systematisches Präventionsverhalten bei den hier untersuchten zentralen Risikofaktoren menschlicher Gesundheit.

(2) Das methodische Vorgehen unserer Untersuchungen hat zu einer qualitativ repräsentativen Findung und Beschreibung der jeweils risikospezifischen psychologischen Kosten- und Nutzenfaktoren geführt, d. h. man kennt nun genau, in ihren Beschreibungs- und Bewertungsmustern, wie erlebnis- und damit auch verhaltenswirksam die Mechanismen und Strategien des Umganges mit und auch der vielfach irrationalen Bewältigung der Risikofaktoren sind. Man kann als Arzt oder Therapeut nur dann mit Patienten über Präventionsnotwendigkeiten und –möglichkeiten sprechen, wenn man differenziert die Erlebniswelten der Patienten kennt, d. h. z. B. Präventionsdefizite in ihren erlebnismäßigen Bewertungsmustern individuell kennt, also um jene Einstellungsmuster und damit vielfach affektiv verfestigte Überzeugungen weiß, die als Präventionsbarrieren wirksam werden und immer auch der Ausgangspunkt aller beratenden, pädagogischen und auch therapeutischen Ansätze sein müssen. Man weiß also nunmehr, wo man Menschen kommunikativ „abholen" muss.

(3) Die typologisch zusammengefassten Bilanzen der verschiedenen Risikofaktoren machen vor allem aber deutlich, dass unterschiedliche Menschen – dann zu Typen zusammengefasst – qualitativ unterschiedliche Barrieren mit unterschiedlichen Graden affektiver Verfestigung entwickelt haben, d. h. es gibt keine einheitliche Strategie der Präventionsmotivation, sondern es ist primär immer erst die Differentialdiagnose bezüglich individueller bzw. gruppenspezifischer Ausprägungsgrade der verschiedenen Kosten- und Nutzenfaktoren zu erstellen und im Anschluss daran eine diagnoserelevante Strategie zur Entwicklung des wünschenswerten Präventionsverhaltens zu entwickeln. Um dies an einem einfachen Beispiel zu veranschaulichen: Raucher, die mit schlechtem Gewissen

und immer neuen Vorsätzen, mit dem Rauchen aufzuhören, trotzdem aber immer wieder zur Zigarette greifen und auch schon in Ansätzen negativ bilanzieren, leben in einer anderen Erlebniswelt, auch was ihren Lebensstil anlangt, als Raucher, die mit vollen Zügen ihre Zigarette genießen und infolgedessen zu einer positiven Risikobilanz gelangen. Eine „Raucherentwöhnungstherapie" müsste typenspezifisch unterschiedlich strukturiert sein; im Falle einer ausgeprägt positiven Bilanzierung, also Minimierung aller potentiellen Risikofaktoren, müsste mindestens diskutiert werden, wieweit es dafür überhaupt sinnvoll ist, neue Therapien anzuwenden, deren Effektivität schon zu Beginn mehr als fraglich und damit auch ökonomisch nicht vertretbar ist.

5.2   Kausalanalyse eines präventiven Lebensstils

Es wurden bisher immer nur bivariate Zusammenhänge zwischen Verhaltens-/ Orientierungsmustern auf der einen und verschiedenen Aspekten der persönlichen Gesundheitsorientierung auf der anderen Seite untersucht. Dabei bleibt aber ungeklärt, ob z. B. die gefundenen signifikanten Zusammenhänge zwischen dem Geschlecht oder auch dem Ausmaß subjektiv erlebter Hygienerisiken und verschiedenen Aspekten des persönlichen Hygieneverhaltens wirklich kausal interpretiert werden können, also ein direkter oder doch möglicherweise nur ein indirekter Zusammenhang besteht. Die Anwendung von Strukturgleichungsmodellen macht es erst möglich, theoretisch postulierte Kausalzusammenhänge empirisch zu überprüfen. Wir wissen damit, unter welchen Bedingungen Menschen ein präventionsförderndes bzw. präventionshemmendes Verhalten entwickeln; wir wissen darüber hinaus, wo aufgrund der vorliegenden Differentialdiagnose Intervenierungsstrategien (Beratung, Therapie) ansetzen müssen, um die Basis für notwendige Verhaltensänderungen zu schaffen. Die multivariate Analyse (LISREL) macht es also möglich, die kausale Einflussrichtung wie auch ihre relative Stärke (Gewicht) abzuschätzen.

Das aufgrund vorliegender Erkenntnisse entwickelte Modell der Bedingungen eines allgemeinen präventiven Lebensstils wurde in seiner Gesamtheit überprüft, d. h. es wird damit die Frage beantwortet: Lässt sich ein ganzheitlicher präventiver Lebensstil aus den unabhängigen Variablen

▮   subjektive Ursachen früherer persönlicher Krankheiten (Kausalattribution)
▮   der subjektiven Eintretenswahrscheinlichkeit eines Präventionserfolgs durch entsprechendes gesundheitsorientiertes Verhalten
▮   den subjektiven Verhaltensnormen zur Vermeidung der verschiedenen gesundheitlichen Risikofaktoren und
▮   dem Geschlecht

insgesamt vorhersagen und wenn ja, welches Gewicht kommt diesen verschiedenen Bedingungsfaktoren zur Erklärung des gemessenen Verhaltens zu?

In dem von Steffens entwickelten Struktur- und Messmodell zur Prävention (vgl. Bergler & Steffens 1996, S. 276 ff.) sind alle berücksichtigten Konstrukte mit den angenommenen Beziehungen, aber auch die Messvariablen zur Erfassung der Konstrukte angeführt. Ziel der LISREL-Methode ist es, theoretisch postulierte kausale Beziehungen zwischen verschiedenen, ein Konstrukt definierende, Variablen anhand empirisch ermittelter Zusammenhänge zu bestätigen oder zu widerlegen. Da der Umfang der in der Studie berücksichtigten einzelnen Variablen zu groß war, um auf dieser Basis die postulierten Zusammenhänge überprüfen und interpretieren zu können, war zunächst eine Zusammenfassung der verschiedenen konstruktspezifischen Variablen erforderlich.

Das zu erklärende und vorherzusagende Ausmaß des präventiven Verhaltens setzt sich zusammen aus Daten über das Ausmaß

- sportlicher Aktivitäten
- eines gesundheitsorientierten Ernährungsverhaltens
- der Systematik der Gewichtskontrolle
- des Verzichts auf Alkohol und Nikotin
- des Impfstatus
- der Inanspruchnahme ärztlicher Vorsorgeuntersuchungen und
- des körper-, wäsche- und haushaltsbezogenen Hygieneverhaltens.

Alle Indikatoren für präventives Verhalten wurden zu einem Summenscore zusammengefasst, indem sie zunächst standardisiert wurden, so dass sie gleiche Mittelwerte und Streuungen hatten (damit nicht eine 7-stufige Variable anders in die Analyse eingeht als eine 5-stufige), und dann jeweils der Durchschnittswert einer Person auf diesen Variablen gebildet wurde. Dieser Wert ist besonders hoch, wenn eine Person viel Sport treibt, sich gesund ernährt, ihr Gewicht kontrolliert, nicht raucht, keinen Alkohol trinkt, gegen alles geimpft ist, sehr hygienisch ist und regelmäßig zur Vorsorgeuntersuchung geht, und er ist besonders niedrig, wenn jemand keinen Sport treibt, nicht auf gesunde Ernährung oder Gewicht achtet, viel raucht und viel Alkohol trinkt, deutliche Impfdefizite aufweist, unhygienisch ist und nicht an Vorsorgeuntersuchungen teilnimmt.

▐ Subjektive Normen

Die allgemeine präventive Norm einer Person wurde auf die gleiche Weise berechnet: Die entsprechenden, auf einzelne Verhaltensweisen bezogenen Variablen wurden standardisiert und zu einem Durchschnittswert für jede Person zusammengefasst. Dieser Wert ist besonders hoch für Personen, die der Ansicht sind, man sollte viel Sport treiben, sich gesund ernähren, sein Gewicht kontrollieren, nicht rauchen, keinen Alkohol trinken, gegen alle Krankheiten geimpft sein, sehr auf Hygiene achten und regelmäßig zu Vorsorgeuntersuchungen gehen. Er ist niedrig für Personen, die glauben, man sollte lieber nicht zu viel Sport treiben, man sollte essen, was schmeckt, das Gewicht nicht kontrollieren, könne ruhig rauchen und Alkohol

trinken und solle Impfen, Hygiene und Vorsorge nicht übertreiben. Nach unseren Hypothesen sollten die Normen eine entscheidende Rolle für die Verhaltensvorhersage einer Peson spielen: Beispielsweise würde eine Person, die der Überzeugung ist, „Sport ist Mord!", nicht aus gesundheitlichen Gründen Sport treiben.

▍ Risikobilanz des Präventionsverhaltens

Auf der Skala „Risikobilanz bezüglich Prävention" wurden die Befragten gebeten anzugeben, auf welche Weise sie gesundheitliche Risiken zu minimieren versuchen. Der empirisch gefundene Itempool bestand hier sowohl aus den Verhaltensweisen, die zu erklären Gegenstand der Untersuchung ist, beispielsweise Sport-Treiben, als auch aus anderen Verhaltensweisen wie „sich geistig fit halten" und „ausreichend schlafen". Unsere allgemeine Hypothese war, dass Personen, die den zu erklärenden Verhaltensweisen in ihrer Risikohierarchie ein hohes Gewicht beimessen, strengere Normen bezüglich gesundheitsbewusster Verhaltensweisen haben werden und diese Verhaltensweisen auch eher praktizieren als Personen, die beispielsweise denken, allein durch eine positive Lebenseinstellung Krankheitsrisiken vermindern zu können. Wie die Skala zur Kausalattribution (vgl. S. 109) wurde auch die vorliegende mit einer konfirmatorischen Faktorenanalyse daraufhin überprüft, ob es eine Vier-Faktoren-Lösung für sie gibt. Dies ließ sich bestätigen, und die Faktoren lassen sich als allgemeine Lebenseinstellung, Hygiene, Ernährung und Sport sowie Drogenverzicht/Arzt bezeichnen.

▍ Geschlecht

Die psychologische Forschung hat gezeigt, dass demographischen Merkmalen nur ein geringer Erklärungswert zukommt. In Verbindung mit Einstellungsvariablen können sie jedoch unter Umständen modifizierenden Charakter haben. Die Variable „Geschlecht der befragten Person" wurde von uns mit der Hypothese in das Model aufgenommen, dass einige Unterschiede in den anderen Variablen durchaus in Abhängigkeit vom Geschlecht der Befragten auftreten könnten. Beispielsweise besitzt in unserer Gesellschaft das eigene Aussehen einen höheren Stellenwert für Frauen als für Männer, und daher achten Frauen häufiger sensibler auf ihr Körpergewicht, als Männer das tun.

▍ Kausalattribution früherer Krankheiten

Bestandteil unseres Fragebogens war eine Skala, auf der die Befragten einschätzen sollten, wie sehr verschiedene Ursachen ihrer persönlichen Überzeugung nach dafür verantwortlich waren, dass sie Krankheiten bekommen haben (Stress, unkontrollierbare Vulnerabilität, fehlendes Präventionsverhalten, Defizite an Compliance, genetische Komponenten, ungenügender Impfschutz). Beispielsweise wurde auf einer Skala von 1 bis 7 angegeben, ob frühere Krankheiten aufgetreten sind, weil im subjektiven Selbstverständnis zu wenig körperliche Betätigung betrieben wurde, oder auch, weil

man einfach anfällig für Krankheiten ist. Unsere Hypothesen dazu waren, dass Änderungen der Normen und damit entsprechende Verhaltensänderungen eher dann stattgefunden haben, wenn Personen davon überzeugt sind, dass persönliches Fehlverhalten schon zu gesundheitlichen Schäden geführt hat, als wenn sie überzeugt sind, dass sie aus ganz anderen, selbst nicht zu verantwortenden Gründen krank waren.

Zunächst mussten im Rahmen der Methodenentwicklung erst einmal explorativ die vorhandene Vielfalt von subjektiven Gründen dafür, warum man eigentlich überhaupt bestimmte Krankheiten hatte, gewonnen werden. Die repräsentative „Liste" von möglichen Ursachen - Kausalattributionen – wird in den folgenden wörtlichen Äußerungen anschaulich nachvollziehbar.

Die Items der Einstellungsskala: Kausalattribution

- Ich habe einfach zu wenig körperliche Abwehrkräfte
- Mein Impfschutz war nicht ausreichend
- Das war einfach Pech für mich
- Ich hatte/habe viel Stress im privaten Bereich
- Ich habe/hatte vielleicht doch eine eher nicht allzu gesunde Lebensweise, habe schon immer etwas gesündigt
- Meine Beschwerden sind eigentlich keine Krankheiten, sondern hängen einfach mit dem Alter zusammen
- Ich hatte/habe einfach zu wenig Urlaub und Entspannung
- Ich will mich einfach nicht ins Bett legen und das ist manchmal schuld
- Ich habe zu wenig auf die ersten Anzeichen der Beschwerden einer Krankheit reagiert
- Ich bin allgemein anfällig für Krankheiten
- Dadurch, dass ich mich in Räumen aufhalte, wo viel geraucht wird, fühle ich mich gesundheitlich beeinträchtigt und für Krankheiten leicht empfänglich
- Durch etwas zuviel Alkohol, den ich leider manchmal trinke
- Vielleicht dadurch, dass ich etwas Übergewicht habe, bin ich auch nicht mehr so ganz gesund
- Dadurch, dass ich mich bei einer Arbeit oder anderem nicht ganz so sauber und hygienisch verhalten habe und Schutzmaßnahmen außer Acht gelassen habe, bekam ich eine Infektion
- Durch die ganzen schädlichen Umwelteinflüsse, denen ich ausgesetzt bin
- Dadurch, dass ich regelmäßig rauche
- Ich hatte/habe viel Stress im Beruf
- Ich habe einfach ganz bestimmte ärztliche Ratschläge nicht beachtet
- Ich habe meinen schwachen Punkt in einem bestimmten Bereich, bin da immer wieder anfällig
- Kinderkrankheiten kriegt man eben als Kind, das ist doch ganz normal
- Das ist bei mir familienbedingt, vererbt
- Ich war auch schon mal krank, weil ich mich nicht besonders vernünftig ernährt habe
- Habe ich durch fehlende, aber auch geringe körperliche oder sportliche Betätigung bekommen

- Ich habe die Medikamente nicht genommen, die ich nehmen sollte und dann bin ich so richtig krank geworden
- Ich habe eine Krankheit, die ich schon vorher hatte, schlecht auskuriert
- Ich bin einfach ziemlich empfänglich für Ansteckungen, z. B. bei Erkältungskrankheiten

Die faktorenanalytische Aufbereitung der gewonnenen Befunde führt zur Findung von sechs Ursachenfaktoren für die subjektive Genese von Krankheitsursachen in der eigenen Biographie:

▮ *Faktor I:*   Allgemeine subjektive Anfälligkeit für Krankheiten; unkontrollierbare Vulnerabilität

▮ *Faktor II:*   Stress im beruflichen und privaten Bereich ohne Entspannungsmöglichkeiten

▮ *Faktor III:*   Defizite des persönlichen Präventionsverhaltens

▮ *Faktor IV:*   Fehlendes Compliance-Verhalten gegenüber ärztlichen Empfehlungen im Krankheitsfall

▮ *Faktor V:*   Physiologisch-genetische Bedingungen

▮ *Faktor VI:*   Ungenügender Impfschutz

In der Qualität der subjektiven Krankheitsursachen lassen sich vier unterschiedliche Attributionsmuster und damit Persönlichkeitstypen unterscheiden:

▮ *Typ I (40%):*   Gleichgültigkeit und Passivität gegenüber Krankheitsrisiken und ihren Ursachen wie auch möglichen Präventionsmaßnahmen

▮ *Typ II (20%):* Subjektiv geringe Krankheitsanfälligkeit („naive" Selbstsicherheit) und Krankheitsbeachtung. Externale Kausalattribution: Organisch-genetische Krankheitsursachen

▮ *Typ III (17%):* Hohe subjektive („schicksalhafte") Anfälligkeit für Erkrankungen (Organschwächen) in Verbindung mit Stresserleben: Defizite an Präventions- (Alkoholkonsum, Zigarettenkonsum, Ernährungsverhalten) und Compliance-Verhalten

▮ *Typ IV (23%):* Subjektive Anfälligkeit, Stresserleben und genetische Komponenten als Krankheitsursachen jenseits der Eigenverantwortlichkeit; keine Einsicht und Motivation für Präventionsmaßnahmen

Auffällig an diesen Befunden ist, dass die Erklärungskonzepte für persönlich durchgemachte Erkrankungen nur wenig Motivation in Bezug auf Prävention aufkommen lassen, d. h. der objektiv hohe Wert präventiver Maßnahmen in Bezug auf die mögliche Verhinderung von Krankheiten ist nur sehr begrenzt bewusst geworden, und dies kann nicht ohne Rückwirkungen auf die präventive Sensibilität sein.

Unsere allgemeinere Hypothese zur Kausalattribution früherer Krankheiten lautet, dass Personen, die gesundheitliche Probleme auf Ursachen zurückführen, die sie nicht beeinflussen können, die sie also external attribuieren, weniger strenge Normen bezüglich präventiven Verhaltens besitzen werden als solche, die davon

überzeugt sind, dass sie vor allem durch ihr eigenes Verhalten ihre Gesundheit beeinflussen, diese also internal attribuieren. Beispielsweise wird nach dieser Vorhersage jemand wenig ausgeprägte Normen zu gesundheitsbewusstem Verhalten besitzen, der denkt, dass ererbte, schwache Punkte, subjektive Empfänglichkeit, schädliche Umwelteinflüsse, wenig Abwehrkräfte und Pech – also eine generelle Anfälligkeit – für frühere Krankheiten verantwortlich waren; eine Peson, die der Ansicht ist, dass sie durch unvernünftige Ernährung, fehlende körperliche Betätigung, Alkohol, Rauchen, Übergewicht, mangelnde Hygiene und fehlenden Impfschutz krank geworden ist – also durch mangelnde medizinische Prävention und eigene Unvernunft –, wird höhere Normen bezüglich gesundheitsbewusstem Verhalten haben. Um diese Skala, die aus 26 Aussagen besteht, zusammenzufassen, wurde zunächst mit Hilfe einer konfirmatorischen Faktorenanalyse überprüft, ob es für sie eine Vier-Faktoren-Lösung gibt. Dies ließ sich bestätigen und die Faktoren ließen sich beschreiben mit Stress, mangelnde Prävention, Unvernunft und Anfälligkeit. Für jede Person wurde nun der Durchschnittswert errechnet, den sie auf den Items, die alle auf demselben Faktor laden, besitzt. Beispielsweise erhält eine Person einen hohen Wert auf der Dimension „Anfälligkeit", wenn sie hohe Werte angekreuzt hat bei „Ich bin allgemein anfällig für Krankheiten", „Ich habe einfach zu wenig körpereigene Abwehrkräfte" und „Ich bin einfach ziemlich empfänglich für Ansteckungen". Insgesamt erhielt somit jede Person vier Werte für diese Skala.

Abbildung 11 veranschaulicht das entwickelte Struktur- und Messmodell zur Erklärung eines präventiven Lebensstils.

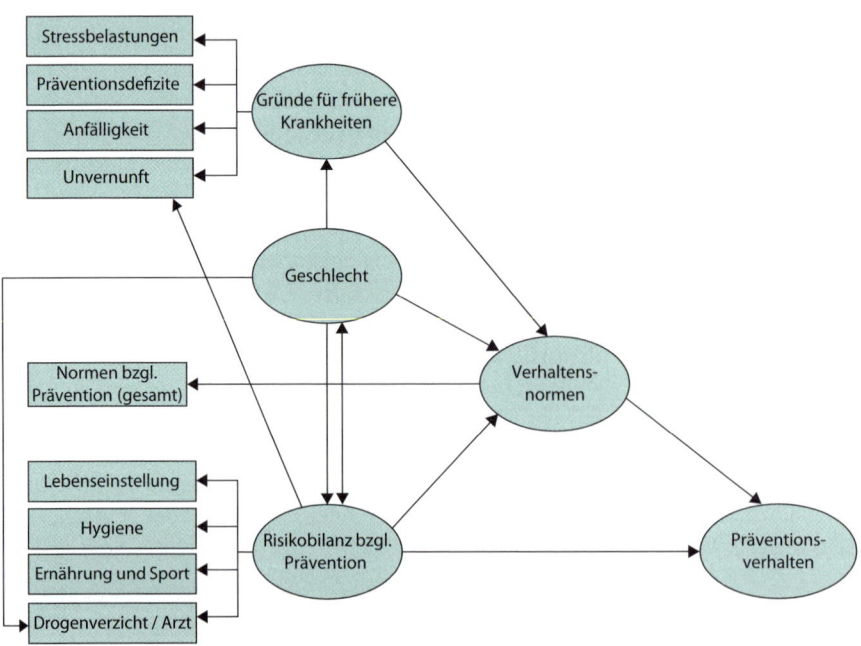

Abb. 11.   Struktur- und Messmodell zum allgemeinen präventiven Lebensstil

Dem überprüften Strukturmodell liegen die folgenden Modellhypothesen zugrunde, wobei insgesamt in diesem LISREL-Modell gleichzeitig eine Mehrzahl von Zusammenhängen überprüft wurden: Eine Person hat höhere Normen bezüglich präventiver Verhaltensweisen, wenn

▌ sie frühere Krankheiten auf mangelnde medizinische Prävention und Unvernunft zurückführt,
▌ wenn sie weiblich ist und
▌ wenn Hygiene, Ernährung, Sport, Drogenverzicht und ärztliche Prävention eine große Rolle in ihrer Risikohierarchie spielen.

Das präventive Verhalten einer Person kann – über die einzelnen präventiven Verhaltensweisen hinweg – durch die Normen und die Risikobilanz bezüglich Prävention hinreichend erklärt werden.

Als Ergebnis der durchgeführten LISREL-Analyse lässt sich festhalten: Das allgemeine Präventionsverhalten wird schwerpunktmäßig von der subjektiven Risikobilanz (Allgemeine Lebenseinstellung, Hygiene, Sport, Ernährung, Drogenverzicht, Vorsorgeuntersuchungen) bestimmt. Als weitere Bedingung ergibt sich das individuelle Normgefüge in Bezug auf das notwendige Präventionsverhalten. Die individuellen Muster der Kausalattribution bei früheren Krankheiten haben schließlich sowohl Einfluss auf das subjektive Normengefüge, wie aber auch – und dies verstärkt – auf die individuelle Risikobilanz.

Die Zusammenhänge und das Ursachengefüge präventiven Verhaltens sind also bekannt: Man kennt die subjektiven Größen, die in ihrer jeweiligen Ausprägungsform Prävention begründen oder auch verhindern. Denn das ist auch ein wesentlicher Befund unserer Untersuchungen, dass ein ganzheitlich orientierter Lebensstil zum gegenwärtigen Zeitpunkt nur von einem begrenzten Teil der Bevölkerung praktiziert wird; es ist eine wesentliche Aufgabe, zunächst die subjektiven Risikobilanzen der verschiedenen gesundheitlichen Risikobereiche zugunsten der einschlägigen, präventiven Verhaltensweisen zu ändern. Dabei kommt es vor allem auch darauf an, die subjektiv entlastenden, von den Medien immer wieder ohne hinreichende Begründung dramatisierten, externalen Risikofaktoren in ihrem psychologischen Gewicht zu reduzieren. Der eigentliche und zentrale Risikofaktor menschlicher Gesundheit ist der Mensch selbst: Ein Großteil der entscheidenden gesundheitlichen Risikofaktoren liegen im Bereich persönlicher Selbstverantwortlichkeit und nicht in externalen unbegreifbaren und unheimlichen, ängstigenden Umweltgefahren. Prävention im persönlichen Verhalten führt jedenfalls schneller zum Erfolg, als die anderen Zeitintervallen unterliegenden Veränderungen subjektiv vermeintlicher und objektiv nachgewiesener ökologischer Risikofaktoren. Die zunehmend irrationale Verarbeitung vermeintlicher aber auch tatsächlicher Risiken entwickelt sich zum zentralen Risiko unserer Wohlstandsgesellschaft.

5.3 Typologie der Lebensstilanalyse

Ziel aller Gesundheitserziehung und –beratung ist die Vermittlung und Internalisierung eines ganzheitlichen präventiven Lebensstils. Dieses Ziel wäre dann erreicht, wenn die Qualität menschlichen Präventionsverhaltens die Gesamtheit bisher bekannter Risikofaktoren umfasst, also nicht nur – falls überhaupt – einzelne Risikofaktoren durch aktive Prävention vermeidet, während andere weiterhin bestehen bleiben. Der Analyse der Qualität wie der Quantität eines ganzheitlichen präventiven Lebensstils in der Bevölkerung liegt eine Skala über „Allgemeine präventive Maßnahmen" (vgl. S. 114) zugrunde. Alle Befragten hatten anzugeben, in welchem Ausmaß sie vorgegebene präventiv relevante Verhaltensweisen persönlich praktizieren. Die Faktorenanalyse zeigt zunächst die Grundstruktur des gemessenen präventiven Verhaltens. Sechs Dimensionen klären 59,2 Prozent der Varianz auf; sie lassen sich beschreiben als (1) Natürlicher Lebensstil, (2) Genussverhalten: Tabak und Alkohol, (3) Gesundheitsbewusste Lebensweise, (4) Präventionsmaßnahmen mit ärztlicher Kontrolle, (5) Hygieneverhalten im Haushalt und (6) Bedürfnis nach sozialer Stimulation.

Mit Hilfe der Gruppierungsanalyse ergeben sich nun fünf bezüglich der Qualität ihres ganzheitlichen Präventionsverhaltens eindeutig unterscheidbare Typen. Dabei wird deutlich, dass die mögliche Vermeidung gesundheitlicher Risikofaktoren in ihrem Ausmaß immer integraler Bestandteil eines bestimmten präventiven Verhaltensstils ist.

Das Ausmaß des persönlich praktizierten Präventionsverhaltens der in der Bevölkerung vorhandenen fünf Verhaltenstypen wird auf Itemebene (Tabelle 18) mit den jeweils typenspezifischen Mittelwerten dokumentiert (z. B. … um gesund zu bleiben, treibe ich Sport oder bewege mich körperlich: Mittelwert Typ I 5,56; Typ II 4,35; Typ III 4,68; Typ IV 2,80; Typ V 5,42; (sig, 0,00; eta^2 0,27)).

Die empirisch gewonnenen Typen des Umgangs mit und der Vermeidung von gesundheitlichen Risikofaktoren lassen sich nun anhand der übrigen in der Studie erhobenen Daten in ihrem Erleben und Verhalten differenziert beschreiben. Erst durch diese Persönlichkeitsdiagnose werden die psychologischen Mechanismen der möglichen Vermeidung von Risikofaktoren hinreichend beschrieben und damit die Voraussetzungen für die Entwicklung effektiver Interventionsstrategien, aber auch deren mögliche psychologische Grenzen geschaffen. Die verschiedenen Typen, wie sie sich aus der Clusterung „Allgemeine präventive Maßnahmen" ergeben haben (vgl. Tabelle 18), wurden anhand der folgenden Merkmale („Passive Segmentationsvariablen") zusätzlich beschrieben und dabei die typenspezifischen Häufigkeiten bzw. Ausprägungsgrade auf Signifikanz getestet:

▪ *Demographische Merkmale:* Geschlecht, Ausbildung, berufliche Tätigkeit, Haushaltsnettoeinkommen, Haushaltsgröße und Anzahl der Kinder, Einwohnerzahl der Wohnorte, Bundesland

Tabelle 18. Typologie des Gesundheitsverhaltens. Was machen Sie denn alles dafür, um gesund zu bleiben? Um mich selbst gesund zu, halten … 1 = trifft weniger zu, 7 = trifft eher zu

	Typ 1 n=107	Typ 2 n=114	Typ 3 n=37	Typ 4 n=74	Typ 5 n=78	sig	eta²
treibe ich Sport oder bewege mich körperlich	5,56	4,35	4,68	2,80	5,42	0,00	0,27
achte ich auf das richtige Körpergewicht	5,41	4,11	3,46	2,89	5,41	0,00	0,28
halte ich mich viel an der frischen Luft auf	5,83	4,54	5,11	3,59	5,79	0,00	0,25
achte ich auf eine ausgewogene, gesunde Ernährung	5,68	4,11	4,19	3,80	5,46	0,00	0,22
achte ich darauf, Speisen nicht so oft aufzuwärmen	5,18	3,89	3,95	4,08	4,46	0,00	0,07
achte ich auf die richtige Kühlschrank-temperatur	5,12	3,70	4,35	4,43	4,24	0,00	0,06
reinige ich regelmäßig meinen Kühlschrank	6,47	5,07	5,84	6,39	6,50	0,00	0,18
wechsle ich einmal wöchentlich die Bettwäsche	5,84	4,20	5,08	5,34	5,41	0,00	0,15
lüfte ich regelmäßig meine Wohnung	6,47	5.07	5,84	6,39	6,50	0,00	0,18
achte ich darauf, ausreichend zu schlafen	5,84	4,20	5,08	5,34	5,41	0,00	0,15
achte ich darauf, möglichst viel Ablen-kung und Abwechslung zu haben	5,53	3,81	5,76	3,97	4,51	0,00	0,21
vermeide ich das Alleinsein und bin möglichst viel mit anderen Menschen zusammen	5,54	3,93	6,00	4,16	4,41	0,00	0,17
versuche ich, eine positive Lebens-einstellung zu haben	6,36	4,44	6,38	5,81	5,96	0,00	0,32
achte ich darauf, mich auch geistig fit zu halten	6,43	4,50	6,08	6,03	6,12	0,00	0,33
versuche ich, so zu leben, wie ich es für richtig halte	6,53	4,82	6,46	6,30	6,36	0,00	0,29
rauche ich möglichst wenig oder gar nicht	6,86	4,85	2,62	4,91	2,60	0,00	0,39
nehme ich an dem üblichen Gesund-heits-„Check-up" beim Hausarzt teil	5,17	4,19	2,86	4,74	4,55	0,00	0,09
trinke ich möglichst wenig Alkohol	6,22	4,51	3,59	4,72	3,91	0,00	0,20
gehe ich mindestens einmal jährlich zum Zahnarzt	5,92	5,05	3,54	6,15	6,73	0,00	0,21
lasse ich mich in regelmäßigen Abständen impfen	3,71	3,89	2,51	3,62	4,63	0,00	0,26
achte ich sehr auf körperliche Sauberkeit	6,55	5,89	6,00	6,39	6,51	0,00	0,27
achte ich darauf, mich möglichst wenig in Räumen aufzuhalten, wo geraucht wird	5,79	3,75	2,30	4,00	3,17	0,00	0,27
gehe ich regelmäßig zu Krebsfrüh-erkennungsuntersuchungen	4,84	3,66	2,00	5,43	5,50	0,00	0,22

▮ *Persönlichkeitsmerkmale:*
  - Selbstbild: Das persönliche Psychogramm
  - Subjektiver Gesundheitsstatus
  - Allgemeine Lebenseinstellung
  - Subjektive Risikohierarchie
  - Vertrauen in die Effektivität präventiver Maßnahmen
  - Ausmaß an Veränderungswiderstand gegenüber präventiven Notwendigkeiten

▮ *Subjektive Risikobilanzen:* Körpertraining, Ernährung, Tabak- und Alkoholkonsum, Hygiene, Krebsvorsorgeuntersuchungen, Impfen
▮ *Gesundheitsbezogenes Informations – und Präventionsverhalten:*
  - Interessewert, Art der genutzten Medien
  - Körpertraining
  - Ernährungsverhalten (Selbstdisziplin, Kontrolle und Korrektur des Körpergewichts)
  - Tabak- und Alkoholkonsum
  - Impfstatus und Impfbewertung
  - Körper- und Wäschehygiene
  - Kariesvorsorgeuntersuchungen und Zahnhygiene
  - Vorsorgeuntersuchungen
▮ *Einflüsse und Verhalten sozialer Bezugspersonen im Bereich Gesundheitsverhalten:* Eltern, Freunde, Bekannte
▮ Verhaltensnormen: Subjektive Sollwerte präventiven Verhaltens
▮ Kausalattribution: Subjektive Krankheitsgründe

Die vielfältige zusätzliche psychologische Beschreibung der verschiedenen Präventionstypen vermag nunmehr das Selbsterleben, Selbstbewerten, aber auch das eigene Erlebnisumfeld anschaulich zu charakterisieren, d. h. persönliches Präventionsverhalten wird zu einem integrierten Bestandteil der menschlichen Persönlichkeit. Dabei wird dann auch deutlich, dass nur im Rahmen persönlicher Verhaltensmuster, Formen der Wertorientierung, der Lebensgrundstimmung auch ein typenspezifisches Gesundheitsverhalten letztlich erst möglich und zu einem Bestandteil des persönlichen Lebensstils wird. Dies macht dann aber auch verständlich, warum ein praktiziertes Gesundheitsverhalten, warum ganz bestimmte Barrieren wünschenswerten Präventionsverhaltens so stark verfestigt und deshalb auch so schwer zu verändern sind. Ein Lebensstil repräsentiert immer ein über einen längeren Zeitraum gleich bleibendes Verhalten, das sich eindeutig, unverwechselbar und vielfach auch prägnant von anderen Lebensstilen abhebt. „Gleich bleibend" meint aber nicht „identisch", sondern „gleich bleibend" meint die individuell kreative Fluktuation im Rahmen der jedem Stil eigenen „Stilamplitude", also das „Typische" und die periodische Wiederkehr ähnlicher Verhaltens- und Äußerungsweisen; Stil beschränkt sich nicht auf das Einzelverhalten eines Teilbereiches menschlichen Verhaltens, wie es z. B. das Präventionsverhalten ausmacht, sondern ist immer Ausdruck des Gesamtverhaltens eines Menschen und seiner inneren Begründung.

Die zusammengefassten Psychogramme der verschiedenen Motivations-, Verhaltens- und Lebensstiltypen, wie sie sich aus der Integration der verschiedenen Einzelbefunde auf Basis der durchgeführten Typenbildung – Clusterung – ergaben, machen deutlich, wie unterschiedlich Menschen auf Basis ihrer Persönlichkeit und biografischen Entwicklung mit gesundheitlichen Risikofaktoren umgehen.

- *Typ I (26%):* Systematische aktive Risikobewältigung
  - Konservative Wertorientierung: Leistung, Fleiß, Ordnung, Zuverlässigkeit, Pünktlichkeit, Verantwortungsbewusstsein
  - Optimistische Lebenseinstellung
  - Hohes Interesse an Gesundheitsinformationen
  - Vertrauen in die Wirksamkeit präventiver Maßnahmen
  - Konsequente Umsetzung von Gesundheitsregeln:
    - Gesunde Ernährung, Kontrolle des Körpergewichts, Körpertraining, Beschränkung des Genussverhaltens, regelmäßige Vorsorgeuntersuchungen, hoher Hygienestandard einschließlich Impfstatus
- *Typ II (28%):* Risikogleichgültigkeit durch Verhaltensautomatisierung
  - Geringe Körpersensibilität, wenig Körpergefühl
  - Eingeschliffene Verhaltensgewohnheiten ohne Veränderungswilligkeit
  - Kein Vertrauen in die persönliche Kontrollkompetenz
  - Vorsätze, z. B. Reduzierung des Körpergewichtes, Durchführung von Vorsorgeuntersuchungen, werden nicht in Verhalten umgesetzt
  - Desinteresse an Gesundheitsinformationen
  - Kein Vertrauen in die Wirksamkeit präventiver Maßnahmen
  - Krankheitsursachen werden external attribuiert
  - Subjektive allgemeine Krankheitsanfälligkeit
  - Beruflicher Stress
  - Alkohol- und Zigarettenkonsum als subjektive Problemlöser
  - Keine Verhaltensänderung durch ärztliche oder psychologische Gesundheitsberatung möglich
- *Typ III (9%):* Optimistische Risikominimierung ohne Risikovermeidung
  - Optimistische Lebenseinstellung: Geselligkeit, Fröhlichkeit, Unternehmungslust, „Genuss ohne Reue"
  - Selbstbild: gutmütig, hilfsbereit, humorvoll, gefühlvoll
  - Desinteressen an Gesundheitsinformationen
  - Zufriedenheit mit dem eigenen Gesundheitsstatus
  - Keine Sensibilität in Bezug auf die Wahrnehmung, Kontrolle und Vermeidung von Risikofaktoren: Defizit an Gesundheitsbewusstsein
  - Freude am Essen, Trinken und allem Genussverhalten auf Basis einer Minimierung der Eintretenswahrscheinlichkeiten der Risikofaktoren
  - Nur durchschnittliches Hygieneverhalten
  - Kein Vertrauen in die Effektivität ärztlicher Gesundheitskontrollen
- *Typ IV (18%):* Risikowahrnehmung ohne aktive Risikovermeidung
  - Selbstbild: freundlich, höflich, wenig gesellig, wenig positive Zukunftserwartungen

- Unbefriedigender subjektiver Gesundheitszustand
- Ausgeprägtes Interesse an Gesundheitsinformationen
- Trotz Gesundheitswissen und Akzeptanz von Selbstverantwortlichkeit keine Verhaltensumsetzung in den Bereichen Gewichtskontrolle, Körpertraining, Beachtung ärztlicher Ratschläge, Defizite an Urlaub/Entspannung
- Essen als Stressbewältigung
- Regelmäßige ärztliche Kontrolle als Kompensation eigener Antriebsschwäche im präventiven Alltagsverhalten

- Nur durchschnittliches Hygieneverhalten

▌ *Typ V (19%):* Sportliche Risikoverarbeitung ohne Genussverzicht aber mit ärztlicher Kontrolle
- Lebensstil ist geprägt von Optimismus, Sportlichkeit, Leistungs- und Handlungsorientierung, Lebensfreude, Genuss
- Selbstbild: sportlich, aktiv, unternehmungslustig, kritisch, gesundheitsorientiert
- Hohe Zufriedenheit mit dem subjektiven Gesundheitszustand
- Informationsbedarf für Gesundheitsthemen in Büchern und Zeitschriften
- Regelmäßige Durchführung von Vorsorgeuntersuchungen und Vertrauen in deren Effektivität
- Hohe Körpersensibilität und Körperkontrolle (ideales Körpergewicht)
- Sport als aktive, lustvolle Gesundheitsaktivität: Freude an Anstrengung und Leistung
- Genussorientierung verhindert Verzicht auf gemäßigten Alkohol- und Tabakkonsum

5.4 Wohlbefinden und Lebensstil: Hygiene, Sauberkeit und Körperpflege

Das einleitende heuristische Modell (vgl. S. 2) unserer Untersuchung nahm seinen Ausgang von dem Tatbestand, dass die Basis menschlicher Gesundheit und damit menschlichen Wohlbefindens zentral begründet ist in den drei Verhaltensbereichen Hygiene, Sauberkeit und Körperpflege. Defizite in diesen Bereichen beinhalten immer Risikofaktoren der körperlichen und seelischen Hygiene. Hygiene und Psychohygiene sind letztlich nicht voneinander trennbar, sondern befinden sich immer in wechselseitiger Abhängigkeit. Da im bisherigen Verlauf zentral die Verhaltens- und Erlebnisbereiche Hygiene und Sauberkeit zur Darstellung gelangten, soll im Folgenden noch kurz auf den Bereich „Körperpflege" eingegangen werden. Auch in diesem Bereich gibt es psychologische Kosten- und Nutzenfaktoren, die dann letztlich als Bilanzwerte zur Positionierung des Einzelnen auf den verschiedenen Erfahrungs- und Erlebnisdimensionen führen. Die Psychologie der Körperpflege ist, wie eine Mehrzahl unserer Untersuchungen belegt, für seelisches Wohlbefinden von entscheidender Bedeutung. Unabhängig davon, was der Ein-

Tabelle 19. Psychologische Nutzenfaktoren der Körperpflege. Subjektive Eintretenswahrscheinlichkeiten der psychologischen Nutzenfaktoren der Körperpflege. Angaben in Prozent; Mehrfachnennungen möglich. (Repräsentative Bevölkerungsstichprobe)

	Frauen n=1142	Männer n=984
▮ Frische, Gepflegtheit im eigenen Erleben und in der Wirkung auf andere	84,0	86,0
▮ Selbstakzeptanz, Selbstbejahung	80,0	75,0
▮ Hautpflege: Hauterholung	77,0	66,0
▮ Wohlbefinden: Selbstzufriedenheit, Ausgeglichenheit	73,0	69,0
▮ Soziale Attraktivität, sympathische Wirkung auf andere	71,0	67,0
▮ Leistungsfähigkeit: Lebenstüchtigkeit	68,0	66,0
▮ Partnerbezug: Eingehen auf Wünsche des Partners	64,0	-
▮ Sexuelle Attraktivität: Körperliche Frische im intimen Kontakt	63,0	72,0
▮ Positive Selbstdarstellung: Seinen Typ unterstreichen	60,0	45,0
▮ Positives Body-Feeling: Seinen Körper bewusst spüren, Körpersensibilität	59,0	51,0
▮ Gesundheit: Prophylaxe, Immunisierung	54,0	57,0
▮ Kommunikative Attraktivität: Erleichterung sozialer Kontakte	50,0	51,0

zelne unter Körperpflege versteht, können wir heute z. B. davon auch ausgehen, dass selbst bei älteren Home-care-Patienten Generationen nachkommen, für die soziale Techniken der Körperpflege zu einem immer selbstverständlicheren Teil ihres Lebensstils geworden sind. Wir haben in repräsentativen Untersuchungen zeigen können, welche subjektiven Erlebnislagen mit Körperpflege in einen eindeutigen Zusammenhang gebracht werden (Tabelle 19).

Vor diesem motivationspsychologischen Hintergrund – also einer eindeutig positiven psychologischen Bilanz - wird verständlich, warum Körperpflege so entscheidend für seelisches Wohlbefinden ist bzw. warum fehlende oder eingeschränkte Körperpflege so negativ nachhaltige Wirkungen auf das persönliche Selbstwertgefühl, die persönliche Stimmungslage und auch das Aktivitätsniveau hat. Hervorzuheben im Zusammenhang mit der Thematik der vorliegenden Arbeit ist der Aspekt: Körperpflege als gesundheitliche Prophylaxe („Ich rechne sehr damit, dass bei regelmäßiger Körperpflege mein Körper für Krankheiten unanfälliger wird"). In Verbindung mit Hauterkrankungen (vgl. Bergler, 1991) konnte außerdem gezeigt werden, dass sichtbare und riechbare Beeinträchtigung der subjektiven Attraktivität zur Auslösung sozialer Ängste und Befürchtungen, auch einem negativen Selbsterleben (Angst vor sozialer Isolation, Gefühl, ständig von anderen beobachtet zu werden, soziale Stigmatisierung, Minderwertigkeitsgefühle, Unzufriedenheit mit sich selbst, Ausbildung selbstbezogener Aggression, Ekelgefühle) führen. Auch bei Home-care-Patienten lassen sich bei fehlender bzw. sehr eingeschränkter Körperpflege solche Erlebnislagen

- der sozialen Verunsicherung und Gehemmtheit
- der sozialen Ablehnung
- der Unzufriedenheit mit sich selbst
- der Unausgeglichenheit und Nervosität
- der Müdigkeit und Abgeschlagenheit beobachten.

Home-care-Patienten unterscheiden sich allerdings teilweise deutlich von Heimbewohnern durch eine intensivere Verwendung einer Reihe von Körperpflegeprodukten; dazu gehören die Verwendung von Deomitteln, Mundwasser, Parfüm bzw. Eau de Toilette, Haarwasser und Frisiercreme; auch verwenden sie häufiger eine Körperbürste. Home-care-Patienten tun also noch mehr für ihr eigenes Äußeres. Man bemüht sich verstärkt und aktiv, für sich und für andere biografisch gewachsene Normen und Verhaltensweisen der sozialen Attraktivität aufrechtzuerhalten. Wer Home-care-Patienten pflegt, muss wissen, dass die Bereitschaft und die Bedürfnisse zur Körperpflege und die damit in Verbindung stehenden Kompetenzen auch unter ungünstigen Rahmenbedingungen aufrechterhalten werden sollten und damit ein wesentlicher Beitrag zum psychischen Wohlbefinden und zum persönlichen Selbstwertgefühl geleistet werden kann. Die Körperpflege ist für Home-care-Patienten von noch zentralerer psychologischer Bedeutung als für gesunde Menschen: Der kranke Mensch antizipiert immer wieder die Vorstellung, dass andere ihn nicht mehr ansehen können, ja, dass man sich selbst nicht mehr im Spiegel betrachten kann. Die Konsequenz aus solchen Erlebnislagen ist – wenn keine Gegensteuerung erfolgt - sozialer Rückzug, Resignation, Depression und wohl auch ein Teil Selbstvernachlässigung und Selbstzerstörung. Man muss durch entsprechende Anregungen und Rückmeldungen alles tun, damit Home-care-Patienten „sich selbst riechen können", noch gepflegt sind, und dies auch nach außen sichtbar wird.

Ohne auf weitere Daten zur Lebenszufriedenheit und dem persönlichen Wohlbefinden, aber auch zur Leistungsmotivation und sozialen Positionierung bei Positiv- bzw. Negativbilanzierung näher einzugehen, dürfte doch hinreichend deutlich geworden sein, dass erlebnismäßig ein eindeutiger Zusammenhang zwischen Körperpflege, Gesundheit, Wohlbefinden und Lebensqualität besteht.

5.5 Genussfähigkeit und Prävention

Nun sind aber die aufzeigbaren Verhaltensmuster immer integriert in einen ganz bestimmten Lebensstil; dies konnte im Vorausgegangenen näher gezeigt werden. Und hier gibt es einerseits Lebensstile, in die gesundheitsorientierte Verhaltensweisen positiv motivierend integriert sind, während bei anderen ein Verhaltensmuster vorliegt, das letztlich als Ganzheit präventives Verhalten verdrängt, nicht zulässt oder auch für wirkungslos erklärt; bei letzterem steht man z. B. als Arzt vor der Schwierigkeit, einmal präventiv notwendiges Verhalten Patienten mit einem attraktiven Erlebnisumfeld näher zu bringen und dies zum anderen so, dass die Rahmenbedingungen eines Lebensstils die Aufnahme und Verarbeitung eines so

gestalteten „Angebotes" überhaupt möglich machen. Prävention kann nicht als
ein System von Geboten und Verboten, rational argumentativ Menschen vermittelt werden. Wenn schon Gesundheit unumstritten der zentrale Wert unserer
Gesellschaft ist, dann muss dieser Wert auch mit attraktiven Gefühlen, mit Vorstellungen von Lebensqualität, positiven Zukunfts- und optimistischen Lebenserwartungen in Verbindung gebracht werden: Gesundheit und Prävention wären
dann in der gängigen allgemeinen Sprachregelung „wellness", „Glück", „Genuss
ohne Reue", „Psychohygiene" u. a. Gesundheit, Wohlbefinden und Lebensstil haben psychologisch auch sehr viel mit der wechselseitigen Abhängigkeit von Genuss, Genussfähigkeit und Gesundheit zu tun. Gerade diese Thematik ist für eine
erlebnismäßig attraktive, anschauliche und subjektiv belohnende Positionierung
von Hygiene und Prävention von wesentlicher Bedeutung. Genuss und Gesundheit, Genuss und Prävention – dies sind für viele Personen im Umfeld puritani-
scher Überzeugungen Themen, die nach diesen Vorurteilen miteinander in einem
eher negativen Zusammenhang stehen. Die Frage, inwieweit ein positiv genussorientierter Lebensstil nicht gleichzeitig auch ein gesundheitsfördernder, d. h.
psychisch und physisch stimulierender Lebensstil sein kann, wird praktisch nicht
erörtert. Vor diesem Hintergrund haben wir in einer umfänglichen sozialpsycho-
logischen Studie (vgl. Bergler u. Hoff 2002) diesem Thema Beachtung geschenkt.
Dabei ging es zentral um die Frage, wieweit die Qualität der persönlichen Genussorientierung in einem spezifischen Zusammenhang mit den verschiedenen
Aspekten der persönlichen Gesundheitsorientierung steht. Folgende Forschungsergebnisse sind auch für unsere Thematik von wesentlichem Interesse:

(1) Genussunfähigkeit ist immer ein Krankheitssymptom

Eine Analyse der wissenschaftlichen Literatur erbringt dazu folgenden Gesamtbefund:

Genussfreude ist ein Faktor des körperlichen Wohlbefindens. Personen, die
eine hohe Vitalität und Lebensfreude verspüren, die mit dem eigenen Körperzu-
stand zufrieden sind und Genussfreude erleben, klagen gleichzeitig über wenige
bis gar keine körperlichen Beschwerden.

Ein eingeschränktes Genusserleben wurde gefunden bei Patienten mit Bluthochdruck, koronaren Herzerkrankungen, gastrointestinalen Erkrankungen,
chronischen Schmerzzuständen oder Schlafstörungen, bei Krebspatienten im fort-
geschrittenen Stadium und mit Schmerzzuständen, bei Patienten mit positivem
HIV-Befund und ersten Krankheitssymptomen aber auch bei übergewichtigen
Personen. Das Genusserleben ist korreliert mit der Grundstimmung und stärker
beeinträchtigt bei pessimistischen Lebenshaltungen; gleichzeitig sind somatische
Patienten mit ausgeprägterem Genusserleben weniger depressiv. Genuss wird beeinflusst von der kognitiven Krankheitsverarbeitung: Werden z. B. Schmerzen auf
eine möglicherweise tödlich verlaufende Krankheit wie Krebs zurückgeführt, wird
das Genusserleben durch diese Schmerzen stärker beeinträchtigt als bei Patienten,
die Schmerzen auf nicht krankheitsbedingte Faktoren zurückführen.

(2) Genuss ist Entspannung, Energiequelle und Unterstützung der physischen und psychischen Gesundheit

Wenn man einmal nicht nur den Anteil derjenigen berücksichtigt, der den verschiedenen prophylaktischen und therapeutischen Wirkungen von Genuss auf den Körper in extrem hohen Maße zustimmt, sondern alle Befragten zusammenfasst, die einen solchen Zusammenhang bejahen, dann ergibt sich für die Mehrheit aller Befragten ein eindeutiger Zusammenhang zwischen Genuss und Gesundheit unter den Aspekten:

▪ Genuss als allgemein positive Stimulation des Körpers
▪ Genuss als Förderung seelischen Wohlbefindens
▪ Genuss als Therapeutikum (Medizin)
▪ Genuss als Entspannung und Stressabbau
▪ Genuss als Prophylaxe
▪ Genuss als Stimulans des Immunsystems.

(3) Genussentzug ist mit massiven psychosomatischen Beeinträchtigungsgefühlen verbunden

Erwähnung finden in diesem Kontext:

▪ Depressive Symptomatik und Krankheitsgefühl: Allgemeine Demotivation und Lustlosigkeit, Konzentrationsschwäche und Gefühle der Unzulänglichkeit, massive Beeinträchtigung des Selbstwertgefühls und der Selbstsicherheit; wörtliche Äußerungen vermögen diese weiter zu veranschaulichen:

  – Ich käme mir irgendwie krank vor
  – Ich hätte dann auch keine Lust mehr zu arbeiten
  – Ich würde allmählich depressiv werden
  – Ich käme mir irgendwie nutzlos vor
  – Ich hätte nichts mehr vom Leben
  – Ich wäre dann für meine Umwelt (Freunde etc.) wenig genießbar, man könnte dann wenig mit mir anfangen
  – Mir wäre langweilig
  – Ich wäre unkonzentriert
  – Ich wäre wütend
  – Ich würde mich eingesperrt, unfrei fühlen
  – Ich könnte mir vorstellen, dass sich das längerfristig negativ auf meine Gesundheit auswirken könnte
  – Ich würde mich ungerecht behandelt fühlen
  – Ich wäre abgeschlagen und lustlos

▪ Beeinträchtigung der Stimmung und des alltäglichen Wohlbefindens: Genussverzicht als Alltagsstressor ohne Bewältigungsmöglichkeit; massive Störung des Lebensstils:

  – Ich wäre unzufrieden
  – Ich wäre unglücklich

- – Ich wäre schlecht gelaunt und unausstehlich
- – Ich wäre angespannt und gestresst
- – Mir würde ein Stück meines Lebensalltags fehlen

Die Ergebnisse machen deutlich, dass Genussentzug zur Ausbildung neuer gesundheitlicher Risikofaktoren führt und außerdem die persönliche Lebensqualität negativ beeinflusst, und zwar durch

- – Ausbildung von Gefühlslagen der Depression
- – Entwicklung massiver Unzufriedenheitserlebnisse
- – Verschlechterung der allgemeinen Lebensgrundstimmung
- – Anhebung des allgemeinen Stressniveaus
- – zunehmende Konzentrationsschwäche und Defizite an Arbeitsmotivation
- – Aufkommen von Langeweile und Gefühle des Freizeitverlustes
- – Verschlechterung des subjektiven Gesundheitszustandes
- – Verlust von Lebenszufriedenheit und Glücksgefühlen.

(4) Ältere Menschen erfahren keine Genussverarmung

Auf Basis der Ergebnisse unserer Modellstudie können wir gesichert davon ausgehen, dass Genussfähigkeit und Genusserleben von älteren Menschen von folgenden Faktoren in jeweils individuell unterschiedlichem Ausmaß bestimmt werden:

- – Hohe Genusssensibilität und Genussintensität auch bei Kleinigkeiten: Der dankbare Genuss der Alltagsfreuden
- – Genuss als Lebenselixier und Ablenkung von Alltagsärgernissen
- – Bescheidenheit und abnehmende Spontaneität des Genießens
- – Eingeschränkter Konsum von Genussmitteln: Spezifische Genussorientierung in Abhängigkeit vom Gesundheitsstatus
- – Genuss als Unterstützung des psychophysischen Wohlbefindens und der Lebenszufriedenheit
- – Genuss als erlebte Belohnung für Lebensleistungen
- – Geduld des Genießens
- – Veränderung der Genusswelten.

Die vorliegenden Forschungsergebnisse sollten zunächst einmal den empirischen Nachweis erbringen, dass Hygiene, Sauberkeit, Prävention psychologisch, erlebnismäßig in einer „Gesundheitswelt" angesiedelt sind, die wesentlich von den Erlebnisfaktoren Körperpflege, Wohlbefinden, Lebensqualität, Genuss und Lebensstil bestimmt sind. Es wird damit die Notwendigkeit dokumentiert, das medizinische wie psychologische Präventionsangebot radikal anders zu verpacken, als dies gegenwärtig überwiegend geschieht. Menschen möchten einen Lebensstil leben, der ihnen Alltagsfreuden, Glück, Zufriedenheit und positive Zukunftsaussichten vermittelt. Gefordert ist deshalb, wenn man einen höheren Effizienzgrad der gesundheitlichen Aufklärung und vor allem dann des gesundheitlichen Verhaltens erreichen will, eine positive Motivation. Dazu noch eine beispielhafte Veranschaulichung: Die Praxis der Kommunikationsstrategien von Ärzten ist aus

dem Blickwinkel vieler Patienten immer bestimmt von Genussverboten im weitesten Sinne. Natürlich muss ein Mediziner beispielsweise einem Zuckerkranken sagen, was er darf und was er tunlichst meiden sollte. Wenn er aber ernsthaft an der Förderung des Compliance-Verhaltens des Patienten und an seinem Wohlbefinden interessiert ist, dann muss wohl eine Beratung mit der Vermittlung eines auch bei Zuckerkrankheiten noch möglichen genussvollen Lebensstils einhergehen: Wie sieht motivierender Genuss bei einem an Diabetes erkrankten Patienten aus? Diese Frage muss primär beantwortet werden – nur so ist auch eine positive Motivation für eine partielle Verhaltensänderung möglich. Es gibt noch viel zu tun, wenn medizinische Beratung wirklich ein wesentlicher Beitrag für die Wiederherstellung menschlichen Wohlbefindens und persönlicher Lebensqualität sein will. Es wäre wünschenswert, Ärzte selbst einmal zum Thema Genießen, Genussfähigkeit und Gesundheit näher zu befragen und sie dabei auch mit den zentralen Aussagen ihrer potenziellen Patienten zu konfrontieren.

Die Umsetzung von Gesundheitswissen – darauf wird an späterer Stelle nochmals einzugehen sein – in einen gesundheitsorientierten Lebensstil ist das eigentliche Problem: Menschen, die ein der Gesundheit wenig förderliches Verhalten zeigen, müssen letztlich immer ihren Lebensstil und wesentliche, diesen Stil bestimmende typischen Verhaltensmuster verändern; entscheidend ist nun aber, dass auch dieser sich verändernde Lebensstil weiterhin subjektiv attraktiv sein muss.

Die Interventionsstrategien der Prävention sind vielfach immer noch zu rational und subjektiv kaum mit positiven Gefühlswelten besetzt. Reines Wissen genügt noch lange nicht für ein entsprechendes Verhalten, dazu bedarf es „genussvoller Gefühle"; je mehr emotional positiv ein Wissen, je mehr Prävention mit Erlebnissen der Lebensqualität aufgeladen ist, umso eher wird es verhaltens- und handlungsrelevant.

Gesundheitsverhalten muss

– Freude machen
– Erfolgserlebnisse vermitteln
– mit Lust verbunden sein
– Alltagsstressoren verhindern helfen
– Alltagsfreuden fördern
– zentrale Bedürfnisse der Lebensqualität befriedigen
– soziale Stimulierung ermöglichen

und darf nicht in einer asozialen Askese durch genusslose und verkrampfte, strenge Diätverordnung oder in der Forderung des ersatzlosen Verlustes von Genuss enden.

Weder Mediziner noch Psychologen und schon gar nicht Pädagogen sollten im Sinne einer erfolgreichen Prävention die Lust aus den Augen verlieren.

6 Psychologische Motivatoren der Umsetzung von Erkenntnissen der Hygiene in alltägliches Hygiene- und Präventionsverhalten

Das Thema „Hygienewissen" und „Hygieneverhalten" hat in den vergangenen 30 Jahren, seitdem wir uns schon damit beschäftigen, nichts von seiner Aktualität eingebüßt; im Gegenteil – und dies war im Vorausgegangenen bereits dargestellt worden (vgl. S. 37 ff.) – die Risikofaktoren und Risikofelder haben zugenommen, gleichzeitig aber auch die wissenschaftlichen Erkenntnisse und in diesem Zusammenhang die Einsicht in die präventiven Möglichkeiten. Viele wissenschaftliche Einsichten sind allerdings in der Alltagspraxis vielfach den Irrationalitäten menschlicher Risikoverarbeitung, dem erzieherischen Fehlverhalten und führungspsychologischen Nachlässigkeiten zum Opfer gefallen. Wir haben in der so notwendigen, bedauerlicherweise aber wenig geförderten, interdisziplinären Hygieneforschung immer mehr untersucht, beobachtet und erklärt, wir wissen also immer mehr, wir können die hygienischen Risikofaktoren immer spezifischer, auch in ihrer Genese definieren und haben auch theoretisch stringent Strategien ihrer möglichen Bewältigung entwickelt, stehen dann aber immer wieder vor der ebenfalls empirisch hinreichend abgesicherten Erkenntnis, dass sich das Wissen der „Fachleute" nur sehr beschränkt im privaten wie beruflichen Alltag menschlichen Verhaltens niederschlägt. Die Gründe und Mechanismen der Verdrängung und irrationalen Verarbeitung von Hygiene- und Gesundheitsrisiken waren bereits dargestellt worden. Das zentrale Problem ist – auch nach Ansicht der wissenschaftlichen Hygiene – die Umsetzung der wissenschaftlichen Erkenntnisse der Hygiene in die Selbstverständlichkeiten alltäglichen Verhaltens. Die Frage ist also: Unter welchen Bedingungen der persönlichen und organisatorischen Umwelt werden Erkenntnisse der Hygiene in alltägliches Handeln und Verhalten umgesetzt? Anders formuliert: Welches sind die Motivatoren und Katalysatoren für die Aufnahme, Speicherung und Umsetzung von gesundheitlichen Risikofaktoren in praktisches, selbstverständliches Handeln? Darauf wird in zusammenfassender Form im Folgenden näher einzugehen sein. Im Mittelpunkt der einschlägigen psychologischen Forschungsergebnisse steht dabei das Problem der Überwindung von Verhaltensbarrieren in Kliniken und dann auch Pflegeheimen. Kliniken repräsentieren hoch komplexe Organisationseinheiten, in denen eine Vielzahl von Hygienerisiken in wechselseitiger Abhängigkeit von alltäglicher Aktualität ist. Die für dieses komplexe hygienische Risikofeld relevanten Motivatoren gelten letztlich mit gewissen Modifikationen auch im beruflichen und privaten Alltag. Auch die Motivatoren wünschenswerten Hygieneverhaltens dürfen allerdings nicht als isoliert, elementhaft wirksame „Antriebskräfte" menschlichen Verhaltens verstanden werden; sie

erreichen ihre eigentlich „Wirkung" nur in ihrer wechselseitigen Vernetzung. Dies ergibt sich schon allein aus den dargestellten Forschungsergebnissen der Barrieren wie Bedingungen menschlichen Hygieneverhaltens. Wir konnten bereits zeigen, dass Hygieneverhalten durch Information, Kommunikation gelernt, eingeübt, kontrolliert und sanktioniert werden muss. Dabei kommt erschwerend hinzu, dass alles, was Menschen einmal gelernt haben, was ihnen vielleicht sogar einmal abgeprüft worden ist, nicht nur der allzu bekannten menschlichen Vergessenskurve, sondern wesentlich auch einem Prozess der „Veralterung" unterliegt; die Gültigkeit unseres Wissens wird immer kürzer mit dem Ergebnis, dass vielfach gelerntes Wissen und eingeübte, auch automatisierte Verhaltensweisen wieder „gelöscht" und neue gelernt werden müssen. Jedermann weiß, wie schwierig es ist, Menschen Wissen zu vermitteln und wie noch schwieriger es aber ist, verfestigte Einstellungen, Lerninhalte und Überzeugungen zu verändern. Dazu bedarf es im Falle unserer Thematik nicht nur der permanenten gesundheitlichen „Aufklärung", sondern bedauerlicherweise vielfach auch existentiell bedrohlicher Erfahrungen und Ereignisse. Wir können diese „traurige" Wahrheit immer auch wieder im zwischenmenschlichen Verhalten nachweisen. Die Solidarität zwischen Menschen lässt sich nämlich weniger durch Vernunft etablieren, sondern bedauerlicherweise vielfach nur durch das gemeinsame Betroffensein von kritischen Lebensereignissen.

6.1 Motivation durch Vermittlung von immer aktualisiertem Wissen

Basis allen Verhaltens ist Wissen; Wissen, dann wenn es einem permanenten Aktualisierungsprozess unterliegt, kann den Neugierigen und Leistungsmotivierten, die an ihrem Nichtwissen leiden, immer auch schon stimulieren, noch mehr wissen zu wollen; trotzdem gilt aber: Selbst abgeprüftes Wissen und dessen permanente Aktualisierung durch Fortbildung und mediale Informationen, also gelernte und gespeicherte Informationen über Hygienerisiken und Hygienenotwendigkeiten sind für praktisches Handeln nur eine notwendige, leider aber keine hinreichende Bedingung. Der aufgeklärte Mensch muss sich nämlich noch lange nicht aufgeklärt verhalten. Wissen impliziert noch keinen Handlungsimperativ. Auch das Erlernen von Normen garantiert deren Einhaltung nicht, dazu bedarf es zusätzlicher Bedingungen. Wissen, das uns anzuregen, zu interessieren oder gar zu stimulieren vermag, ist von drei Faktoren abhängig:

▌ Konzentration der Informationen auf das für die eigene Lebens- und Berufswelt Wesentliche.
▌ Konzentration der Informationsinhalte auf konkret Anschauliches und Verständliches.
▌ Konzentration auf einsichtige Problemlösungen für die Bewältigung von Risikofaktoren im industriellen, sozialen und beruflichen Lebensbereich.

Die reine Vermittlung von Wissen, das, was man üblicherweise Medienberichte, Informationsmaterial oder auch „Vorlesung" nennt, hat nur für ganz wenige eine motivierende Wirkung. Nur wenn wir im Stande sind, alle zu motivieren, steigen

auch die Chancen, dass Hygienewissen in alltägliches Hygieneverhalten umgesetzt wird. Motivation ist nun aber auch keine Strategie im Sinne von Reiz und Reaktion, sondern ist letztlich ein sehr multivariater Prozess, d. h. es muss eine Mehrzahl von Bedingungen in einem System wechselseitiger Abhängigkeiten erfüllt sein, damit sich andere Menschen – in unserem Fall für das Thema Hygiene – interessieren und kontinuierlich beschäftigen und dann dies alles auch in die Alltagspraxis umsetzen. Entscheidend ist die personale und mediale Verpackung und damit emotionale Aktivierung einer Information.

6.2 Motivation durch Kommunikation

Kommunikation, die Verhalten beeinflussen soll, ist mehr als das Vorlesen von Informationen oder die bloße Aushändigung von Informationsmaterial. Kommunikation ist der wechselseitige Austausch von verständlichen Informationen – sie sind im Regelfall verbaler und nonverbaler Natur; dabei muss aber immer die Möglichkeit zu Rückfragen und damit feed back gewährleistet sein. D. h. Kommunikation ist der Austausch von Informationen auf Basis eines mindestens teilweise gemeinsamen Codes. Ist dieser gemeinsame Code nicht vorhanden, dann ist Verständigung und Verstehen nicht möglich.

Treten Unverständlichkeiten z. B. auch bei der Vermittlung von Hygienewissen auf, dann hat dies im Regelfall Demotivation, Aversion, Gleichgültigkeit, soziale und fachliche Distanzierung bis hin zur Entwicklung aggressiver Verhaltensweisen zur Folge. Die Verwendung einer Fachterminologie in der Interaktion mit Laien (z. B. Verwaltungsfachleuten oder auch Ärzten ohne spezifische Hygieneausbildung) ist Ausdruck arroganter Selbstinszenierung und letztlich ein Ärgernis. Viele wissen bedauerlicherweise nicht, wie unverständlich sie sind (z. B. ärztliche Befunde).

Wissensvermittlung muss immer verhaltenswirksam kommuniziert werden. Der entscheidende Akzeptanzfaktor – Verständlichkeit – war bereits angeführt worden. Der Weg von „Wissensangebot" zum „Wissensverhalten" ist – falls er denn wirklich begangen wird – im Regelfall äußerst langwierig und muss – wie McGuire (1969; 1972) schon frühzeitig gezeigt hat – eine Reihe von „Verarbeitungsstufen" durchlaufen. Dabei besteht immer die Möglichkeit, dass derjenige oder auch diejenigen, denen wir verhaltenswirksames Wissen vermitteln wollen, den Prozess an irgendeiner Stelle abbrechen; er hört eventuell dem anderen zu, aber trotzdem wird die Stufe einer aktivierenden Informationsverarbeitung nicht erreicht. Effektives, d. h. verhaltensrelevantes Kommunizieren ist nur dann gewährleistet, wenn alle im Folgenden genannten Stufen der Informationsannahme und –verarbeitung durchlaufen werden:

▌ Herstellung des Kontaktes zwischen Information und Individuum (= Presentation)
▌ Gewinnung von Aufmerksamkeit, Interesse, Neugierde, Nachfrage für die Information: Konzentration auf Informationsinhalt (= Attention)
▌ Verstehen – Verständnis – der Information, der Argumente und Schlussfolgerungen (= Comprehension)

❚ Persönliche Akzeptanz der Information (der Argumente und Schlussfolgerungen) und mögliche Einstellungsänderung: Ichbetroffenheit – Zentralität (= Yielding)
❚ Lernen und Behalten der Informationen oder neuer Überzeugungen (= Retention)
❚ Umsetzung des Behaltenen, der Überzeugungen in Verhalten (= Behavior).

Kommunikation ist nun aber niemals nur eine „Einbahnstraße" der Informationsvermittlung – wer sagt was, auf welchem Kanal, zu wem und mit welchem Effekt (Lasswell 1948) – sondern muss immer als ein Prozess wechselseitiger Abhängigkeiten verstanden werden. Der „Rezipient" einer Information, wenn er sie denn wahrnimmt und verstehen kann, ist nun aber, das zeigen alle neuen Forschungen, immer auch ein aktiv informationsverarbeitendes System, und dieses System ist keine tabula rasa, sondern ist immer schon durch Merkmale und Verarbeitungsstile vorgeprägt. Treffen eben z. B. Informationen über Impfnotwendigkeiten auf Menschen mit den bekannten Hygienevorurteilen, dann ist es bei Nichtbeachtung dieses Tatbestandes in der eigenen Präsentation und Argumentation praktisch unmöglich, eine Einstellungsänderung herbeizuführen.

An Bedingungsfaktoren einer verhaltensrelevanten Kommunikation sind u. a. zu berücksichtigen:

❚ Qualität der Präsentation: Die Attraktivität des Informationsvermittlers

Entscheidend für die mögliche Motivationswirkung einer Information, die man verbal und nonverbal einem anderen vermittelt, sind unter emotionalen Wirkungsaspekten nicht die Worte an sich, sondern die Art und Weise ihrer mehr oder weniger attraktiven „Verpackung". Wirkung auf andere ist wesentlich in der dem Kommunikator zugesprochenen – attestierten – Attraktivität (Sympathie), Glaubwürdigkeit und Kompetenz begründet. Die Autorität des Absenders bestimmt nachhaltig, ob man sich mit einer Information näher auseinander- oder darüber einfach hinwegsetzt. In der persönlichen Kommunikation (Gespräch mit dem Arzt, Lehrer usw.) bestimmen die nonverbalen Elemente einer Rede entscheidend ihre psychologische Wirkung und damit auch, ob sie Impulsgeber für Verhalten werden können oder nicht. Zu diesen motivierenden Impulsgebern gehören u. a.:

❚ Das Aussehen: Die Schlüsselreize der Attraktivität
❚ Die Flüssigkeit der Rede und ihre Variabilität
❚ Die Spontaneität und Lebendigkeit
❚ Das Erleben von situationsspezifischer Kreativität
❚ Die Zuwendung zum Publikum
❚ Die Bandbreite der „Melodie" im Gegensatz zur Monotonie (Einschläfern)
❚ Die Mienen, Gesten und Gebärden: Der Persönlichkeitsausdruck
❚ Der Blickkontakt und das direkte Eingehen auch auf nonverbale Signale der Zuhörer wie z. B. Kopfschütteln, Einschlafen, Fragen.

Nun aber zum verbalen Verhalten, also dem, was man sagt. Man spricht hier von der sprachlichen Kompetenz und unterscheidet dabei:

▮ den sprachlichen Differenziertheitsgrad: Sprachschatz und sprachliche Variabilität
▮ die sprachliche Anpassungsfähigkeit: Die Kenntnis der sozialen Dialekte der Zielgruppen (Unverständlichkeiten als das Ende aller Kommunikation)
▮ die zielgruppenspezifische Anschaulichkeit und alltagsbezogene Problemorientierung der vermittelten Information.

▮ Zielgruppenspezifität der Informationsgestaltung und -präsentation

Kommunikation muss immer zielgruppenspezifisch sein; nur unter dieser Bedingung kann sie verhaltenswirksam werden. D. h. die Botschaft so, wie ich sie dann formuliere, muss immer auf die „Empfangsantennen" meines Publikums ausgerichtet sein. D. h. wer anderen Menschen etwas motivierend vermitteln will, muss sich immer die zwar simple aber doch für den Erfolg entscheidende Frage stellen: Wie sag ich's meinem Kinde? Eine Intention, die wirksam mitgeteilt werden soll, zwingt immer zur Auswahl der zielgruppenspezifischen attraktiven sprachlichen Alternative. Wer also wirklich mit anderen verhaltensrelevant kommunizieren will, muss eine hohe sprachliche und auch nicht sprachliche Kompetenz besitzen, d. h. er muss eigentlich im Stande sein, ein und denselben Sachverhalt, wie z. B. „fakultativ pathogene Keime" einem Chirurgen, einem Verwaltungsleiter, einem Politiker, einer Putzfrau in der Klinik usw. in deren subjektiven Bedeutsamkeit verständlich zu machen. Kommunikative Kompetenz ist die Fähigkeit der Beherrschung der eigenen Sprache und die Fähigkeit, anderen, Laien, Fachwissenschaftlern, auch Journalisten jenseits des zwischen Notwendigkeit und Arroganz angesiedelten Gebrauchs der eigenen Fachterminologie, medizinische Diagnosen und hygienische Probleme verständlich zu machen. Verstehen und Vertrauen sind immer auch wesentlich in Verständnis und Glaubwürdigkeit des Gesagten begründet. Unverständliches weckt immer Argwohn, Ablehnung, aber auch Vorurteile. Wir sollten uns alle bemühen, wieder etwas sorgfältiger mit unserer Sprache als einem zentralen Bestandteil unserer Kultur und als einem Instrument, das den Prozess von Wahrnehmen, Beurteilen und Verhalten nicht unwesentlich mitbeeinflusst, umzugehen. Schon Martin Luther als großer Kommunikator wusste um diese Zusammenhänge, denn er wünschte sich nachhaltig, dass „jede einzelne Stadt ihren eigenen Übersetzer oder Dolmetscher hätte, damit dies Buch" – gemeint war die Bibel – „allein in jedermanns Sprache, Hand, Ohren und Herzen wäre".

Kommunikation ist also immer ein zielorientierter Prozess des individuellen oder auch gruppenspezifischen Informationsaustausches; dabei ist das, was kommuniziert wird, immer die „Übersetzung" einer Intention, einer Erkenntnis in die Sprache – den sozialen Dialekt – eines anderen Menschen bzw. einer spezifischen Zielgruppe (z. B. Mütter mit Kleinkindern).

Man kann nun aber zielgruppenspezifisch nur kommunizieren, also Informationen als Verhaltensintentionen anderen vermitteln, wenn man seine Zielgruppe kennt. Es gibt keine Information zum Thema Gesundheitsverhalten und Hygiene, die in identischer Presentation an „die" Bevölkerung mit Aussicht auf Wirksamkeit „gesendet" werden könnte. Die Bevölkerung eines Landes ist niemals eine homogene Masse, die sich analog den Pavlow'schen Hunden einfach im Sinne von Reiz-Reaktion konditionieren ließe. Es ist eine wesentliche Erkenntnis der Wirtschaftspsychologie, dass man Meinungsgegenstände, Produkte und Dienstleistungen immer für definierte Zielgruppen konzipieren muss, wenn man nachweislich einen Verkaufserfolg erzielen will: Auch Werbung muss immer zielgruppenspezifisch sein (vgl. Bergler 2007).

Es ist immer noch üblich, dass man Zielgruppen nach ganz bestimmten demographischen Merkmalen wie Alter, Einkommen, Beruf, sozialer Schicht usw. bildet. So kommt es dann z. B. zur Klassifikation nach Altersgruppen, obwohl hinreichend bekannt ist, dass die interindividuellen Unterschiede mit fortschreitendem Lebensalter immer größer werden; gleichzeitig interpretiert man aber auf Basis verfestigter Vorurteile die verschiedenen Altersgruppen; jedermann hat bekanntlich solche Vorstellungen über 20 bis 30 Jährige, 50 bis 60 Jährige usw. Wer auf solchen Vorurteilen seine Informationsstrategie aufbaut, kann keine Wirkungserfolge erwarten. Wir haben schon frühzeitig bei großen repräsentativen Stichproben (Bergler 2007) zeigen können, dass demographische Merkmale das unterschiedliche persönliche Hygiene- und Sauberkeitsverhalten in keiner Weise hinreichend erklären können, das heißt, ob sich jemand täglich von Kopf bis zum Fuß wäscht, ist nicht an die sanitäre Ausstattung seiner Wohnung gebunden und steht in keinem Zusammenhang mit seinem Einkommen. Sauberkeit – Hygiene – ist also nicht einfach eine Frage des Geldes oder auch des Lebensalters. Eine Erklärung und Vorhersage unterschiedlichen persönlichen Hygieneverhaltens wird erst möglich, wenn psychologische Faktoren (Bedingungen) Berücksichtigung finden; dies waren auf Basis unserer Untersuchungen u. a.

▌ der spezifische Sauberkeitserziehungsstil im Elternhaus
▌ die Einstellung zum eigenen Körper: Körpersensibilität
▌ das Ausmaß attraktiver Selbstinszenierung: Körperpflege, Kleidung usw.

Ausgangspunkt der Zielgruppenbildung war im vorliegenden Fall eine Verhaltenssegmentation – Typen des Sauberkeitsverhaltens – und deren Beschreibung anhand der oben aufgeführten Dimensionen. Eine Überprüfung, wieweit diese verschiedenen Typen auch noch demographisch unterschiedlich zu beschreiben sind, ist auch bei einem solchen Vorgehen immer noch möglich. Zielgruppenbildung und Zielgruppendefinition müssen allerdings ihren Ausgang immer von psychologischen Merkmalen der Zielgruppe nehmen: Wir wählten deshalb für dieses methodische Vorgehen den Begriff der psychodemographischen Marktsegmentierung.

Besonders beliebt – auch im Marketing – ist immer noch eine Klassifikation der Menschen nach Gruppen ihres kalendarischen Lebensalters. Man verbindet ja bekanntlich ganz bestimmte Vorstellungen mit Jugendlichen, mit 20-, 30-, 40-, 50-,

60-, 70Jährigen usw. Darauf war schon hingewiesen worden. Da nun in Industriegesellschaften der Anteil von Menschen über 60 Jahre ständig ansteigt, spricht man aktuell auch noch von dem „Altenmarkt". Dahinter verbirgt sich ein großes Nachfragevolumen, und das macht dann die „Alten" für das Angebot von Marken und Dienstleistungen interessant. Die Entwicklungspsychologie des Erwachsenenalters hat eigentlich schon mindestens seit 1960 (vgl. Bergler 1975; Thomae 1984) erkannt, dass es keine Parallelität zwischen dem kalendarischen und dem psychologischen „Lebensalter" gibt. Eine homogene, nur durch das Lebensalter definierte Gruppe der „Alten" kann es nach allen Erkenntnissen der Entwicklungspsychologie nicht geben. Solche Fiktionen müssen, wenn sie Basis von Marktaktivitäten sind, zu Fehlentscheidungen und damit zu Misserfolgen führen. Auch der Markt der Menschen, die älter sind als 60 Jahre, ist psychodemografisch segmentiert; das heißt, diese Altersgruppe gliedert sich auf in qualitativ unterschiedliche Zielgruppen. Schon die bloße Untersuchung der Selbstbilder von Menschen zeigt, dass es keine Zusammenhänge zwischen den verschiedenen Typen des Selbstbildes und dem kalendarischen Lebensalter (vgl. Bergler 1975) gibt. Ein erheblicher Risikofaktor aller Informationskonzeptionen besteht darin, dass die Zielgruppendefinition von Vorurteilen über Altersgruppen mitbestimmt wird und es damit aber zu nicht zielgruppenspezifischen Angeboten kommt; Nachfrage wird so nicht ausgelöst.

Effektives Kommunizieren beginnt – insbesondere im Felde der sog. Massenkommunikation – mit der Diagnose der Erlebnis-, Erfahrungs- und Risikowerte des zu untersuchenden Risikofeldes wie z. B. Impfen, Vorsorgeuntersuchungen, Küchenhygiene, Krankenhaushygiene u. a. und dann darauf aufbauend der Bildung von psychodemografisch beschriebenen Zielgruppen auf Basis der individuellen Positionierung auf den Erlebnisdimensionen des jeweiligen Risikofeldes. Bedauerlicherweise liegen im Bereich der Präventionspsychologie nur wenige einschlägige Differentialdiagnosen vor, d. h. aber, ein Großteil massenmedialer Gesundheitsaufklärung geht von Annahmen über die Zielgruppe einer Information aus und nicht von der empirischen Diagnose der verhaltensrelevanten Erwartungs-, Bewertungs- und Gefühlsmuster und den daraus durch Clusteranalysen gebildeten qualitativen Zielgruppen und deren quantitativen Repräsentanz in der Bevölkerung. Eine effiziente „Aufklärung" unter dem Aspekt der Verhaltensrelevanz kann nur erreicht werden, wenn die psychologischen Forschungsdefizite beseitigt werden.

Exemplarisch sollen hier Ergebnisse einer einschlägigen, den methodischen Anforderungen genügenden, repräsentativen Untersuchung aus dem Bereich der Klinikhygiene angeführt werden. Auch hier ging es um die Gewinnung von psychologischen Beurteilungsmustern in Bezug auf Hygienerisiken in Kliniken und vor allem auch die Erwartungswerte in Bezug auf die zukünftige Entwicklung der Krankenhaushygiene. Dabei war es zunächst wesentlich, zunächst explorativ, d. h. mit Hilfe offener Fragestellungen erst einmal in Erfahrung zu bringen, welche Einstellungen, Meinungen und Bewertungen überhaupt bei einer repräsentativen Stichprobe von 166 Hygienefachkräften, 35 hygienebeauftragten Ärzten, 39 Krankenhausapothekern und 100 Verwaltungsleitern vorhanden sind, d. h. es wurde der sog. konzeptadäquate repräsentative Itempool gewonnen. Auf diesen Ergebnissen

aufbauend konnte eine Einstellungsskala konstruiert werden, die dann, durch die Quantifizierung des Antwortverhaltens, eine statistischen Ansprüchen gerecht werdende Auswertung zuließ und außerdem geeignet war, Zielgruppen in einer Klinik qualitativ eindeutig zu bilden und zu beschreiben. Diese Zielgruppen waren schließlich die Grundlage für die Entwicklung von Konzepten der Aus- und Weiterbildung von Mitarbeitern in Kliniken, die direkt oder indirekt für die Aufrechterhaltung bzw. Etablierung eines hohen Hygienestandards verantwortlich waren. Man wusste nun also nach dem Vorliegen der Untersuchungsergebnisse, mit welchen Erwartungshorizonten Hygiene in Klinik betrieben wird und welche Motivationslagen Ausgangspunkt für die Entwicklung verhaltenerelevanter Informationsstrategien in Sachen Hygiene sind. Ein genereller Befund ist einleitend vorwegzuschicken. Auch in dieser Studie war es nicht möglich, bei Ärzten, Hygienefachkräften, Apothekern, Verwaltungsleitern zu allgemein gültigen Ergebnissen zu gelangen; entscheidend war auch hier die Clusterung nach Typen mit typenspezifischen hygienischen Erwartungswerten. Mit dem Nachweis einer psychodemografischen Zielgruppenbildung stellt sich aber die Frage nach der Etablierung von Fortbildungsgruppen, die positionsübergreifend als integrierte, aber psychologisch homogene Gruppe entwickelt werden müssten. Der Entwicklung von verhaltensrelevanten Informationsstrategien muss – und dies gilt nicht nur für das Klinikpersonal – die diagnostische Beantwortung von zwei Fragestellungen vorangehen:

- Wie ist der Wissensstand des infrage kommenden Personenkreises zum Thema Hygienerisiken in der Klinik?
- Welches sind die Erwartungen an die zukünftigen Entwicklungen in der Krankenhaushygiene?

Mit der Beantwortung dieser komplexen Fragestellungen gewinnt man die Basisdaten, von denen jede Form der Informationsvermittlung und des Verhaltenstrainings ihren Ausgang nehmen muss, denn: jede effektive Kommunikation beginnt immer beim Du und niemals beim Ich.

Die wahrgenommenen Hygienerisiken in Krankenhäusern:
Das Wissen um die Risikofaktoren
Die Einzelergebnisse, faktorenanalytisch zusammengefasst, ergeben sich aus der Tabelle 20.

Items, die aufgrund ihrer relativ geringen Faktorladungen (Ladungen unter. 40 bzw. Ladung auf mehreren Faktoren) und des Anti-Image-Korrelationskoeffizienten aus der Faktorenanalyse ausgeschlossen wurden, aber für den Gesamtzusammenhang nicht unwesentlich sind, waren:

- Wenn Fehler in der Hygiene passieren, dann muss man vor allem die Richtlinien und Anweisungen zum richtigen Verhalten genauer definieren
- Wenn Patienten sich im Krankenhaus infizieren, dann drohen juristische Klagen
- Fehler in der Hygiene treiben die Kosten eines Krankenhauses enorm in die Höhe

Tabelle 20. Faktorenanalyse: Hygienerisiken in Krankenhäusern. (Varianzaufklärung: 63,9 Prozent)

Faktor 1: Hygienerisiken, die in der Organisationsstruktur begründet sind

▮ Hygiene und nosokomiale Infektionen sind in unserem Krankenhaus noch immer ein Thema, über das man nicht so gern spricht

▮ Die Hygiene ist nicht richtig organisiert: wir bräuchten ein besseres systematisches Hygiene-Management mit Hygiene-Plänen

▮ Für Hygiene und Sauberkeit im Krankenhaus fühlt sich keiner so richtig verantwortlich

▮ Es wird zu wenig kontrolliert, ob sich die Mitarbeiter in Bezug auf die Hygiene richtig verhalten

▮ Bei der Wund- und Katheterversorgung passieren viele Fehler (zu seltener Wechsel, unsterile Handhabung)

▮ Die Flächenreinigung wird nicht sorgsam genug durchgeführt (zu seltenes Putzen, Desinfizieren)

▮ Verbandswechsel werden häufig unsteril ausgeführt

▮ Wenn sich ein Mitarbeiter in Bezug auf die Hygiene falsch verhält, dann hat man nicht genügend Möglichkeiten, auf ihn einzuwirken, damit er sein Verhalten ändert

▮ Die baulichen Voraussetzungen erschweren den richtigen hygienischen Umgang (zu wenig Toiletten, zu wenig Platz)

Faktor 2: Hygienerisiken, die sich aus der Produktanwendung und den Notwendigkeiten der Produktoptimierung ergeben

▮ Auf den Packungen der Reinigungs- und Desinfektionsmittel müssten die Beschreibungen für die Anwendung besser formuliert werden

▮ Viele Hygieneprodukte sind zu kompliziert in der Anwendung

▮ Hygienische Maßnahmen in einem Krankenhaus richtig anzuwenden, ist sehr teuer

▮ Die Hygieneprodukte sind häufig nicht genug an die speziellen Anwendungsbereiche angepasst

▮ Die verwendeten Mittel zur Desinfektion wirken zu langsam

Faktor 3: Hygienedefizite, die in dem Fehlverhalten von Mitarbeitern und Ärzten begründet sind

▮ Ärzte sind zu wenig geschult und wissen nicht genug über Hygiene

▮ Die Mitarbeiter sind nachlässig beim Tragen von Schutzkleidung und Handschuhen

▮ Hygieneprodukte werden oft nicht genutzt, weil die Mitarbeiter davon Allergien oder andere Beschwerden bekommen

▮ Dem Personal ist es wichtig, dass alles sauber ist, Hygiene und Desinfektion spielen da oft keine so große Rolle

Faktor 4: Hygienedefizite, die in der Ablauforganisation begründet sind

▮ Häufig klappt der Informationsfluss zwischen dem Personal und Ärzten nicht so gut; auch dadurch entstehen manchmal Probleme in der Hygiene

▮ Viele Fehler in der Hygiene passieren, weil es zu wenig Personal gibt

▮ Häufig klappt der Informationsfluss zwischen dem Personal, Ärzten und Verwaltung nicht so gut; auch dadurch entstehen manchmal Probleme in der Hygiene

Faktor 5: Hygienerisiken, die sich aus Führungsdefiziten, fehlender Vorbildautorität und mangelnder Selbstverantwortlichkeit ergeben

▮ Viel „obere Ränge" verhalten sich nicht gerade als Vorbilder in Sachen Hygiene

▮ Mitarbeiter müssen in Bezug auf die Hygiene lernen, selbstverantwortlich zu handeln

- Man hat häufig einfach nicht genügend Zeit, alles in Bezug auf Hygiene richtig zu machen
- Infektionen, die man im Krankenhaus bekommt, nehmen ständig zu
- Hygieneprodukte riechen oft unangenehm und werden deshalb zu selten genutzt
- Das Personal müsste viel besser geschult werden
- Besucher schleppen viel ein, bis hin zum Essen und Blumen usw.
- An der Hygiene wird viel zu oft gespart: Es werden oft zu billige und somit oft keine so guten Produkte für die Hygiene gekauft
- Klimaanlagen sind problematisch für die Hygiene
- Probleme mit der Hygiene können den Ruf eines Krankenhauses gefährden
- Für den Patienten bedeutet Hygiene im Krankenhaus vor allem sichtbare Sauberkeit, er achtet weniger darauf, ob sich das Personal richtig verhält in Bezug auf Hygiene und Desinfektion
- Aufgrund von räumlichen oder technischen Unzulänglichkeiten werden septische und aseptische Patienten häufig nicht getrennt
- Die Mitarbeiter verhalten sich oft mal nachlässig (tragen offenes Haar, gehen unachtsam mit medizinischem Material um usw.)
- Personen, die für den Einkauf der Hygieneprodukte verantwortlich sind, haben zu wenig Ahnung über die Produkte und deren Anwendung
- Manchmal habe ich doch den Eindruck, dass unsere Produkte, die zur Hygiene eingesetzt werden, von der Qualität her nicht gut genug sind
- Es werden eigentlich viel zu viele Desinfektionsmittel verbraucht

Erstaunlich an diesen Befunden aus dem Jahr 2000 ist nun aber, dass sich bei einem Vergleich dieser Ergebnisse mit solchen aus dem Jahr 1991 (vgl. Bergler 1991) in den wesentlichen Punkten keine entscheidenden Veränderungen in den zentralen Risikofaktoren ergeben haben und insgesamt sogar die Tendenz zu Pauschalurteilen zugenommen hat. Das Hygienefachpersonal in Krankenhäusern geht also weiterhin von an sich durch vorangegangene Untersuchungen schon bekannten Risikofaktoren aus; auf diese offene Frage müssen konkrete verhaltensrelevante Antworten erfolgen. Wer und was alles Mitarbeiter zu mehr Hygieneverhalten motivieren kann, ergibt sich allerdings eindeutig aus einer Zusammenfassung der Risikofaktoren; als aktuelle Hygienerisiken in Krankenhäusern gelten nämlich:

- Risiken, die in der Organisationsstruktur von Kliniken begründet sind
- Risiken, die sich aus der Produktanwendung und Notwendigkeiten der Produktoptimierung ergeben
- Defizite, die in dem Fehlverhalten von Mitarbeitern und Ärzten begründet sind
- Defizite, die in der Ablauforganisation vor allem durch Informationsdefizite zwischen den Funktionsgruppen einer Klinik verursacht sind
- Risiken, die sich aus Führungsdefiziten, fehlender Vorbildautorität und mangelnder Selbstverantwortlichkeit ergeben

In diesen Risikofaktoren werden immer auch Defizite der Mitarbeitermotivation mehr als deutlich sichtbar.

▮ Die Erwartungen an die zukünftigen Entwicklungen in der Krankenhaushygiene

Erwartungen bestimmen zukünftiges Entscheiden und Verhalten mehr als der gegenwärtige Istzustand der eigenen Befindlichkeit. Von diesen Erwartungswerten mit teilweise erheblichen interindividuellen Unterschieden werden zukünftige Informations- und Trainingsstrategien auch in Sachen Hygiene auszugehen haben. Dabei ist jener generelle Befund aus der Befragung der Hygienefachkräfte im weitesten Sinne von wesentlicher Bedeutung, der besagt – in 38 Prozent aller Fälle –, dass die zunehmende Komplexität und Verschiedenartigkeit der miteinander vernetzten Hygienerisiken zu einer Zunahme des Schwierigkeitsgrades ihrer Bewältigung führen wird; man geht also in einem nicht unerheblichen Umfange davon aus, dass es zukünftig schwieriger werden wird, den in Kliniken erforderlichen Hygienestandard zu erreichen; noch nachdenklicher muss aber stimmen, dass 57 Prozent der Befragten mit einem gewissen resignativen Unterton davon ausgehen, dass es zukünftig nicht zu einer an sich notwendigen Verbesserung des Hygienestandards kommen wird. Hinzu kommt, dass – immer aus dem Blickwinkel der Befragten – die Mitarbeiter in Bezug auf die noch nicht überschaubaren Konsequenzen der geforderten Qualitätssicherung im Krankenhaus ausgeprägte Verunsicherungsgefühle formulieren. Nicht zuletzt sind es solche wirklich verhaltensrelevanten Befindlichkeiten, die im Interesse der Arbeitseffektivität einen zunehmenden Ausbildungs- und Fortbildungsbedarf signalisieren. Damit stellt sich aber erneut die Frage nach der Findung und genauen psychodemografischen Beschreibung der Zielgruppen.

Die Erwartungen an die zukünftige Entwicklung in der Krankenhaushygiene werden, wenn auch in individuell unterschiedlichem Ausmaß, unter sieben Perspektiven gesehen. Es handelt sich dabei um sieben faktorenanalytisch gefundene unabhängige Dimensionen – Faktoren –, die das Erwartungsprofil an die Krankenhaushygiene in der Zukunft bestimmen. Jede dieser Dimensionen lässt sich dann durch eine Vielzahl von zunächst explorativ gewonnenen Aussagen weiter konkretisieren (Tabelle 21).

Auf diesen verschiedenen Bewertungsdimensionen positionieren sich die Befragten zunächst individuell unterschiedlich. Fasst man dann immer jeweils die Befragten mit ähnlichen Einstellungs- und Erwartungswerten zusammen, dann gelangt man zu einer Typologie von Zielgruppen. Es ist nun gleichzeitig interessant wie überraschend, dass es selbst bei den Mitarbeitern in einer Klinik, die alle in besonderem Maße mit Hygienefragen konfrontiert sind (Hygiene-Ärzte, Hygiene-Fachkräfte, Krankenhausapotheker) bzw. für den Einkauf von Hygieneprodukten die Verantwortung tragen (Verwaltungsleiter), sehr unterschiedliche Beurteilungen in Bezug auf die zukünftigen Entwicklungen in der Krankenhaushygiene gibt. Die durch Clusteranalysen gewonnenen Typen innerhalb des untersuchten Personenkreises lassen sich nach Größe und Einstellungsmuster wie folgt beschreiben:

Tabelle 21.　Faktorenanalyse: Zukünftige Entwicklung in der Krankenhaushygiene
(Varianzaufklärung: 60 Prozent)

**Faktor 1:　Zunehmende Hygienedefizite, die in psychologischen
und ökonomischen Rahmenbedingungen begründet sind**

| Viele strenge Hygienerichtlinien von früher werden gelockert (z. B. die Desinfektion auf der Intensivstation)
| Die Disziplin der Mitarbeiter im Krankenhaus wird immer schlechter
| In der Ausbildung der Ärzte wird die Hygiene immer unwichtiger
| Die Arbeitsüberlastung nimmt zu und da wird dann weniger auf Hygiene geachtet
| Der zunehmende Platzmangel (Betten auf den Fluren) in den Krankenhäusern wird die ordentliche Durchführung von Hygienemaßnahmen noch schwieriger machen
| Man wird versuchen, weniger Desinfektions- und Reinigungsmittel zu verbrauchen
| Aufgrund der Kostensituation wird stärker an der Hygiene gespart werden
| Es werden vermehrt billige, aber qualitativ weniger hochwertige Hygieneprodukte gekauft werden

Faktor 2: Verbesserte Hygiene durch technische Innovationen und Weiterbildung

| Die Möglichkeiten für mikrobiologische Untersuchungen werden dauernd verbessert
| Die technischen Hilfsmittel (z. B. bei der Bettendesinfektion) in der Hygiene werden verbessert werden
| Es wird laufend bessere Mittel zur Reinigung geben
| Die Bedeutung des Umweltschutzes in Bezug auf Reinigungs- und Desinfektionsmittel wird zunehmen
| Die Ausstattung mit hygienetechnischen Geräten wird besser
| Das Wissen der Mitarbeiter über Hygiene wird steigen

Faktor 3: Anstieg der Infektionskrankheiten

| Es werden zunehmend neue Viren und Bakterien aus dem fernen Ausland kommen
| Infektionskrankheiten werden zunehmen
| Man muss Hygiene ernster nehmen, weil die Patienten anfälliger gegen Infektionen werden (steigendes Alter der Patienten)

**Faktor 4:　Erhöhtes Infektionsrisiko durch medizinische Entwicklungen
und die zunehmende Resistenz von Keimen**

| Durch medizinische Entwicklungen (z. B. häufigere Transplantationen, Katheterlegen oder endoskopische Techniken) wird sich das Infektionsrisiko vergrößern: Hygiene wird hier wichtiger
| Immer mehr Keime werden resistent

Faktor 5: Verbesserte Hygiene durch Qualitätsmanagement

| Die Hygienerichtlinien werden optimiert
| Durch die Einhaltung der hygienischen Richtlinien können in Zukunft Kosten in einem Krankenhaus gespart werden
| Durch die Einführung des Qualitätsmanagements wird in vielen Krankenhäusern die Hygiene ernster genommen
| Das Interesse der Mitarbeiter an Schulungen wird steigen

Faktor 6: Eliminierung von Hygienerisiken durch Einwegartikel

| Der Einsatz von Einwegartikeln wird zurückgehen
| Es wird mehr Einwegartikel geben

Faktor 7: Anstieg der Hygienesensibilität und der Mitarbeiterqualifikation

| Es gibt immer mehr Mitarbeiter (z. B. Hygienefachkräfte und hygienebeauftragte Ärzte), die sich speziell um die Hygiene kümmern
| Das Hygienebewusstsein wird steigen
| Der Bedarf an Schulungen und Fortbildungen wird steigen

▮ *Typ I (4,6%):* Vertrauen in das zukünftige Qualitätsmanagement trotz steigender Hygienerisiken
Dieser Typ kann sich kaum vorstellen, dass Infektionskrankheiten im Krankenhaus zunehmen werden. Sowohl neue Viren und Bakterien wie auch die Sensibilität älterer Menschen gegenüber Krankenhauserregern sind hygienisch zu bewältigende Risikofaktoren. Eher sieht dieser Personenkreis das Krankheitsrisiko durch medizinische Entwicklungen erhöht. Infektionen werden in seinen Augen etwas wahrscheinlicher ausgelöst durch die häufige Anwendung bestimmter medizinischer Techniken und die zunehmende Resistenz von Keimen gegenüber Medikamenten. Jedoch ist dieser Typ auch der Meinung, dass sich die hygienischen Bedingungen im Krankenhaus durch organisatorische Maßnahmen wie z. B. verbindliche Qualitätsmaßstäbe und Hygienerichtlinien verbessern lassen.

▮ *Typ II (18,6%):* Erwartung zunehmender Infektionsrisiken durch die medizinische Entwicklung
Anders als die übrigen Typen fürchten Personen des zweiten Typs insbesondere die mit der medizinischen Entwicklung verbundenen neuen Hygienerisiken. Transplantation und andere Techniken bergen ihrer Ansicht nach ebenso große Gefahren in sich wie resistente Keime. Andere Gefährdungen werden weniger wahrgenommen; allerdings hat dieser Personenkreis insgesamt wenig Hoffnung, dass sich die hygienische Situation in den Krankenhäusern optimieren lässt.

▮ *Typ III (43,8%):* Indifferente Einstellung gegenüber Hygienerisiken
Personen des dritten Typs nehmen weder spezifische Gefahren für die Hygiene im Krankenhaus wahr, noch sehen sie Möglichkeiten, die hygienischen Bedingungen dort zu verbessern. Allen genannten Risiken und Chancen stehen sie relativ indifferent gegenüber. Dass knapp die Hälfte des befragten Personenkreises eine indifferente und gleichzeitig auch resignative Einstellung äußert, zeigt, in welchem Unfange noch ganz erhebliche Motivationsdefizite bestehen; eine hinreichende Optimierung des Hygienestatus kann von diesem Personenkreis zum gegenwärtigen Zeitpunkt nicht erwartet werden. Dazu bedarf es eines radikalen Abbaus aller aufgezeigten Hygienebarrieren. Es ist wesentlich, darauf hinzuweisen, dass sich die verschiedenen berücksichtigten Funktionsgruppen in den Kliniken bezüglich dieser Einstellungen nicht unterscheiden.

▮ *Typ IV (13,4%):* Annahme eines hohen Infektionsrisikos bei gleichzeitiger Diagnose eines mangelnden Hygienebewusstseins der Mitarbeiter
Personen des vierten Typs befürchten, dass die Infektionsrisiken im Krankenhaus steigen werden. Die Ursachen hierfür sehen sie u. a. in dem Ausbreiten neuer Viren und Bakterien aus dem fernen Ausland und auch dem zunehmenden Alter der Patienten. Gleichzeitig sind sie der Meinung, dass sich das Hygienebewusstsein der Mitarbeiter eines Krankenhauses kaum positiver entwickeln wird.

▮ *Typ V (12,0%):* Annahme eines hohen Infektionsrisikos durch neue Erreger und das zunehmend höhere Alter der Patienten

Personen des fünften Typs sind in ihren Einschätzungen dem vierten Typ sehr ähnlich. Auch sie sehen die größten Gefahren für die Krankenhaushygiene in dem erhöhten Infektionsrisiko bedingt durch exotische Krankheiten etc. Im Vergleich zu den übrigen Typen ist diesen Personen dieses spezifische Risiko sogar am deutlichsten bewusst; hinzukommen dann noch die Risiken, wie sie in einem zunehmend älteren Patientengut begründet sind. Eine geringere Gefährdung sehen sie jedoch in den ungünstigen Rahmenbedingungen, die in einem Krankenhaus herrschen können wie finanzielle und räumliche Notstände oder ein weniger diszipliniertes Personal. Es liegt also eine externe Ursachenerklärung jenseits der eigenen Verantwortlichkeit vor.

▌ *Typ VI (7,6%):* Keine Wahrnehmung einer erhöhten Infektionsgefahr
Im Gegensatz zu den beiden zuletzt genannten Typen nimmt der sechste Typ ein erhöhtes Infektionsrisiko nicht wahr. Krankheitserreger aus dem Ausland stellen in seinen Augen keine Gefahr für die Krankenhaushygiene dar. Aber auch durch medizinische Entwicklungen sieht er den Hygienestatus einer Klinik nicht besonders gefährdet. Zudem ist er – ähnlich wie Typ V – davon überzeugt, dass sich ungünstige Rahmenbedingungen im Krankenhaus nicht unbedingt negativ auf die Hygiene auswirken müssen. Hygienerisiken steht man mit relativer Gleichgültigkeit gegenüber

All diese in Kliniken nachweisbaren Typen müssen als qualitativ unterschiedliche Zielgruppen verstanden werden: Jede dieser Zielgruppen bedarf einer spezifischen Argumentation, wenn wir durch Kommunikation Hygieneverhalten motivierend etablieren bzw. modifizieren wollen: Die erforderlichen sozialen Dialekte der Typen sind also qualitativ vielfach völlig unterschiedlich: Aber für alle Typen gilt: Die Argumentation muss bei den jeweiligen Einstellungsmustern beginnen und dies auch dann, wenn eine indifferente Einstellung vorliegt. Geschieht dies nicht, dann ist eine Kommunikationswirkung nicht möglich.

▌ Zusammenfassung

Der aktuelle psychologische Erkenntnisstand zwingt dazu, auch bei der Vermittlung von Hygienewissen und Hygienepraktiken zusammenfassend von folgenden Bedingungen motivierender Kommunikation auszugehen:

▌ Kommunikation beginnt immer beim Du und niemals beim Ich, d.h. Art und Inhalt einer „Hygienebotschaft" müssen in ihrer Formulierung und Gestaltung immer bei dem Stand des Hygienewissens, den Problemen, auch Unsicherheiten und Zweifeln derer ausgehen, die man zu einem ganz bestimmten Hygieneverhalten motivieren will. Man muss die Zielgruppen, für die Informationen bestimmt sind, erst kennen – mindestens als psychodemografisch beschriebene Typen –, bevor man Botschaften gruppenspezifisch konzipiert und dann z.B. bei massenmedialen Informationen auch noch einem zielgruppenspezifischen Pretest unterzieht. Wer seinen „Empfänger" nicht kennt, kann nicht verhaltenswirksam kommunizieren.

▌ Kommunikation beginnt mit Zuhören und dem Explorieren von Problemfeldern, Risikofällen, privaten und klinikspezifischen Hygienebarrieren usw.

∎ Kommunikation muss die Distanz zwischen den Positionen, den Einstellungen und Bewertungsmustern anderer und der eigenen zunächst mit Toleranz und Geduld minimieren: Polarisierung der Positionen führt immer zur Verhärtung bestehender Positionen, d.h. zu weiterer Extremisierung und nicht zur Annäherung (Bumerangeffekte).

∎ Kommunikation muss Interessantes, persönlich Bedeutsames, Konkretes in anschaulicher und attraktiver Form beinhalten; nur subjektiv Bedeutsames, Interessantes, auch nur Klinikspezifisches vermag Menschen zu motivieren (Erlebniswert der Hygiene: Zentralität), Wer verhaltenswirksam kommunizieren will, muss andere – auch Skeptiker – für die Erkenntnisse der Hygiene- und Präventionsforschung begeistern können: Wissen, das nicht mit positiven Gefühlen aufgeladen ist, wirkt nicht. Hygieneverhalten, das wir letztlich beim Laien oder auch beim klinischen Fachpersonal implementieren wollen, muss immer konkret, einfach, anschaulich, sympathisch und verständlich kommuniziert werden. Abstraktes und Unverständliches motiviert nicht; ganz im Gegenteil: Es weckt Aversionen, Antipathien und Aggressionen. Es lohnt sich immer wieder, unter diesem Aspekt Hygienerichtlinien, aber auch Beipackzettel, Gebrauchsanweisungen von Hygieneprodukten und Desinfektionsverfahren kritisch zu analysieren. Wir benötigen eine pragmatisch-handlungsorientierte und keine theoretisch puritanische Hygiene.

∎ Kommunikation, die etwas bewirken will, muss kontinuierlich erfolgen: Hygiene ist ein Thema mit Variationen. Ein einmaliges Gespräch, eine einmalige Instruktion, ein nebensächliches Erwähnen hygienerelevanter Tatbestände bewirkt, wenn es um die Etablierung oder gar die Änderung eines Verhaltens geht, absolut nichts. Die Basis allen Lernens ist Wiederholung (Redundanz) bei gleich bleibender Begeisterungsfähigkeit und Motivation dessen, der Kommunikationsziele zu verwirklichen hat.

∎ Kommunikation muss eine einheitliche Hygieneposition konstant, begründet und ohne falsche Zweifel vertreten und vermitteln. Es kann nur eine Hygiene und nicht mehrere geben.

∎ Kommunikation muss Nichtwissen, Unsicherheiten, Zweifel, Gleichgültigkeit aber auch Resignation abbauen: Kommunikation in der Hygiene ist Konzentration auf das Wesentliche und Etablierung wie Stabilisierung des normativ Verbindlichen.

6.3 Motivation durch Erziehung, Führung und Vorbildautorität

Zunächst ist dem Folgenden vorauszuschicken, dass die größte Wahrscheinlichkeit, Anderen Wissen mit Nachhaltigkeit zu vermitteln oder auch Vorurteile und falsche Einstellungen abzubauen, an die personale Vermittlung von Informationen mit den Möglichkeiten des Dialoges und der Auseinandersetzung gebunden ist. Persönliches, in der face-to-face-Kommunikation Vermitteltes, ist in seinem psychologischen Wirkungsgrad massenmedialer, aber vielfach nicht zielgruppen-

spezifisch gestalteter Informationsvermittlung eindeutig überlegen. Findet dann personaler Informationsaustausch noch in regelmäßigen Abständen wiederholend und variierend statt, dann findet eine weitere Verstärkung und damit auch Motivation statt.

(1) Die Vorbildautorität des Elternhauses

Es war im Vorausgegangenen (vgl. S. 83 ff.) schon in Verbindung mit der Diskussion der Ursachen hygienischer und gesundheitlicher Risikofaktoren im Kindes- und Jugendalter empirisch hinreichend begründet aufgezeigt worden, dass das Elternhaus, die Qualität der Eltern-Kind-Beziehung, das Ausmaß der Konstanz z. B. eines Sauberkeitserziehungsstils und das elterliche Vorbildverhalten die entscheidenden Auslöser für die Entwicklung eines auch gesundheitsfördernden Entwicklungsablaufes sind. Nur Vorbilder mit Sympathiewerten und Vorbildautorität vermögen Kinder zu motivieren. Diese Ergebnisse sind eindeutig; Eltern können deshalb aus dieser Verantwortlichkeit nicht „entlassen" werden; dass Gesundheitserziehung auch noch in der Schule „in die Verlängerung" gehen sollte, war mit Hinweis auf die bestehenden Defizite ebenfalls schon angeführt worden. Dass gerade auch im Kontext des elterlichen Erziehungsverhaltens vielfältige „Führungsschwächen" und „Vorbilddefizite" auffindbar sind, muss wohl im Einzelnen nicht näher dokumentiert werden. Vielleicht ist hier die Aussage einer bekannten Juristin – Jutta Limbach (2008, S. 27) – nachdenkenswert:

> „Gewiss ist die Erziehung der Kinder zuvörderst ein Recht und eine Pflicht der Eltern. Aber auch die Lehrer und Lehrerinnen haben hier eine Aufgabe. Dass die familiäre Erziehung zuweilen im Argen liegt, lässt sich nicht leugnen. Offenbar müssen Eltern mehr darüber aufgeklärt werden, dass vor allem sie für die anständige geistige und emotionale Ausstattung ihrer Kinder zu sorgen haben. Schon im Elternhaus und in der Schule muss der Grundstein für die Bildung gelegt werden. Bereits dort muss die Wissbegier, ja die Lust angeregt werden, sich auf die Welt einzulassen. Kinder und Jugendliche, die zu Hause nicht zum Lesen und Lernen ermutigt werden, schneiden in der Schule deutlich schlechter ab".

(2) Die Vorbildautorität in Kliniken

Eigentlich dürfte kein Zweifel daran bestehen, dass in allen Unternehmungen, also auch und verstärkt in Kliniken aller Art, die Qualität des Führungsverhaltens die Qualität und Intensität des Mitarbeiterverhaltens zentral und nachhaltig bestimmt. Wir hatten schon exemplarisch auf den Faktor des Ausmaßes der persönlichen Hygienesensibilität bei Oberärzten einer Klinik hingewiesen (vgl. S. 59 ff.). Greift man nun auf die Ergebnisse unserer Untersuchungen bei größeren Stichproben zurück und greift einmal bei den Ergebnissen der Frage nach den Ursachen von Hygienedefiziten in der Klinik nur den Faktor „Führungsdefizite, fehlende Kontrolle und Wissensdefizite" heraus, dann werden praktisch von 50 Prozent des befragten Klinikpersonals immer wieder angeführt:

▮ Fehlende Konsequenzen bei Fehlverhalten
▮ Viele Vorgesetzte nehmen das Problem Hygiene nicht ernst

- ▪ Fehlende Einsicht in die Bedeutung der Hygienemaßnahmen
- ▪ Die „oberen Ränge" lassen sich bei Hygienemängeln oft nichts sagen
- ▪ Fehlende Kontrolle, ob die Hygienevorschriften eingehalten werden
- ▪ Routine, Alltagstrott bauen Hygienesensibilität ab
- ▪ Niemand ist für Hygiene eigentlich wirklich zuständig
- ▪ Fehlender Ansprechpartner für Hygienefragen
- ▪ Schlamperei, Bequemlichkeit, Lustlosigkeit, wenn es um Hygiene geht
- ▪ Fehlende Vorschriften für die Hygiene
- ▪ Fehlendes Wissen/fehlende Informationen

Die zentralen Risikofaktoren werden also von dem Pflegepersonal aber auch von den Ärzten gesehen in:

- ▪ einem in Führungsschwäche begründeten, demotivierten Mitarbeiterverhalten: Lustlosigkeit, Schlamperei, Bequemlichkeit, Hygiene als Nebensächlichkeit;
- ▪ einem ungenügenden Vorbildverhalten;
- ▪ einer Missachtung der Notwendigkeit krankenhaushygienischer Maßnahmen durch Führungskräfte: Hygienefehler als Kavaliersdelikt, Hygieneverhalten als übertriebener Sauberkeitsfanatismus;
- ▪ einer vielfach noch unbefriedigenden Regelung der disziplinarisch wirksamen Hygienekompetenz, einer fehlenden systematischen oder gar regelmäßigen Hygienekontrolle, dem Ausbleiben dienstrechtlicher Konsequenzen bei fortgesetztem Fehlverhalten u. a. Die Qualität des persönlichen Hygieneverhaltens ist noch nicht Bestandteil der persönlichen Leistungsbeurteilung im Rahmen der Fachkompetenz auch von Ärzten.

Als zentrale Ursachen von Hygienedefiziten und Hygienefehlverhalten werden damit die organisatorischen und führungspsychologischen Rahmenbedingungen von Kliniken angesprochen: Hygiene ist nun aber wesentlich eine Führungsaufgabe; der Hygienestatus einer Klinik ist ein sensibles Symptom für die Führungsqualifikation der Leitung. Aus den vorliegenden Befunden ergibt sich, dass eine eindeutige, an konkrete Personen mit hinreichenden Kompetenzen gebundene Verantwortlichkeit für die Organisation und Durchführung von Maßnahmen der Hygiene nur teilweise und dann vielfach auch nur in sehr eingeschränktem Maße bzw. überhaupt nicht existiert. Weitgehend erfolgt noch eine Rückdelegation der Verantwortung auf andere; dass bei auftretenden Hygieneschäden (nosokomialen Infektionen) konkrete Personen zur Verantwortung herangezogen werden, also Sanktionen beim Verstoß gegen Verhaltensregeln der Hygiene wirksam werden, wird unter den gegebenen Umständen praktisch nicht erwartet. Der Etablierung von Hygienebeauftragten in Kliniken steht man trotz entsprechender allgemeiner Richtlinien wie allen Formen eines Controllings nicht ohne Skepsis gegenüber. Nur die klare Regelung der Kompetenzen eines solchen Hygienebeauftragten im Rahmen des Organisationsplanes einer Klinik mit ihren vielfach nicht mehr dem Stand der Führungs.- und Organisationspsychologie entsprechenden, wohl aber immer noch praktizierten Verhaltensstrukturen kann zu einer Verbesserung der Situation führen. Mitarbeiter mit eindeutig geregelten Hygieneverantwortlich-

keiten müssen bei auftretenden Hygienedefiziten auch bei einem Chefarzt kontrollierend und korrigierend tätig werden können. Die Einflussnotwendigkeiten von „Sicherheitsbeauftragten" dürfen nicht an die eigene Positionsebene gebunden sein. Hygiene kann nicht gelegentlich, aus besonderem Anlass oder weil man gerade einmal Zeit dazu hat, „praktiziert" werden, sondern muss Bestandteil des alltäglichen Arbeits- und Verhaltensstils sein.

Das Problem der Hygiene in Kliniken wird effektiv solange nicht hinreichend gelöst, solange es perfekt funktionierende Systeme der Rückdelegation der Verantwortung nach unten, nach nebenan, nach oben, auf die anonyme Bürokratie usw. gibt. D. h. es müssen auch im Rahmen der Klinik klare Kompetenzregelungen geschaffen werden, die in ihrer Umsetzung außerdem den sich verändernden Anforderungen an die Führungsqualifikation Rechnung tragen müssen.

Konkret hat für jede Klinik zu gelten: Ein Klinikchef muss sich selbst den Hygienerichtlinien seiner Klinik mit absoluter Vorbildlichkeit unterwerfen, auch für ihn haben diese verpflichtenden Charakter. Das Erlernen und Einüben eines vorbildlichen Hygieneverhaltens ist an den täglichen Umgang mit Vorbildern gebunden. Solange Führungskräfte in Kliniken selbst noch deutliche Hygienedefizite in ihrem Verhalten zeigen und dies auch noch zugeben, kann von den Mitarbeitern letztlich kein besseres Verhalten erwartet werden. Ohne Vorbildlichkeit vermag sich Autorität weder zu entwickeln noch wirksam zu werden.

Die eigentliche und optimale Motivation von Mitarbeitern gelingt auch in Kliniken ausschließlich über das, was wir mit Vorbildautorität umschrieben haben. Diese Vorbildautorität gewinnen Menschen in Führungspositionen nicht auf dem Amtswege oder über Strategien der Selbstinszenierung; der Titel garantiert noch keine motivierende Autorität. Vorbildautorität wird Vorgesetzten von deren Mitarbeitern auf Basis von Leistung, Problemlösung und sozialer Kompetenz immer wieder zeitlich limitiert zugesprochen; diese „Leihgabe" der Mitarbeiter unterliegt nämlich einer permanenten Überprüfung ihrer „Kreditwürdigkeit" (vgl. auch Aretz 2007).

6.4 Motivation durch Organisation und Hygienemanagement

Alles Verhalten in sozialen Einheiten und damit auch in Familien, Organisationen und Unternehmungen ist in irgendeiner Form „organisiert"; die Qualität des Organisationsgrades kann im Einzelfall chaotische Züge annehmen, dann aber auch wie in wirtschaftlich geführten Unternehmungen hochgradig differenziert und auch bis hinein in die Ablauforganisation verbindlich sein. Dass die Organisationsstruktur eines Unternehmens und damit aber auch einer Klinik wesentlich ein Motivationsfaktor für das Leistungsverhalten von Mitarbeitern ist, hat die Organisationspsychologie (vgl. Haase 1997) empirisch hinreichend belegt. Negativ formuliert kann zunächst einmal formuliert werden: Was die Organisationsstruktur einer Klinik verhindert, kann nicht mit noch so vielem guten Willen um- und durchgesetzt werden. Nachdrücklich haben Sonntag und Möller (vgl. auch Sonn-

tag u. Möller 1996) schon 1994 einen Forderungskatalog in ihrem Konzept für die Qualitätssicherung in Krankenhäusern vorgelegt, der Basis für die Etablierung und Sicherung des unabdingbaren Hygienestandards sein sollte. Thesenförmig lässt sich formulieren:

▌ Hygiene muss organisiert werden, d. h. in die Organisationsstruktur der Klinik und auch in die Tätigkeitsmerkmale aller Mitarbeiter integriert sein. Hier beginnt das eigentliche Umdenken. Das Qualitätsmanagement basiert nach Sonntag auf der kontinuierlichen Analyse von Prozessen und Interaktionen. An wesentlichen integrativen Funktionsprozessen in einem Krankenhaus gilt es innerhalb der wechselseitigen Abhängigkeiten systematisch zu beachten und zu beraten:
    – die Vermeidung und Verminderung nosokomialer Infektionen
    – die Prozessqualität der Wiederaufbereitung und Logistik von Sterilgut und Medikalprodukten
    – die Kontrolle der Reinigungs- und Desinfektionsmaßnahmen im Krankenhaus
    – die Überprüfung von Hygienestandards bei der Lebensmittelversorgung
    – die Beratung bei und Durchführung von Präventionsmaßnahmen im Rahmen des Personalschutzes
    – die Mitgestaltung der Hygieneaspekte im Rahmen der Pflegetechniken
    – die Überprüfung und Bewertung aller Aspekte der Ver- und Entsorgung sowie
    – die Beratung im Rahmen von Bau- und Sanierungsmaßnahmen sowie technischer Anlagen einschließlich der Infektionsprophylaxe im Verlauf von Baumaßnahmen.

Krankenhaushygiene ist ein ganzheitlicher Prozess und damit mehr als die Summe einzelner isolierbarer Hygienemaßnahmen.

▌ Hygiene darf nicht nur organisiert, sondern muss auch kommuniziert werden.

▌ Hygiene darf nicht nur organisiert und kommuniziert, sondern muss auch verhaltensbezogen initiiert werden.

Die beiden zuletzt genannten „Anforderungen" waren im Vorausgegangenen schon unter psychologischem Aspekt abgehandelt worden. Was aber noch der Erörterung bedarf, sind die organisatorischen Rahmenbedingungen z. B. eines Klinikums und deren Einfluss auf die motivierende bzw. demotivierende Umsetzung von Erkenntnissen der Hygieneforschung in das berufliche Alltagsverhalten der Mitarbeiter. Nur von einem gesicherten Tatbestand kann ausgegangen werden. Die Effektivität einer Klinik ist, wie bei jedem anderen Unternehmen auch, wesentlich von den organisatorischen Rahmenbedingungen und deren Akzeptanz durch die Mitarbeiter mitbestimmt. Organisationspläne, gerade auch solche der Ablauforganisation, definieren die Sollwerte einer Organisation unter dem Aspekt maximaler Effizienz. Ein wesentliches Effizienzkriterium ist der Hygienestandard einer Klinik, wie er z. B. in der Häufigkeit des Auftretens nosokomialer Infektionen seinen Niederschlag finden kann. Auch Hygiene darf nicht nur kommuniziert, sondern

muss immer auch verhaltenswirksam organisiert werden. Organisationsstrukturen unterscheiden sich u. a. nach dem Ausmaß ihrer Bürokratisierung. Dabei gilt: Mit zunehmender Bürokratisierung und auch Hierarchisierung nimmt der Effizienzgrad einer Organisation ab und ebenso das Ausmaß selbstverantwortlichen Handelns: Bürokratische Verwaltungen sind perfekte Systeme der Rückdelegation von Verantwortung. Die Praktizierung eines hohen Hygienestandards in einer Klinik muss durch ein hygieneorientiertes Qualitätsmanagement garantiert werden, d. h. es muss durch die Organisation gewährleistet sein,

▪ die Eindeutigkeit der Hygienekompetenzen ohne Rücksicht auf die hierarchische Position,

▪ die systematische Weiterbildung auf hohem fachlichen und didaktischem Niveau in funktionsgruppenspezifischer Weise,

▪ die normative Verbindlichkeit – Kontrolle und Gratifikation – der klinik- bzw. abteilungsspezifischen kommunikationsfähigen Hygienerichtlinien.

Wesentlich motivierende organisatorische Rahmenbedingungen sind – in exemplarischer Veranschaulichung – die folgenden:

▪ Abteilungsspezifische Hygienerichtlinien mit normativer Verbindlichkeit

Es war an anderer Stelle schon dokumentiert worden, dass es auch im Rahmen des alltäglichen persönlichen Hygiene- und Sauberkeitsverhaltens Sollwerte („Normen") des Hygieneverhaltens gibt. Auch im öffentlichen Gesundheitswesen ist eine Vielzahl von Hygienerichtlinien für eine Vielzahl von Verhaltensbereichen verbindlich ausformuliert. Es sind juristische Gründe, die zu dieser weitgehend unverständlich ausformulierten Sammlung von Hygienerichtlinien geführt haben. Natürlich ist die Notwendigkeit eines Systems der Hygienerichtlinien nicht zu bestreiten. Fragt man aber danach, in welchem Ausmaß solche Richtlinien wahrgenommen, verstanden, gespeichert werden und dann auch noch Eingang in das persönliche berufliche Hygieneverhalten gefunden haben, dann ist – psychologisch völlig verständlich – mit Ausnahme einer Minorität von Fachleuten Fehlanzeige angebracht. Dies gilt auch für den Großteil von Klinikmitarbeitern, selbst dann, wenn sie eine akademische Ausbildung genossen haben. Hygienerichtlinien werden nur dann Motivationswirkung entfalten, wenn folgende Bedingungen erfüllt sind:

▪ Hygienenormen (-richtlinien, Regeln) müssen konkret und praktikabel (problemlösend) auf prototypische Arbeitsplätze der jeweiligen Klinik bezogen sein. Jeder Mitarbeiter muss die Normen als verbindlich, als persönlich bedeutsam an seinem Arbeitsplatz erleben. Die – bildlich gesprochen – 10 Hygienegebote in der Urologie werden sich dabei teilweise von denjenigen in der Gynäkologie unterscheiden. Jede Einführung eines neuen Mitarbeiters – unabhängig ob Arzt oder Pflegepersonal – muss dann wohl mit dem exemplarisch begründeten Lernen und Trainieren der 10 Hygienegebote seiner Klinik beginnen. Mit den Hygienenormen müssen jedem Mitarbeiter auch die Hygieneindikatoren vermittelt werden, anhand derer sein Hygieneverhalten eindeutig beurteilt

werden kann. Hygieneverhalten muss Bestandteil des beruflichen Anforderungsprofils und damit ein Kriterium der Mitarbeiterbeurteilung sein.

▌ Hygienenormen (-richtlinien, Regeln) werden nur dann verhaltenswirksam, wenn sie überschaubar und damit speicherbar sind. Ein Zuviel an Regelung führt nicht zur Motivation, sondern zur Demotivation. Ziel aller Bemühungen müsste es sein, durch ein Minimum kurzer Sätze ein Maximum an Hygienekultur zu etablieren.

▌ Hygienenormen müssen unmittelbar verständlich und auch anschaulich sein. Nicht nur Beipackzettel sind für die Zielgruppen des Patienten der „Gipfel" der Unverständlichkeit, auch das sehr voluminöse Regelwerk „gültiger" Hygienerichtlinien bleibt für den Großteil derjenigen, die diese eigentlich verwirklichen sollten, unverständlich. Solange Richtlinien nur unverständlich dokumentiert werden, ist Kommunikation und damit Verhaltenswirksamkeit nicht gewährleistet.

▌ Verhaltensregeln müssen für eine Klinik, eine Praxis, den verbindlichen Charakter von Normen haben, d. h. sie müssen unter Sanktionsdruck geraten, wenn sie in ihrem Gültigkeitsbereich nicht eingehalten werden. Hygienenormen und deren Einhaltung müssen deshalb Bestandteil einer motivierenden Mitarbeiterbeurteilung auf allen Hierarchiestufen sein.

▌ Verhaltensregeln müssen für Mitarbeiter glaubwürdig begründet werden: Man muss wissen, warum und zu welchem Zweck welche Richtlinien sinnvoll und notwendig sind: Nur wer Sinn gibt, motiviert.

▌ Hygienekompetenz: Element des beruflichen Anfordungsprofils und Bestandteil einer systematisch-motivierenden Mitarbeiterbeurteilung

Organisationspläne eines Unternehmens beinhalten immer auch das positionsspezifische Anforderungsprofil an die jeweiligen Positionsinhaber. Auch in Kliniken sollte es nicht nur implizit sondern auch explizit solche Tätigkeitsmerkmale für die einzelnen Positionen wie z. B. das Pflegepersonal der Urologie, der Gynäkologie, der Orthopädie usw. geben. Solche Tätigkeitsmerkmale sind gleichzeitig in ihren verhaltensrelevanten Ausformulierungen die Leistungskriterien, die in dem Ausmaß ihrer individuellen Erfüllung die Qualifikation eines Mitarbeiters definieren und dann auch die Basis einer „leistungsgerechten Bezahlung" sein müssen. Unter dem Aspekt der Hygienekompetenz gilt es allerdings zunächst einmal, das geforderte Hygieneverhalten von Mitarbeitern zu einem festen Bestandteil der Tätigkeitsmerkmale z. B. des Pflegepersonals zu machen. Erst wenn diese Kriterien definiert und verbindlich gemacht worden sind, kann es überhaupt zu einer systematischen und dann auch motivierenden Mitarbeiterbeurteilung kommen. Die Qualität des persönlichen Hygieneverhaltens, die individuelle Stärken- und Schwächenanalyse, einschließlich der motivierenden Vorgabe von Problemlösungen muss zukünftig zu einem wesentlichen Qualifikationskriterium der Ärzte, des Pflegepersonals und anderen Mitarbeitern in einem Klinikum werden. Motivierende Mitarbeiterbeurteilung ist immer eine Diagnose des individuellen Leistungsstandards und damit im positiven Falle auch des persönlichen Erfolges.

Auch Mitarbeiter in Kliniken, Pflegeheimen und anderen sozialen Einrichtungen benötigen zu ihrer eigenen beruflichen Motivation kriteriumsbezogene Rückmeldungen in Bezug auf das, was sie z. B. „hygienisch" leisten aber auch das, was im eigenen Interesse noch der weiteren Optimierung bedarf. Mitarbeiterbeurteilung ist immer auch Anleitung zu Problemlösungen, ist Lob und Tadel in Abhängigkeit von dem erreichten persönlichen Leistungsstandard. Ohne Mitarbeitergespräche kann es keine hinreichende Mitarbeitermotivation geben; nicht zuletzt benötigen gerade Mitarbeiter in Kliniken auch „Erfolgserlebnisse" als immer neue Motivatoren beruflicher Leistungsbereitschaft. In der Verhaltensforschung fanden wir einmal den Satz …"denn ohne Streicheleinheiten konnten sie nicht leben" (gemeint waren junge Rattenkinder). Das Mitarbeitergespräch, die regelmäßige Mitarbeiterbeurteilung kann aber nur dann motivierende Wirkungen zeigen, wenn das Mitarbeitergespräch offen, regelmäßig, systematisch und an Hand beiderseitig akzeptierter Leistungskriterien stattfindet. Nur eine glaubwürdige, durch Verhaltenseinheiten belegbare Stärken- und Schwächenanalyse kann zu mehr Hygienesensibilität stimulieren und Hygienekompetenz fördern.

Ein Motivationsschub ist also nur möglich,

▮ wenn die Qualität des Hygieneverhaltens als Beurteilungsmaßstab konkret operationalisiert wird;

▮ wenn diese Qualitätskriterien als Leistungsmaßstab mit der Übernahme einer Aufgabe bzw. Tätigkeit vermittelt und kontrollierend gelernt und praktiziert werden;

▮ wenn es das offene Gespräch, die Auseinandersetzung mit den persönlichen Stärken und Schwächen gibt und dabei zukunftsorientierte Problemlösungen erarbeitet und durchgesetzt werden;

▮ wenn auftretende Konflikte ausgetragen und einer kreativen Konfliktlösung zugeführt werden;

▮ wenn die Mitarbeiterbeurteilung wechselseitig erfolgt und auch thematisiert wird.

▮ Hygiene als Element der beruflichen Einführung und Weiterbildung

Schon bei der erforderlichen Einführung in ein neues Tätigkeitsfeld ist es entscheidend, dass entsprechende Tätigkeitsmerkmale der Position und dabei auch das klinikspezifische hygienische Anforderungsprofil vermittelt und kontrollierend eingeübt werden. Die Einführung in ein neues Arbeitsgebiet hat allerdings nur dann motivierende Wirkung, wenn Hygiene anschaulich klinikspezifisch mit Freude und Aussicht auf beruflichen Erfolg vermittelt wird. Die Wissenschaft von der Hygiene ist eigentlich mit dem, was sie bis heute ausfindig gemacht und was sie durch die Anwendung ihrer Erkenntnisse verhindert bzw. Menschen an Lebenserwartung und Lebensqualität, an Gesundheit und damit Lebensfreude geschenkt und vermittelt hat, eine Erfolgsgeschichte; und sie könnte noch viel erfolgreicher sein, wenn wir auch erfolgreich wären im allmählichen systematischen Abbau von Barrieren eines wünschenswerten und notwendigen Hygieneverhaltens. Sowohl

für die berufliche Einführung wie die so notwendige regelmäßige Fortbildung gilt aber, dass Hygiene nur dann wirklich praktiziert wird, wenn Hygiene als wesentlich für das eigene Leben und Erleben und damit auch für den eigenen Berufserfolg gesehen und „gefühlt" werden kann.

Leistungsbezogenes berufliches Verhalten ist allerdings – und dies ist auch eine organisatorische Aufgabe – auch noch davon abhängig, wieweit Selbstverantwortlichkeit gefördert wird. Leistungsmotivation und Selbstverantwortlichkeit entwickeln sich nämlich nur, wenn definierte Aufgaben Mitarbeitern zur selbstverantwortlichen Problemlösung übertragen werden; Selbstverantwortlichkeit entwickelt sich nur auf Basis des eigenverantwortlichen Umganges mit Risikofaktoren: Wer nicht delegiert, führt nicht; wer kein Risiko eingeht, leistet nichts; wer nicht das Gefühl hat, etwas zu leisten, erlebt aber auch keine Freude am eigenen Beruf. Allerdings gilt auch hier: Wer selbstverantwortlich ein Problem löst, ist auch selbstverantwortlich für den Erfolg: Es ist dann immer sein Erfolg oder gegebenenfalls sein Misserfolg.

▮ **Motivation durch den betriebswirtschaftlichen Erfolg von Hygienemaßnahmen**

Es ist keine Frage: Auch der betriebswirtschaftliche Erfolg von Hygieneinvestitionen kann als Motivationsfaktor nicht nur in Kliniken sondern auch im privaten Bereich erlebt werden. Es ist ein motivierendes Erfolgserlebnis, wenn Menschen „Erfolge" eines hygiene- und präventionsorientierten Lebensstils, auch in ihrer privaten ökonomischen Kosten- und Nutzenanalyse, durch Reduzierung ihrer persönlichen Gesundheitskosten diagnostizieren können.

Die Frage, ob Investitionen in Hygienemaßnahmen und Hygieneverhalten betriebswirtschaftlich effizient sind, kann heute schon – trotz noch erheblicher Defizite in Bezug auf die wünschenswerten Daten – eigentlich ohne Einschränkungen bejaht werden. Bei Exner et al. (2004) wird eine Reihe solcher Erfolgsmeldungen dargestellt.

▮ *Nosokomiale Infektionen:*
   Wurden bei 3,5 bis 4 Prozent aller in Deutschland behandelten Patienten beobachtet, das sind 500.000 Patienten pro Jahr. Durch verlängerte medizinische Behandlung in Kliniken entstehen dadurch zusätzliche Kosten in Höhe von ca. 1,5 Milliarden €. Harbarth et al. (2003) halten 20 Prozent aller nosokomialer Infektionen für vermeidbar. In den Vereinigten Staaten geht man bei einem Anstieg der Infektionsrate von Zusatzkosten in Höhe von 5,7 Milliarden Dollar aus. Kamp-Hopmans (2003) berichtet, dass nosokomiale Infektionen zu einer durchschnittlichen Verweildauer von 19,8 Tagen führen, während Patienten ohne derartige Infektionen nur 7,7 Tage in der Klinik bleiben müssten, d.h. es fielen in diesen Kliniken 1000 zusätzliche Krankenhaustage mit den entsprechenden Kosten an.

▮ *Infektionskrankheiten, die durch Lebensmittel verursacht werden:*
   In den USA wurden z.B. 76 Mill. Lebensmittelbedingte vermeidbare Infektionen pro Jahr registriert; das sind Kosten in Höhe von 5 Milliarden € pro Jahr.

▌ *Impfungen: Die positivste Kosten-Nutzen-Relation; Beispiele:*
  – In Deutschland: Direkte Krankheitskosteneinsparung durch den azellulären Pertussis-Impfstoff: 225 Mill. € (Reiter und Rasch 2004).
  – In den USA: Die empfohlenen Schutzimpfungen im Kindesalter kosten weniger als einen Dollar pro gerettetem Lebensjahr.

Die Immunisierung durch Impfung führt also eindeutig zu erheblichen ökonomischen Vorteilen.

Es ist ein notwendiger wie lohnenswerter Ansatz, die betriebswirtschaftliche Bilanzierung weiterzuentwickeln und zu systematisieren. Entscheidend, gerade auch für die gesundheitspolitische Diskussion, ist der betriebswirtschaftliche Nachweis, dass Maßnahmen der Hygiene und Prophylaxe im zeitlichen Ablauf weniger Kosten verursachen als solche der Therapie. In dieser Hygienebilanz müssen Arztkosten, Materialien, Bauinvestitionen, Personalkosten u. a. den kostensenkenden Faktoren gegenübergestellt werden; zu letzteren gehören u. a. die Vermeidung von kostspieligen Konsequenzen vermeidbarer Infektionskrankheiten (Impfschutz, allgemeines und persönliches Hygieneverhalten einschließlich Küchen-, Lebensmittel- und Raumhygiene u. a.), eine Senkung der Verweildauer in Krankenhäusern, wie sie sonst aufgrund von Hospitalinfektionen unvermeidbar wäre, die Minderung der Invaliditätsrate und die damit verbundene Dauer der Lebensarbeitszeit, die Reduzierung vermeidbarer Berufserkrankungen wie die geringere krankheitsbedingte Arbeitsunfähigkeit. Hygieneerfolge haben notwendigerweise immer Investitionen zur Voraussetzung. Der Erfolg hygienischer Maßnahmen ist immer in vorausgegangenen Investitionen begründet, und wenn er sich dann einstellt, dann immer mit Phasenverzögerung. Prophylaxe, Hygiene, Psychohygiene als Strategien der Verhinderung möglicher Krankheiten und der Erhaltung eines positiven Gesundheitsstatus und von Lebensqualität und Wohlbefinden machen keine Schlagzeilen. Dazu braucht man schon Seuchen. Rollt eine Grippewelle auf ein Land zu, kommt es zu einem Ausbruch von Masern oder Diphtherie, werden besonders gefährdete Zeckengebiete ausgewiesen, dann begegnet der ungeschützte Teil einer Bevölkerung, vielfach von irrationaler Angst getrieben, mit einer „Impfwelle" dem massenmedial dramatisierten Risiko. Darüber hinausgehende prophylaktische Maßnahmen sind damit nur sehr eingeschränkt verbunden. Diese „negative" Motivation in Bezug auf hygienische und gesundheitliche Risikofaktoren ist eine Problemsituation, die der Umkehrung in eine „positive" Motivation unter dem Aspekt von Gesundheitsförderung, Wohlbefinden und Lebensqualität bedarf.

Und noch ein weiteres kommt hinzu: Persönliche prophylaktische Maßnahmen sind erlebnismäßig immer mit psychologischen wie ökonomischen Kosten ohne direkt und unmittelbar eintretende, merkbare Effekte verbunden – darauf waren wir an anderer Stelle schon eingegangen (vgl. S. 53). Die Einführung und Durchführung prophylaktischer Maßnahmen ist also primär – und nach Verhaltensbereichen teilweise auch spezifisch – verbunden mit psychologischen Belastungen wie z. B: Investitionen und hohem persönlichen Kontrollaufwand.

6.5   Motivation durch Identifikation

In einer Welt vielfacher Orientierungsunsicherheit sind Menschen bewusst oder unbewusst immer auf der Suche nach Sicherheit; sie suchen Leitbilder, mit denen man sich mit Sympathie und Bewunderung identifizieren kann. Auch Hygiene-verhalten braucht – wie in Verbindung mit dem Elternhaus schon dargestellt – Vorbilder und Leitbilder. Mitarbeiter in Kliniken brauchen ebenfalls ihre Vorbil-der und müssen sich mit ihrer Klinik identifizieren können.

Die Arbeits- und Leistungsmotivation von Mitarbeitern, auch als Basismoti-vation für das persönliche Hygieneverhalten, ist – dies belegen zahlreiche Studien aus unserem Forschungskreis – wesentlich von der Identifikation mit der eignen Klinik und deren Klinikkultur abhängig; Identifikation ist ein multifaktorielles Erlebnis-, Beurteilungs- und Bewertungsmuster; hohe Identifikation und damit hohe Leistungsbereitschaft ist dann gewährleistet,

- wenn „ich" meine Klinik im Konkurrenzvergleich als besonders attraktiv, sym-pathisch, individuell mit einer eigenständigen Klinikkultur erleben kann;
- wenn „ich" meine Klinik und deren Dienstleistungen nach Innen wie nach Außen im qualitativen Konkurrenzvergleich präferiere, und dies gilt entschei-dend auch für den erlebten Hygienestandard;
- wenn „ich" in meiner Klinik durch Menschen mit Vorbildautorität geführt werde;
- wenn „ich" die Organisationsstruktur, die Ablauforganisation, persönlich ak-zeptiere und als sinnvoll erachte.

Identifikation mit hoher Motivationswirkung ist nicht zuletzt entscheidend davon abhängig, wieweit es einer Klinik letztlich gelingt, eine individuelle Klinikkultur zu entwickeln und dann auch durch Leistung und Vorbildautorität attraktiv zu etablieren. Die Inhalte auch einer Klinikkultur setzen sich immer zusammen aus

- dem System der Werte
- dem System wünschenswerter Ziele
- den Normen/Verhaltensregeln
- den Kompetenzen
- der Sprache, den Sitten und Gebräuchen
- dem Gestaltungsstil und dem Design.

Eine Klinikkultur ist allerdings nur dann wirksam, wenn sie durch Führung in Motivation und in einen alltäglichen Verhaltensstil umgesetzt wird. Die Umset-zung von Konzeptionen in Handeln und Verhalten und damit in die praktische Verwirklichung eines prägnanten, unverwechselbaren, innovativen, problemlö-senden und attraktiven Klinikstils ist von den Rahmenbedingungen der alltäg-lichen Arbeitswelt – auch der Organisationsstruktur – entscheidend mitbestimmt.

Die zentrale Bedeutung als Vermittler der Klinikkultur kommt dabei allen Füh-rungskräften zu. Sie sollten durch Vorbild die Werte, Leitbilder, Kompetenzen und Normen der Klinik alltäglich vermitteln und dabei gleichzeitig verantwort-lich für die Einhaltung und kreative Kontrolle der Verhaltensregeln sein. Das Ziel aller Führung muss die Identifikation der Mitarbeiter mit der eigenen Klinik und damit deren Motivation sein. Die Identifikation von Mitarbeitern ist allerdings wesentlich davon abhängig, wieweit sich zunächst die Führungskräfte selbst mit ihrem Unternehmen identifizieren.

Ausblick

Eine Psychologie der Hygiene muss ihren Ausgang nehmen von einigen grundsätzlichen Einsichten und Erkenntnissen:

▌ Das Hygienewissen, wie es in den wissenschaftlichen Veröffentlichungen der Hygiene publiziert ist und jenes Hygienewissen, wie es in der Bevölkerung aber auch noch bei Ärzten und Pflegepersonal nachweisbar ist, sind nicht deckungsgleich: Es existiert eine eher noch zunehmende Kluft zwischen den Erkenntnissen der wissenschaftlichen Hygiene und dem Wissen der verschiedenen Zielgruppen der Öffentlichkeit, die aber letztlich alle Hygieneverhalten in den unterschiedlichsten Risikobereichen praktizieren sollten: **Die Wissenslücke.**

▌ Es existiert eine erhebliche Kluft zwischen dem noch vorhandenen Hygiene- und Präventionswissen der verschiedenen Zielgruppen der Öffentlichkeit und ihrem tatsächlichen alltäglichen Hygieneverhalten: **Die Handlungslücke.**

▌ Die Effektivität der geforderten und weitgehend massenmedialen „Aufklärungs"- und „Informationskampagnen" ist absolut unbefriedigend und damit unzureichend: **Die Vermittlungslücke.**

Die primäre Aufgabe einer Psychologie der Hygiene wurde vor diesem Hintergrund mit den Fragen umschrieben:

▌ Was sind die wesentlichen psychologischen Barrieren, die dem Erwerb von Hygienewissen im Wege stehen, dieses nicht annehmen, nicht verarbeiten und nicht als persönlich bedeutsam erleben?

▌ Was sind die Ursachen gesundheitlichen Fehlverhaltens?

▌ Was sind die miteinander in Wechselwirkung stehenden Motivatoren, um Hygiene in alltägliches Hygieneverhalten erfolgreich und mit positiven Stimmungslagen umzusetzen oder anders formuliert: Unter welchen Bedingungen wird Hygienewissen zu Hygieneverhalten?

Unsere Untersuchungen haben versucht, diese zentralen Fragestellungen auf empirischer Basis hinreichend zu beantworten.

Als voneinander nicht unabhängige psychologische Umsetzungsbarrieren konnten aufgezeigt werden:

▌ Persönlichkeitsfaktoren (Hygienesensibilität)
▌ Hygienevorurteile

- Irrationalität der zentralen subjektiven Risikofaktoren: Dominanz externaler versus internaler Ursachenzuschreibungen: Die Verweigerung von Selbstverantwortlichkeit
- Die subjektive Risikobilanz: Die subjektiven Eintretenswahrscheinlichkeiten der Kosten- und Nutzenfaktoren
- Das naive Vertrauen in die Therapiefähigkeit von Infektionskrankheiten
- Die Vereinfachung und Verfälschung des Hygienewissens durch Gewohnheitsbildung
- Lebensstile, in denen Präventionsverhalten kein maßgeblicher Erlebnistatbestand ist

Die Frage nach der verursachenden Grundlage eines wünschenswerten Hygiene- und Präventionsverhaltens konnte ebenso eindeutig beantwortet werden: Es sind die Vorbilder und es ist die Qualität des gesundheitsbezogenen Erziehungs- und Führungsverhaltens im Lebensablauf. Erwerb und Entwicklung eines effektiven Hygiene- und Präventionsverhaltens ist ein lebenslanger Prozess, der immer auch mit Erfolgserlebnissen und einem optimistischen Lebensstil in Verbindung stehen sollte. Die Kausalanalyse eines präventiven Lebensstils hat dies zu dokumentieren vermocht.

Mit der Kenntnis der „Motivationsbarrieren" ergibt sich dann unmittelbar die Frage nach den „Motivatoren" nicht nur, um sein Hygienewissen kontinuierlich zu aktualisieren sondern auch und wesentlich, um dieses Wissen dann auch zu einem selbstverständlichen Bestandteil seines Alltagsverhaltens zu machen. Auch wenn es in der Psychologie kein Rezeptbuch im Stile von „… man nehme" geben kann, lassen sich trotzdem motivierende Rahmenbedingungen für die Etablierung entsprechender Motivationslagen konkret und empirisch begründet definieren. Berücksichtigung fanden:

- Die Bedingungen für die motivierende Vermittlung des jeweils aktuellen Wissens:
  - Konzentration der Wissensvermittlung auf die eigene Lebens- und Berufswelt
  - Konzentration auf konkret Anschauliches und Verständliches
  - Konzentration auf die Problemlösungen von Risikofaktoren im persönlichen, sozialen und beruflichen Umfeld
- Die Psychologie verhaltenswirksamer Kommunikation:
  - Die Qualität der Informations-Präsentation: Begeisterungsfähigkeit und persönliche Erlebnisnähe der Informationsinhalte
  - Die Zielgruppenspezifität der Informationsgestaltung und -vermittlung
- Motivation durch Erziehung, Führung und Vorbildautorität:
- Motivation durch Organisation und Hygienemanagement:
  - Hygienerichtlinien als abteilungsspezifische Normen der Verbindlichkeit
  - Hygieneverhalten als berufliches Tätigkeitsmerkmal und Gegenstand der Mitarbeiterbeurteilung
  - Berufliche Einführung und Weiterbildung
  - Betriebswirtschaftlicher Erfolg von Hygienemaßnahmen

■ Motivation durch Identifikation

Wir kennen sicherlich das motivierende Bedingungsgefüge für die Entwicklung und Etablierung eines wünschenswerten Hygiene- und Präventionsverhaltens. Es ergeben sich vor diesem Erkenntnishintergrund allerdings noch weitere Forschungsaufgaben, die in Verbindung stehen mit der Entwicklung verhaltenswirksamer „Strategien" der Vermittlung einer anwendungsorientierten praktischen und dann auch praktizierten Hygiene. Dazu braucht es allerdings zunächst einmal die Beantwortung der folgenden Fragestellungen:

- Welche ausgewählten Inhalte des verfügbaren Hygienewissens müssen, wenn überhaupt, wem vermittelt werden?
- Welche psychodemografischen Merkmale definieren die unterschiedlichen, empirisch zu findenden Zielgruppen innerhalb der Bevölkerung, der Ärzteschaft, des Pflegepersonals, aber auch der Politik? (In diesem Kontext existiert noch ein großer Forschungsbedarf, denn erst wenn wir die Erwartungswerte, Beurteilungsmuster und Lebensstilparameter der Menschen, die wir ansprechen wollen, kennen und darauf aufbauend Zielgruppen bilden können, ist es möglich, den Effizienzgrad der „Aufklärung" wesentlich zu steigern. Beispielhaft wurde dies für das Klinikpersonal im Vorausgegangenen dargestellt (vgl. S. 129 ff.). In diesem Kontext wäre es auch notwendig, die Istwerte des praktizierten Hygieneverhaltens (persönliches Hygieneverhalten, Impfstatus, Küchen- und Raumhygiene usw.) einmal wieder in ihrer ganzen Breite zu erheben.)

Nach einer Beantwortung dieser Fragestellungen ist dann auch eine gezielte zielgruppenspezifische Entwicklung und Gestaltung wirklich motivierender Informations-, Gesprächs- und Trainingskonzepte möglich. Auch die kommunikationspsychologische Überprüfung der Wirksamkeit – ihre Evaluierung – ist bei einem systematischen Vorgehen dann möglich; sinnvoll und ökonomisch wäre auch ein Ansatz, der erst einmal eine spezifische Bevölkerungsgruppe herausgreifen und analysieren würde.

Es sollte ausblickend aber auch noch einmal auf die eingangs (vgl. S. 1 ff.) beschriebenen Beurteilungs-, Erlebnis-, Erfahrungswelten von Hygiene, Sauberkeit und Gepflegtheit verwiesen werden; dies deshalb, weil dort eigentlich die Grundlagen einer positiven präventiven Motivation deutlich geworden sind. Eine nur „rationale" Hygiene kann in einer Welt, die stark von Gefühlserlebnissen bestimmt ist, immer nur eine begrenzte Wirksamkeit ausüben. Solange Bedrohungsszenarien im Mittelpunkt auch ärztlichen Handelns stehen, werden die Belohnungswelten eines präventiven Lebensstils niemals sichtbar und schon gar nicht motivational wirksam. Hygiene hat – wie gezeigt werden konnte – sehr viel mit Gesundheit, Wohlbefinden, Lebensqualität, Attraktivität, Glück, „wellness" u. a. Erlebnislagen zu tun. Hier sind kreative „Verpackungen" für ein verstärkt handlungsrelevantes Hygienewissen gefordert. Hygiene ist motivierend nur wirksam, wenn sie in der motivierenden Spannung zwischen Pflicht und Neigung positioniert ist. Wir kennen solche Konzepte auch in der Schulpädagogik, z. B. wenn man

zu der Feststellung gelangt: problemorientiertes Lernen macht Spaß, und zwar solange, wie dies Probleme nicht in die Angst oder Langeweile führen.

Wir haben zeigen können, dass die Umsetzung wie die Aktualisierung von Wissen nicht ohne Anstrengung zu bewältigen ist; wir haben aber auch gesehen, dass das Erleben von täglichem Erfolg an tägliche Disziplin und Anstrengungsbereitschaft gebunden und ohne dem nicht erreichbar ist.

Wir sollten aber auch erkannt haben, dass nur ein Wissen, das mit positiven Gefühlen, Erlebnissen, Erfahrungen auch in seiner Umsetzung mit Freude und Erfolg verbunden ist, wirklich behalten und auch ständig erneuert wird. Alles, was wir mit gleich bleibender Neugierde, mit Engagement an Wissen aufnehmen, d. h. aber alles, was uns Freude macht, werden wir auch in unserem Gedächtnis so speichern, dass wir es bei gegebenem Anlass, in konkreten Situationen, zur Anwendung bringen; unter solchen Bedingungen wird sich dann auch vielleicht mit etwas zeitlicher Verzögerung das persönliche Erfolgserlebnis mit Freude und Zufriedenheit einstellen. Wir sollten dabei allerdings auch wissen, dass Lebenssinn und Lebensqualität das Ergebnis eines lebenslangen Lernprozesses ist, zu dem alle Menschen fähig sind. Nur wer lebenslang lernt, wird auch lebenslang genießen können. Aber auch diese Erkenntnisse, dieses Wissen der wissenschaftlichen Psychologie, wird nur zum tagtäglichen Ereignis, wenn es tagtäglich immer von neuem gewollt wird; Herman Hesse (1977) hat dies treffend formuliert:

„Wissen ist Tat. Wissen ist Erlebnis. Es beharrt nicht.
Seine Dauer heißt Augenblick"

Hesse hat aber auch noch gesagt:

„… Bücher haben nur einen Wert, wenn sie
zum Leben führen und dem Lebenden dienen und nützen,
und jede Lesestunde ist vergeudet, aus der nicht ein
Funke von Kraft, eine Ahnung von Verjüngung,
ein Hauch von neuer Frische sich für den Leser ergibt".

Anhang:
Anmerkungen zu den statistischen Auswertungsmethoden

Das statistische Auswertungsdesign bei Gruppenvergleichen umfasst Mittelwertvergleiche bzw. Chi-Quadrattests bei Nominaldaten; bei einem Signifikanzwert (sig.) von 0,00 geht man von einem hochsignifikanten Ergebnis, also von stark ausgeprägten Unterschieden zwischen den jeweiligen Untersuchungsgruppen aus, bei einem Signifikanzwert von bis zu 0,05 von einem signifikanten, das heißt einem ausgeprägten Unterschied.

Ein signifikantes Ergebnis weist allerdings zunächst nur auf einen rechnerischen Zusammenhang hin, gibt jedoch relativ wenig Informationen über einen tatsächlichen empirischen Zusammenhang zwischen den untersuchten Variablen und dessen Stärke aus: je größer nämlich eine Stichprobe ist, desto eher finden sich signifikante Ergebnisse, das heißt, desto eher wird angenommen, dass die untersuchten Unterschiede nicht zufällig zustande gekommen sind. Um eine Aussage über die tatsächliche empirische Beziehung zwischen den Variablen unabhängig von der Stichprobengröße zu erhalten, wurden daher Maße der praktischen Signifikanz berechnet (bei Mittelwertvergleichen eta^2, beim Chi-Quadrattest der Kontingenzkoeffizient CC; vgl. Bredenkamp 1970). Bei einem eta^2 größer als 0,03 und einem Kontingenzkoeffizient (CC) größer als 0,16 gehen wir von einem signifikanten Ergebnis aus.

Zusätzlich wurden bei intervallskalierten Daten Faktorenanalysen (Hauptkomponentenanalyse, Rotation nach dem Varimax-Kriterium) berechnet. Die Faktorenanalyse ermöglicht die Zusammenfassung verschiedener Aussagen einer Skala zu übergeordneten Dimensionen (Faktoren) (Backhaus et al. 1994; Bortz 1999; Kriz & Lisch 1988). Dabei beschreiben die Faktoren die zugrunde liegenden Einstellungs- und Verhaltensdimensionen zunächst qualitativ; Probanden unterscheiden sich dann im individuellen quantitativen Ausmaß, in dem diese Faktoren jeweils auf sie zutreffen (Faktorwert als individuelle Positionierung einer Person auf einem Faktor; dieser gibt also Auskunft darüber, wie stark die in einem Faktor zusammengefassten Merkmale bei einem Probanden ausgeprägt sind; vgl. Bortz 1999).

Innerhalb der empirischen psychologischen Forschung hat sich zunehmend der unzureichende Erklärungswert soziodemographischer Daten für Erlebens-, Einstellungs- und Verhaltensweisen gezeigt (vgl. z. B. Hoff 2002; Bergler & Hoff 2002; Bergler et al. 1995). Einen höheren psychologischen Beschreibungs- und Erklärungswert besitzt die Zusammenfassung von Personen zu psychologischen Gruppen mit Hilfe clusteranalytischer Verfahren: ein wesentlicher Vorteil dieser

Methoden liegt in der gleichzeitigen Einbeziehung aller vorliegenden Dimensionen eines Verhaltens- oder Einstellungssystems zur Gruppen- oder Typenbildung. So wurden in einer Reihe der in der vorliegenden Arbeit angeführten Studien Typen ermittelt, die sich eindeutig z. B. hinsichtlich des Ausmaßes der Qualität der Hygienesensibilität auf Basis der faktorenanalytischen Einstellungs- und Bewertungsdimensionen unterschieden (hierarchische Clusteranalyse mittels Ward-Methode auf Basis der in der Faktorenanalyse gewonnenen Faktorenwerte der befragten Personen). Bei diesem methodischen Vorgehen ähneln sich die Personen eines ermittelten Clusters maximal hinsichtlich ihrer Einstellungen und Verhaltensweisen (Prinzip der internen Homogenität) und unterscheiden sich gleichzeitig maximal gegenüber Personen der anderen Typen (Prinzip der externen Heterogenität) (vgl. u. a. Eckes & Rossbach 1980; Bergler et al. 1995).

Die bisher erläuterten statistischen Auswertungsmethoden erlauben es, ungerichtete Zusammenhänge zwischen Variablen zu analysieren. Um aber darüber hinausgehend auch die gerichteten und gewichteten Einflüsse zwischen übergeordneten theoretischen Konstrukten zu überprüfen, wird für die Gesamtüberprüfung multivariater Modelle der Strukturgleichungsansatz LISREL verwendet (Jörekog & Sörbom 1988). In den so genannten Strukturgleichungsmodellen oder kurz „LISREL-Modellen" wird ein theoretisch angenommenes Beziehungsgefüge zwischen verschiedenen latenten Merkmalen hinsichtlich der kausalen Richtung und der Stärke ihrer Zusammenhänge untereinander überprüft.

Literaturverzeichnis

Allport G W (1949) Persönlichkeit. Klett-Verlag, Stuttgart

Aretz W (2007) Subjektive Führungstheorien und die Umsetzung von Führungsgrundsätzen im Unternehmen. Kölner Wissenschaftsverlag, Köln

Backhaus K, Erichson B, Plinke W, Weiber W (1994) Multivariate Analysemethoden, Berlin

Benedict R (1970) The Chrysanthemium and the Sword. Charles E. Tuttle Comp, Vermont and Tokyo, 23. Aufl.

Bergler R (1970) Analyse des Sauberkeitsverhaltens – Vorstellung und Realität. Arch Hyg Bakt 3, 3-16

Bergler R (1974) Sauberkeit: Norm-Verhalten-Persönlichkeit. Verlag Hans Huber, Bern-Stuttgart-Wien

Bergler R (1975) Selbstkonzept, Lebensalter und interindividuelle Differenzen. In: Entwicklung und Persönlichkeit, Hrsg. U. Lehr und F. Weinert. Kohlhammer Verlag, Stuttgart S 26-57

Bergler R (1984) Psychohygiene der Menstruation. Verlag Hans Huber, Bern-Stuttgart-Wien

Bergler R (1985) Impfbarrieren und Impfmotivation. Zbl Bakt Hyg, I. Abt Orig B 180: 190-222

Bergler R, Borneff M (1986) Barrieren bei der Durchsetzung von Hygieneanforderungen in der Zahnarztpraxis. Zbl Bakt Hyg B 183: 153-178

Bergler R (1989) Körperhygiene und Sauberkeit im internationalen Vergleich. Zbl Bakt Hyg B 187: 422-507

Bergler R (1991a) Psychologie der Akne-Patienten. Natur- und Ganzheitsmedizin 4: 71-80

Bergler R (1991b) Überwindung von Verhaltensbarrieren. In: Gundermann K O, Rüden H, Sonntag H -G (Hrsg) Lehrbuch der Hygiene. Gustav Fischer Verlag, Stuttgart, New York, S 479-485

Bergler R (1991c) Hygienebarrieren im Krankenhaus - Psychologische Aspekte. Zbl. Hyg, 191, 117-158

Bergler R (1995a) Impfmüdigkeit: Die Irrationalität im Umgang mit Risiko. In: Deutsche Veterinärmedizinische Gesellschaft e.V., Tagungsbericht, München, S 1-9

Bergler R (1995b) Impfbarrieren und Impfmotivation. In: A. Mayr (Hrsg): Schutzimpfungen. Universitätsverlag C. Winter, Heidelberg S 59-83

Bergler R, Haase D, Humburg S, Steffens M C, Noelle-Neumann E (1995) Ursachen gesundheitlichen Fehlverhaltens im Jugendalter. Deutscher Institutsverlag Köln

Bergler R, Steffens M C (1996) Häusliche Pflege. Universitätsverlag C. Winter, Heidelberg

Bergler R, Steffens M C (1996) Psychologie der individuellen Vermeidung von Gesundheitsrisiken. Zbl. Hyg, 199, 240-287

Bergler R (2000) Irrationalität und Risiko. Kölner Universitätsverlag, Köln

Bergler R, Haase D, Poppelreuter St, Schneider B, Wemhoff M (2000) Ursachen des Alkoholkonsums Jugendlicher. Deutscher Institutsverlag, Köln

Bergler R, Hoff T (2002) Genuss und Gesundheit. Kölner Universitätsverlag, Köln

Bergler R (2004) Kultur und Verhalten – akkulturative Einflussfaktoren des Migrationspro-
zesses. In: Kongressbericht ost-west-europäische Konferenz: Migration in Europa: Sozio-
logische und psychologische Forschungen. Krim Sudak

Bergler R (2007) Psychologie der Markenführung: Von den Anfängen zur gegenwärtigen Pro-
blemlage. In: A Florack, M Scarabis, E Primosch (Hrsg). Psychologie der Markenführung.
Verlag Franz Vahlen, München S 573-620

Beumer R, Bloomfield S F, Exner M, Fava G M, Scott E (1998) Richtlinien zur Verhütung von
Infektionen und Kreuzinfektionen im häuslichen Umfeld. (Hrsg) International Scientific
Forum on Home Hygiene Intramed Communications s.v.l., Milano

Bonn G (1958) Neues Licht aus Indien. F A Brockhaus, Wiesbaden

Borneff J (1989) Wirksame Hygienemaßnahmen im Haushalt heute. Zbl Bakt Hyg B 187,
404-413

Bortz J (1999) Statistik für Sozialwissenschaftler. Springer, Berlin Heidelberg New York

Bredenkamp J (1979) Über Maße der statistischen Signifikanz. Ztschft. für Psychologie, 177,
309-319

De Mente B L (6. Aufl. 1994) Japanese etiquetta and ethics in business. Business Books. Lin-
colnwood III, USA

Die Bibel (1967) Württembergische Bibelanstalt, Stuttgart

Eckes T, Rossbach H (1980) Clusteranalysen. Kohlhammer, Stuttgart

Exner M (1996a) Risikobewertung und Risikovermeidung bei Infektionskrankheiten. Zbl.
Hyg 199, 188-226

Exner M (1996b) Hygiene und Pflegebedürftigkeit. In: R Bergler und M. C. Steffens: Häusliche Pflege. Universitätsverlag C Winter, Heidelberg S 213-224

Exner M, Pfingsten C (2004) Der größte Teil der Leiden, die uns bedrohen, kommt vom Menschen selbst. Hygiene und öffentliche Gesundheit in Vergangenheit, Gegenwart und Zukunft. In: Musée d'Histoire de la Ville de Luxembourg (Hrsg.). Sei Sauber! Eine Geschichte der Hygiene und öffentlichen Gesundheitsvorsorge in Europa. Wienand Verlag, Köln
S 242-257

Exner M, Peters G, Engelhart S, Mielke M, Nassauer A (2004) 1974-2004: 30 Jahre Kommission für Krankenhaushygiene. Bundesgesundheitsblatt-Gesundheitsforschung-Gesund-
heitsschutz 47, 313-322

Exner M (2007) Zur Bedrohung durch Infektionskrankheiten. Hrsg. Rudolf Schülke Stiftung.
Mhp.-Verlag Wiesbaden

Exner M, Gebel I, Heudorf U, Fischnaller E, Engelhart St (2008) Infektionsrisiken und Hygi-
enestrategien im häuslichen Umfeld und in öffentlichen Bereichen außerhalb des Krankenhauses – Plädoyer für einen Paradigmenwandel -. In: Bundesgesundheitsblatt (Hrsg.
Robert-Koch-Institut)

Ferriman A (2007) BMJ readers choose sanitation as the greatest medical advance since 1840.
BMJ 334, 111

Gastmeier R, Rüden H (2003) (Hrsg.) Repetitorium Hygiene. Aesopucus-Verlag Ettlingen

Gesundheitsreport der DAK (2007) Hrsg. DAK-Forschung. Martin.kordt @ dak.de

Glasenapp H (1922) Der Hinduismus. Religion und Gesellschaft im heutigen Indien. Wolff-
Verlag München

Gonda I (1960) Die Religionen Indiens. (I. Veda und älterer Hinduismus). Kohlhammer-Verlag, Stuttgart

Haase D (1997) Organisationsstruktur und Mitarbeiterbindung. Deutscher Institutsverlag,
Köln

Harbarth S, Sax H, Gastmeier P (2003) The preventable proportion of nosocomical infections:
An overview of published reports. Journal of Hospital infection 54, 258-266

Heiler F (1961) Erscheinungsformen und Wesen der Religion. Kohlhammer-Verlag, Stuttgart

Hellpach W (1942) Deutsche Physiognomik. Enke-Verlag, Stuttgart

Hesse H (1977) Lektüre für Minuten. Suhrkamp Verlag Frankfurt a. M.

Heydemann B, Müller-Karch I (1976) Strategien der Säuberung bei Tieren: Zur Frage der Organisation der „Hygiene" bei tierischen Organismen. Zbl Bakt Hyg, I Abt Orig B 163, 311-382

Hoff T (2002) Akkulturation und Alkohol. Kulturelle Rahmenbedingungen bei türkischen Männern der zweiten Migrantengeneration in Deutschland. Deutscher Institutsverlag, Köln

Hofstätter P R (1966) Einführung in die Sozialpsychologie. Alfred Kröner Verlag Stuttgart

Hughes Th P (2000) Lexikon des Islam. Orbis Verlag, München

International Scientific Forum of Home Hygiene (IFH) (2007) The effectiveness of hand hygiene procedures, including handwashing and alcohol based hand sanitizers, in reducing the risk of infections in home and community settings. www. Ifh-homehygiene. org./2003/handhygiene_review_090707 pdf

Japans Reichtum beruht auf Selbstbeschränkung Neue Züricher Zeitung (2008) 21,6

Jöreskog K G, Sörbom D (1988) LISREL. A guide to the program Chicago. SPSS Inc. Chicago

Kamp-Hopmans T E, Blok H E, Troelstra A, Gigengack-Baars A C, Weersink A J, Vandenbroucke-Grauls C M et al. (2003) Surveillance for Hospital-Acquired Infections on Surgical Wards in a Dutch University Hospital. Infect Control Hospital Epidemiol 24, 584-590

Klein E, Smith D L, Laxminarayan R (2007) Hospitalisations and Death's caused by methicillin-resistant Staphylococcus aureus. United States 199. 2005. Imerg Infec Dis 13, 1840-1846

Kramer A, Schwebke I, Kampf G (2006) How Long do nosocomial pathogens persist on inanimates surfaces? A systematic review. BMJ Infec Dis 6, 130

Krause G, Altmann D, Faensen D, Porten K, Benzler I, Pfoch T, Ammon A, Kramer M H, Claus C(2007) Surv Net electronic surveillance systems for infections disease outbreaks, Germany. Emerg Infec Dis 13, 1548-1555

Kritz J, Lisch R (1988) Methodenlexikon München

Lasswell H D (1948) The Structure and Function of Communications in Society. In: The Communication of Ideals (ed. L. Bryson). Harper & Row New York

Limbach J (2008) Die sanfte Macht der Kultur erweist sich oft als hilflos. Neue Züricher Zeitung 98, 27

Mayr A (1983) Impfkomplikationen. In: Mayr A, Eissner G, Mayr-Bibrock G: Handbuch der Schutzimpfungen in der Tiermedizin. Verlag Paul Parey Berlin-Hamburg

McGuire W J (1969) The Nature of Attitudes and attitudes Change. In: Handbook of Social Psychology (ed. G. Lindzey, E. Aronson). Addison-Wesley, Reading Mass 136-314

McGuire W J (1972) Attitude Change. The Information-Processing-Model of Advertising Effectiveness. Behavioral and Management Science in Marketing. (ed. D. & A.J. Silk). Ronald Press New York

Meyers Konversations-Lexikon (5. Aufl. 1895). Bibliographisches Institut, Leipzig und Wien

Michaels A (1998) Der Hinduismus – Geschichte und Gegenwart. Beck-Verlag München

Möller I, Sonntag H G (1994) Konzept für Qualitätsmanagement und Qualitätssicherung in Krankenhäusern und Kliniken. In: Qualitätsmanagement und Qualitätssicherung im Krankenhaus (Hrsg. Vorstand des Klinikums der Universität Heidelberg) 13-27

Mummenhoff E (1898) Die öffentliche Gesundheits- und Krankenpflege im alten Nürnberg. Nachdruck (1986). Verlag für Kunstreproduktionen Christoph Schmidt Neustadt/Aisch

N N (1996) Meine Hände sind sauber. Ein Leitfaden zur hygienischen Händedesinfektion. (Hrsg.) EURIDIKI: Europäisches interdisziplinäres Komitee für Infektionsprophylaxe. mhp. Verlag Wiesbaden

Noelle-Neumann E (1976) Sauberkeitsnormen 1964-1975. Zbl Bakt Hyg, I Abt Orig B 163, 254-267

Payer L (1993) Andere Länder, andere Leiden. Campus Verlag Frankfurt/New York

Pittet D (2003) Compliance. In: Kampf (Hrsg.) Hände-Hygiene im Gesundheitswesen. Springer-Verlag, Berlin, S 221-249

Pittet D (2004)The Lowbury Lecture: behaviour in infection control. J Hosp Infect 58 1-13.

Ploss H, Bartels M (1913) Das Weib in der Natur- und Völkerkunde. 1. Bd. Th Griebens Verlag Leipzig

Poppelreuter St, Bergler R (2007) Ursachen jugendlichen Alkoholkonsums: Die Rolle der Eltern. Roderer-Verlag Regensburg

Reiter S, Rasch G (2004) Schutzimpfungen – Gesundheitsberichterstattung des Bundes Heft 1

Rotter M (1996) Verfahren zur Händehygiene in deutschsprachigen Ländern. Zbl Hyg 199, 334-349

Rudolf Schülke-Stiftung (1996) Denkschrift zur Bedrohung durch Infektionskrankheiten. Mhp-Verlag Wiesbaden

Rüden H, Schuhmacher M (1995) Nosokomiale Infektionen in Deutschlnd - Erfassung und Prävention (NIDEP-Studie). Teil I: Prävalenz nosokomialer Infektionen. Qualitätssicherung im Krankenhaus. Band 56 Schriftenreihe des Bundesministeriums für Gesundheit. Nomos-Verlagsgesellschaft Baden-Baden

Rüden H, Gastmeier P, Daschner F D, Schuhmacher M (1997) Nosocomial and community-aquired infections in Germany. Summary of the results of the first National Prevalence Study (NIDEP). Infection 25, 199-202

Sax H, Allegranzi B, Uckay J, Larson E, Boyce J, Pittet D (2007) My five moments for hand hygiene: a user-centred design approach to understand, train, monitor and report hand hygiene. J Hosp Infect 67, 9-21

Schata M (1995) Allergische Erkrankungen im Innenraum. Zbl Bakt 197, 196-211

Seward I (1971) The Japanese. Lotus-Press, Tokyo

Schäfer B, Petermann F (1988) Vorurteile und Einstellungen. Deutscher Institutsverlag Köln

Sonntag H G (1996) Hygieneanforderungen bei der Hauskrankenpflege. Internist Praxis 36, 1-6

Sonntag H-G, Flassak H, Throm W (1995) Hygienische Aspekte bei der Pflege von Home-care-Patienten mit AIDS, chronischen Erkrankungen und geistigen Behinderungen. Zbl Hyg 197, 26-44

Sonntag H-G, Möller I (1996) Qualitätsmanagement und Qualitätssicherung im Krankenhaus unter besonderer Berücksichtigung der Krankenhaushygiene. Zbl Hyg 199, 143-155

Stavrianidou P (1999) Einflüsse der Migration auf die subjektiven Krankheitstheorien zu Krebs und Herzinfarkt von Gesunden – eine deutsch-griechische Vergleichsstudie. Dissertation: Institut für Medizinische Psychologie der Universität Münster

Steffens M C, Bergler R (1996) Erziehung zu selbstverantwortlichem Gesundheitsverhalten. Zbl Hyg 199, 288-319

Thofern E (1998) Erfolge der Hygiene in den letzten 40 Jahren. Zbl Bakt Hyg B 197, 134-161

Thofern U (1996) Hygiene – Entwicklung und Wandlung eines Begriffes. Zbl Hyg 199, 376-403

Thomae H (1983) Alternsstile und Alternsschicksale. Ein Beitrag zur differentiellen Gerontologie. Verlag Hans Huber, Bern, Stuttgart Wien

WHO (1998) The World Health Report Genf

Wiesinger-Maggi I (1973) Kleinasiatisches Mosaik. Neue Züricher Zeitung 89, 34

Sachverzeichnis